함께하는
재활치료

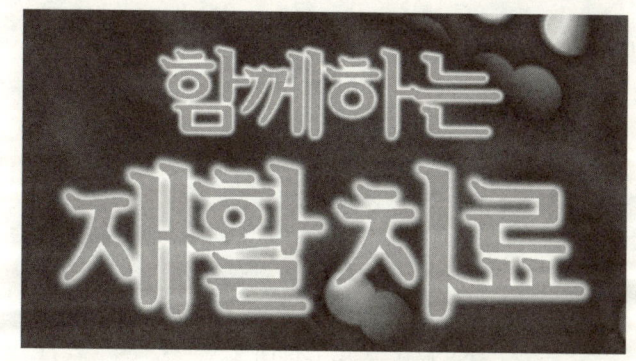

일본방송출판협회 편 | 김정미 외 옮김

小花

| 함께하는 재활 치료 |

초판 2쇄 발행	2000년 7월 15일
엮은이	일본방송출판협회
옮긴이	김정미 외
발행인	고화숙
등록	제13 - 412호
주소	서울 영등포구 영등포동 7가 94 - 97
전화	677 - 5890, 2636 - 6393
팩스	2636 - 6393
ISBN	89-8410-140-0

잘못된 책은 언제나 바꾸어 드립니다.

값 12,000원

KOREDAKE WA SHITTEOKITAI RIHABIRITESHON
supervised by Satoshi Ueda
Copyright ⓒ 1994 by Japan Broadcast Publishing Co., Ltd.
All rights reserved
Original Japanese edition published by Japan Broadcast Publishing Co., Ltd.
Translation Copyright ⓒ 2000 by Sowha Publishing Co.
Korean translation rights arranged with Japan Broadcast Publishing Co., Ltd.
through Japan Foreign-Rights Centre / Imprima Korea Agency

이 책의 한국어판 저작권은
Japan Foreign-Rights Contre / Imprima Korea Agency를 통해
Sowha Publishing Co.와 독점계약한
소화출판사에 있습니다.
저작권법에 의해 한국 내에서 보호를 받는 저작물이므로
무단 전재와 무단 복제를 금합니다.

역자의글

급속도로 고령화 사회가 되어 가는 오늘날, 자신의 미래에 대한 염려는 정도의 차이는 있더라도 아마도 조금씩은 가지고 있을 것이다. 한림대학교 의료원 내에 한국노인보건의료센터라는 기관이 있었기에 그랬는지도 모르지만, 일본 병원 연수 때 부러움을 갖게 했던 점 한 가지는 어디를 가도 노인이 살기에 적당하게 모든 배려가 되어 있다는 것이었다. 우리보다 먼저 고령화 사회가 도래했지만 슬기롭게 어려움을 극복한 그들의 노인복지에 관한 모든 know-how를 보란 듯이 튼실하게 꾸며 놓은 듯한 각종 노인복지 시설과 제도는 부러움마저도 갖게 하였고, 우리도 그렇게 되어 가기를 희망하는 마음이 간절하던 때에 무심히 들렀던 서점에서 얻게 된 책이 바로 이 『재활』이다. 명망이 있는 출판사에서 내놓은 책이라서 공신력도 그러려니와, 그 내용이 기존에 보아 오던 이론과 실제와의 괴리를 해소시키기에 충분했다. 어쩌면 이렇게 잘 썼을까. 정말 그들의 세심하고도 치밀한 면은 감탄할 만했다. 겉보기에 하찮고 볼품없지만 당사자에게는 절실한 일들이 세상에는 얼마든지 많다. 가려운 곳을 시원하게 긁어 주듯 잔잔하게, 처음은 이렇고 나중은 이러하며, 어려움에 처했을 때는 이곳으로 도움을 청하라는 지도 같은 책…

한림대학교 의료원 산하 간호사들이 이 책을 번역하면서 때로는 어설픈 일어 실력 때문에, 때로는 표현의 차이를 메꿀 낱말의 궁색함 때문에 꽤 많은 고생을 했다. 그때까지 일본에 연수를 다녀왔던 연우회 회원 모두가 조금씩이나마 고통을 분담한다는 의미로 다 같이 참여했지만 이렇게 하나의 새로운 결실이 세상에 나오기까지 신동옥, 김정미, 김미영 간호사의 끊임없는 땀과 걱정은 그 누구보다 더했다.

    힘들고 지쳐 그만 놓고 싶은 유혹에 이끌려 나태해질 때마다 아낌없는 격려와 질책을 보내 주신 박혜자 한림대학교 성심병원 간호부장님과 오늘이 있기까지 늘 저변에서 묵묵히 믿고 이끌어 주신 윤대인 성심의료재단 이사장님의 배려에 깊이 감사드린다.

1999. 늦은 가을
역자 대표 김 정미

이 책의 번역에 참여한 연우회 회원(가나다순)
김미영, 김옥지, 김재경, 김정미, 김진경, 김행자, 신동옥, 엄순복, 오소영, 이순규, 한용희, 한운경, 함단옥

감수의글

먼저 '함께하는 재활 치료'의 편역 발간에 진심으로 갈채와 감사를 보낸다.

우리나라의 노인 인구는 세계 어느 나라보다도 빠른 속도로 그 수가 늘고 있다. 노인 인구의 증가에 따라 노인의학적 문제가 점점 커지고 있다. 주지의 사실로 노인의학적 문제는 다른 말로 기능의 문제라 할 정도로 노인에게 기능 장애는 가장 중요하다. 노인 인구의 증가에 따라 노인의 기능 장애 역시 증가하고 있다. 이처럼 늘고 있는 노인의 기능 장애를 고려할 때에 '함께하는 재활 치료'의 발간은 대단히 시의적절한 일이 아닐 수 없다.

감수를 부탁받고 내용을 일차로 검토하면서 오히려 나 자신이 노인 재활의학에 관한 실력을 감수받고 있는 기분이었다. '함께하는 재활 치료'는 노인 재활의학의 진수(眞髓)를 잘 보여 준다. 그 이유는 재활 이론에 바탕을 둔 실제를 한치의 치우침도 없이 살아 있는 실용 지식으로 기술하였고, 거기에 연우회 회원들의 재활의학 분야의 실력이 보태진 때문이라 믿는다.

훌륭한 내용과 편역에 기울인 정성이 가득한 '함께하는 재활 치료'는 분명 중요 의학서 목록에 포함되리라 여긴다.

어느 질병이든 재활과 무관한 것은 하나도 없다. 특히 노인의학 분야에선 더욱 그러하다. 따라서 이 '함께하는 재활 치료'는 재활의

학은 물론 노인의학, 노인간호학, 나아가서 환자를 관리하는 모든 의료인들에게 이론과 실제를 전해 줄 것이다. 이 책을 통하여 노인 그리고 재활의학에 관한 풍부하고도 명쾌한 지식과 실제를 접하는 감흥과 의학적 성장을 여러 분들과 나누고 싶다. 한 번 읽기를 권하는 바이다.

대한노인병학회 회장
한림대 한강성심병원 내과 과장
교수 유형준(柳亨俊)

NHK오늘의 건강

● 이것만은 반드시 알아두자

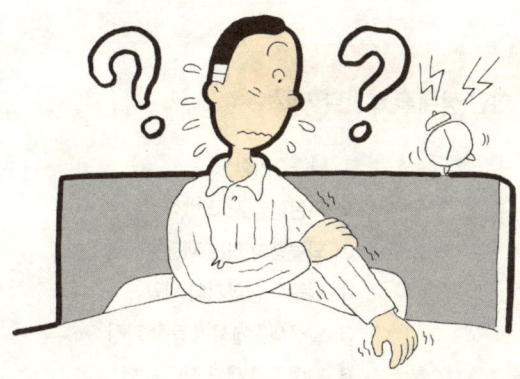

차 례

역자의 글 / 5
감수의 글 / 7
이 책을 읽으시는 분들께 / 13
이 책에 자주 나오는 용어 / 15

제1장 재활을 시작하기 전에
- '전인적 회복'을 최종 목표로 한다 / 21

1. 재활의 목적
2. 재활 프로그램
3. 조기 재활의 효과
4. 폐용증후군의 두려움
5. 사회 복귀의 중요성
6. 간호하는 사람에 대한 조언

제2장 뇌졸중의 재활
-뇌졸중이라는 것은 이런 상태를 말한다 / 47

1. 뇌졸중이란
2. 기본적인 사고 방식
3. 뇌졸중의 기본 재활
4. 뇌졸중 급성기의 재활
5. 일상생활에서의 동작 과정
6. 뇌졸중의 재활 진행 방법
7. 손의 마비가 있을 때
8. 언어 장애가 있을 때
9. 행위나 인식에 장애가 있을 때
10. 사회 복귀

제3장 이런 질환도 재활의 대상이 된다 / 111

1. 심근경색 · 협심증의 재활
2. 파킨슨씨병의 재활
3. 노년기 치매의 재활
4. 만성 류머티즘 관절의 재활
5. 척수 손상의 재활
6. 뇌성마비의 재활
7. 절단 환자의 재활

제4장 재택(만성기) 환자의 재활시 유의점 / 157

1. 보다 풍요로운 가정 생활을 목표로
2. 집에서의 (만성) 재활에 도움이 되는 보조 기구와 간호 기기
3. 집에서 재활하는 데에서의 자립과 간호의 문제점

제5장 재택 간호를 위한 제도와 시설의 이용 / 209

1. 이런 서비스가 재택 간호를 지원한다
2. 가벼운 마음으로 상담 창구를 이용하자
3. 새로 발족하는 재택 간호 지원 센터를 적극적으로 이용하자
4. 노인 방문 간호 제도와 방문 간호 스테이션
5. 병원에서 가정으로의 교량 역할을 하는 노인 보건 시설을 이용하자
6. 나는 이렇게 재택 간호를 잘 활용하고 있다
7. 가정 간호가 어려울 때에는 이런 시설을 이용하자

색인 / 239

별책 : 전국 노인의료보건시설 현황

이 책을 읽으시는 분들께

- 이전에는 병에 걸렸을 때의 요양 방법으로서 안정을 최고의 치료법이라고 생각했던 때가 있었다. 그러나 요즈음에는 뇌졸중 또는 심근경색증인 경우에도 지속적인 안정보다는 하루라도 빨리 일상생활의 자립을 목표로 재활을 시작하는 것이 훨씬 좋은 결과를 가져온다고 알려져 있다.
- 조기에 재활을 시작한다고 해서 어떠한 장애이든 완전히 회복된다는 것은 성급한 생각이다. 재활의 중요한 목표는 상실된 기능을 회복하는 것뿐만 아니라 남아 있는 신체적 기능이나 능력을 어떻게 최대한 활용할 것이냐 하는 데 있다.
- 병으로 인한 마이너스 요인을 줄이는 것뿐 아니라 플러스 요인을 증진시키고, 그 결과 삶의 질을 최대로 높이는 것이며, 그런 의미에서 재활은 새로운 인생의 구축을 지향하는 '플러스 의학'이다.
- 따라서 병원이나 시설에서 전문가의 지도를 받아 몸을 돌리거나 보행, 회화, 식사, 옷을 입고 벗는 것 등을 스스로 할 수 있게 하는 것은 결국 환자가 가정이나 지역사회로 돌아가 가능한 한 자립된 생활을 할 수 있고, 보람 있는 인생을 구축하게 하기 위해서인 것이다.
- 재활을 잘해 나가기 위해서는 가족들의 이해와 협력이 반드시 필요하다. '자립을 지향하는 간호'의 정신과 기술을 몸에 익혀, 환자가 가정이나 지역사회에서 새로운 인생을 살아갈 수 있게 도와주도록 하자.

이 책에 자주 나오는 용어

개인 보조 기구

개인 보조 기구는 영어로 'self-help-device'이며, '스스로를 돕는 도구'라는 의미이다. 몸에 장애가 있는 사람이 일상생활 동작을 하려고 할 때 장애 때문에 어떻게 할 수 없을 경우에 움직일수 있도록 고안된 편리한 도구를 말한다. 환자 자신이 창안한 것도 많이 있다.

관상동맥

관상동맥은 심장의 벽에 있는 심근의 바깥쪽에 있는 동맥이다. 심장이 필요로 하는 영양이나 산소는 전부 관상동맥에서 공급되기 때문에, 여기에 경화가 일어나면 혈액이 충분히 공급되지 않아 협심증이나 심근경색 등의 발작이 일어나기 쉽다.

관절 가동 범위 훈련

'관절 가동 범위'는 팔다리 관절이 움직일 수 있는 최대 범위를 말하고, 각 운동 방향에 대해 그 관절이 움직일 수 있는 최대 각도로 표시한다. 뇌졸중이나 외상 등으로 장기간 누운 상태로 생활을 계속하면 관절을 움직일 수 있는 범위가 점점 좁아져, 마지막에는 굳어(구축) 버리기 때문에 이것을 막기 위해 끌어당기거나 펴는 훈련을 한다. 마비가 있어 스스로 운동할 수 없는 경우에도 다른 사람이 구축을 예방하는 것은 가능하다.

구축

관절이 장기간 움직이지 않으면 주위 조직이 점차로 굳어져, 결국 그 관절은 일정한 위치에서 고정되어 움직일 수 없게 된다. 이것을 '구축'이라고 한다. 이 상태가 장기간 계속되면 주위 조직에는 섬유화가 진행되어 원래대로 되돌아가지 않는 상태가 된다. 다른 경우와 달리 발끝과 손가락에서는 구축이 일어나기 쉽기 때문에, 몸 전체에 문제가 있어도 발병 당일 또는 다음날부터라도 간호하는 사람의 도움을 받아 움직일 수 있도록 해야 한다.

물리치료사(PT), 작업치료사(OT)

물리치료사는 운동요법을 중심으로 휠체어 조작, 보행 등의 전신 동작, 기본 동작의 회복과 향상을 목표로 훈련을 행하고 있다. 보조적으로 온열(溫熱), 전기, 광선, 수욕(水浴) 등의 물리요법도 행하고 있다.

작업치료사는 팔다리의 운동기능 장애나 정신 장애가 있는 사람을 대상으로 하여 일상생활 동작의 자립과 사회생활에의 적응력 향상을 지향하는 훈련을 행한다.

부하심전도

심전도는 심장병 검사에 불가결한 것인데, 허혈성 심질환의 경우에도 자주 사용되어 왔다. 그러나 발작이 비교적 가벼운 협심증의 경우에는 안정하면 심전도에 이상이 나오지 않는 경우가 자주 있다. 그래서 뛰면서 검사(treadmill)를 하기도 하고, 자전거 페달을 구르는 등의 운동부하를 걸어 심전도를 기록하는 방법을 행하고 있다. 이것이 '부하심전도'이다. '운동부하시험'은 일반인들에게 잘 알려진 검사법이지만, 급성기의 심근경색이나 불안정기의 협심증에는 행할 수 없다. 초기 검진에서 위력을 발휘하는 것은 초음파를 사용한 심장 검사이다.

사회사업가

환자는 병을 앓게 되어 경제적으로 곤란해지거나 가정 내에 불화가 생기는 등 여러 가지 사회적인 문제를 겪게 된다. 이러한 문제의 해결을 돕는 것을 사회 사업이라 하고, 이것을 행하는 사람을 '사회사업가'라 한다.

의료에서 환자의 생활상에서의 문제점을 해결하여 보건의료 서비스를 유효하게 이용할 수 있도록 돕는 일을 하는 직종이다. 중요한 전문직이며 법적인 자격이 제도로서 확립되어 있다. 의료와 복지의 연계를 꾀하는 것을 목표로 환자의 경제적 문제 해결, 요양중의 심리적·사회적 문제의

해결, 퇴원 후 사회 복귀에 도움을 주고 있다.

양다리 마비

편마비(한쪽 마비)와 달리 좌우 대칭으로 양쪽 다리에 일어난 마비를 '양다리 마비'라고 한다. 외상에 의한 척수 손상 후에 자주 발생한다.

욕창

피부나 피하조직은 3시간 이상 계속해서 한 부위를 압박당하면, 혈행(血行) 부족으로 조직의 일부가 괴사(壞死)를 일으킨다. 자리에 지속적으로 누워 있는 노인의 등에 많이 생기며, 뼈의 돌출 부위에 생기기 쉽다. 처음에는 피부의 일부가 엷고 빨갛게 되는 정도지만, 방치해 두면 물집이 생기고 터져 짓무르게 되며, 더욱 진행되면 뼈에까지 변화를 초래하는 경우도 있다. 때로는 감염된 세균이 혈액 속에 들어가 패혈증(敗血症)을 일으키는 경우도 있다.

조기이상(早期離床)

수술 직후부터 환자로 하여금 누워 있지 못하게 하고 일어서거나 걷도록 권장하는 것을 말한다. 1930년대 후반에 미국에서 시작된 방법으로 지금은 세계 각지에서 널리 사용되고 있으며, 서양에서는 맹장염은 수술 그 날부터, 정상 출산은 다음날부터 걷게 하는 경우가 보통이다.

체위 변경

누워 있는 자세를 일정한 시간 간격으로 바꾸는 것을 말한다. 누워 있는 자세를 스스로 바꿀 수 없는 환자에게는 욕창이 생기기 쉽다. 움직일 수 있는 환자는 수시로 본인이 스스로 체위 변경을 할 수 있게 하고, 움직일 수 없는 환자는 2시간에 1회 정기적으로 체위 변경을 해줄 필요가 있다. 이렇게 하는 것이 간호의 원칙이다.

케어(care)와 큐어(cure)

약이나 수술에 의해 병을 적극적으로 치료하려고 하는 재래 의료는 '큐어(cure : 치료한다는 의미)'이지만, 이것에 대해 좀더 총괄적으로 환자의 생활 전부를 돌보자는 넓은 개념의 의료를 지칭할 때 '케어(care)'라는 표현을 사용한다. 말하자면 '돌본다'는 의미이다. 재활은 케어(care)와 큐어(cure) 양쪽을 다 포함한다.

편마비

몸의 한쪽에만 마비가 일어나는 경우를 말한다. 마비란 본인의 의지대로 몸을 움직일 수 없는 상태를 말하며, 완전 마비(전혀 움직일 수 없는 경우)와 불완전 마비(부분적으로 움직일 수 있는 경우)가 있다. 갑작스럽게 편마비가 일어난 경우에는 뇌졸중의 가능성이 가장 많다.

폐용성 위축

장기나 조직이 장기간 활동이 억제된 상태에 있었던 결과로 생기는 위축을 말한다. 뇌졸중 등에서 장기간 안정을 계속하고 있을 때나 골절 후 장기간 석고붕대 고정을 계속하고 있을 때 손발의 근육이나 골의 위축, 또는 치아가 빠진 후 의치 등을 장착하지 않아서 생기는 치조의 위축 등이 있다.

폐용증후군

안정을 장기간 계속하고 있으면 팔다리의 관절이 점차 굳어질 뿐 아니라 장기의 기능도 저하되는 등 여러 가지 증상이 나타나기 때문에, 이러한 장애를 총칭하여 '폐용증후군'이라고 말한다. '폐용'은 '사용할 수 없다'는 것이다. 관절 외에 근육·골 등의 위축, 혈압 조절 기능의 저하, 심장 움직임의 저하 등이 일어난다. 뼈가 약해져 골절되기 쉬운 상태가 되는 골다공증, 또는 욕창 등도 이 폐용증후군에 포함된다.

허혈성 심질환

관상동맥의 동맥경화가 원인으로 일어나는 심장질환이다. 허혈(虛血)은 '혈액이 부족하다. 산소가 부족하다'는 의미로 관상동맥에 일어난 동맥경화에 의해 심근에 흐르는 혈액이 불충분하기 때문에 일어나는 병이다. 이러한 심근의 허혈 상태가 일과성으로 일어난 것을 협심증, 심근조직이 괴사된 것을 심근경색이라고 구별하고 있지만, 협심증과 심근경색은 본질적으로는 같은 병이라고 생각하고 있다.

제1장 재활을 시작하기 전에
'전인적 회복'을 최종 목표로 한다

1. 재활의 목적 ··· 23
2. 재활 프로그램 ··· 28
3. 조기 재활의 효과 ·· 32
4. 폐용증후군의 두려움 ······································ 36
5. 사회 복귀의 중요성 ·· 40
6. 간호하는 사람에 대한 조언 ··························· 44

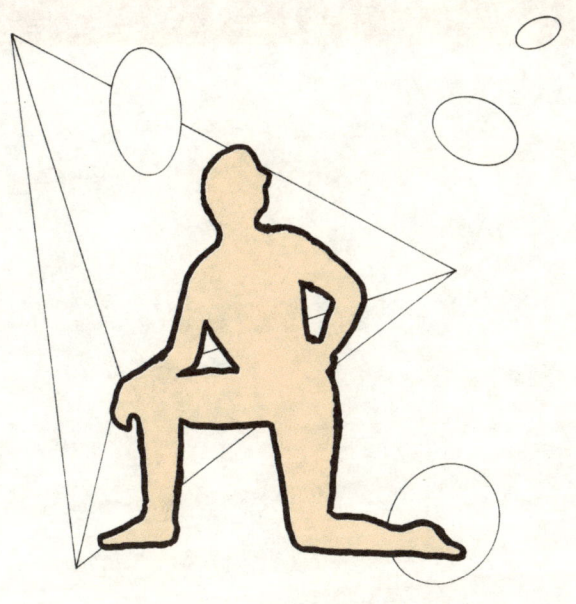

몸의 기능 회복 훈련만이 재활이 아니다. 장애를 입은 사람이 행할 수 있는 최대한의 신체적·직업적·경제적 능력을 갖도록 그 환자를 회복시키는 것이야말로 재활의 궁극적 목표인 것이다.

1. 재활의 목적

'다시 한 번 인간답게 살아가기' 위해 남겨진 기능을 살리는 훈련을 하는 것이다

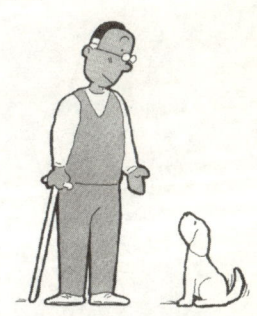

● 다시 한 번
　　인간답게 산다
몸의 기능 회복 훈련만이 재활이 아니다

'재활'이라면 여러분은 어떤 것을 생각하는가?

가장 일반적으로 연상되는 것은 마비를 일으킨 환자가 의사나 물리치료사의 지도 아래 일어서는 훈련이나 보행 훈련을 열심히 하고 있는 장면은 아닐까?

실제, 환자나 그 가족으로부터 "선생님, 재활을 확실히 하면 언젠가는 원래의 몸 상태로 되돌아가겠지요?"라든가, "시간은 걸려도 상관없으니 마비된 팔다리가 움직일 수 있게 해주십시오."라는 말을 듣는다.

이렇게, 잃어버린 팔다리의 움직임이나 몸의 기능을 어떻게든 원래대로 되돌리려는 훈련, 결국 기능 회복의 훈련만을 재활이라고 생각하는 사람이 실제로 많다. 그러나 이것은 큰 오해이다.

재활 전문의들의 지도 아래 재활이 행해지고 있지만, 이들 전문의를 중심으로 한 재활팀이 지향하는 것은 마비 자체의 회복만이 아닌 것이다.

오랫동안의 경험과 이제까지의 연구 결과로 미루어 보면, 50세 전후의 비교적 젊은 환자의 경우에도 발병 후 6~14개월 만에 회복이 한계점에 도달한다는 사실이 확인되고 있다. 60세 이상이 되면 마비 그 자체의 회복은 대개 6개월 이내에 머문다고 한다.

좀 비관적인 숫자를 들었지만, 여기에서 여러분께 드리고 싶은 말은 기능 회복에 지나치게 큰 기대를 갖지 않았으면 좋겠고, 또 '기능

이 회복되지 않으면 그것으로 끝이다'는 생각을 하지 않았으면 하는 것이다.

물론 의사는 팔다리의 마비 회복에 전력을 쏟을 것이다. 그러나 회복이 한계점에 도달했다고 해서 이제 안 된다는 것은 절대 아니다.

기능 회복 훈련 이외에도 해야 할 것이 많으므로 그것을 처음부터 종합적으로 병행해 가도록 해야 한다.

'재활'이라는 말에는 '훈련'이나 '기능 회복'이라는 의미는 없으며, '권리·자격·명예의 회복'이 본래의 의미이다. 그렇기 때문에 의학에서도 재활은 '인간답게 살아가는 권리의 회복', 즉 '전인적 회복'을 지향하는 것이다. 팔다리의 기능 회복 훈련은 그 목적을 달성하기 위한 하나의 수단에 지나지 않는다.

● '전인적 회복'은 인간 전체로서의 회복이 목적…

'인간답게 살아갈 권리'는 본래 모든 사람이 가지고 있는 것이다. 그것을 회복하지 않으면 안 되는 이유는 어떤 것일까? 깊이 생각해 보도록 하자.

팔다리가 불편하게 된다, 또는 말이 부자연스럽게 된다는 것은 단지 '부자연스럽다, 불편하다'는 것만은 아니다.

그 결과로 움직일 수 없게 되기도 하고, 가고 싶은 곳에 갈 수 없게 되기도 하며, 경제적으로도 곤란하게 되고, 경우에 따라서는 가정 내의 불화를 일으키기도 하는 등 여러 가지 문제를 일으키게 되어, '인간답게 살아갈' 권리를 잃어버리게 되는 경우가 많다. 게다가 "나는 전혀 도움이 되지 않는 인간이 되어 버렸다, 살아갈 권리도 자격도 없는 인간이 되어 버렸다."는 생각에 쫓는 사람이 실제로 많다. 이것은 전인적인 위기이다.

여기에서 다시 원상태로 되돌아가기 위해서는 기능 회복 훈련만으로는 안 되며, 전인적인 도움이 필요하다. 그것이 바로 재활이고,

결국 그것이 '전인적 회복'이라고 말하는 이유이다.

● 전인적 회복의 실제
오른손으로 안 되면 왼손으로 글씨 쓰는 연습을…

그러면 뇌졸중 등에서 팔다리의 마비를 일으킨 환자에게 '전인적 회복'은 구체적으로 어떤 것을 말하는 것일까?

팔다리의 마비나 실어증 등에 대해서 기능 훈련을 하더라도 기능이 전부 원래대로 돌아온다고는 말할 수 없다.

아주 가벼운 경우를 제외하고, 크고 작은 장애가 남는 경우가 많다.

그러나 만약 오른손잡이의 오른손이 마비되어 글씨를 쓸 수 없을 때 왼손으로 글씨를 쓰는 연습을 바르게 한다면, 대체로 3개월 지난 후에는 오른손으로 쓴 것과 똑같은 글씨를 쓸 수 있게 되고, 결국에는 쓰는 속도도 거의 같은 상태가 된다.

왼손으로 글씨를 쓸 수 있게 되어 교직이나 사무직에 복귀한 사람도 많다. 발도 마찬가지다. 발의 마비가 상당히 많이 남았더라도 지팡이와 같은 보조 도구를 사용하면 몇 km라도 안정적으로 걸을 수 있고 통근도 가능하게 된다.

척수 손상으로 양쪽 발이 마비되어 걸을 수 없는 경우라도, 휠체어를 양손으로 굴리면 어디라도 갈 수 있다. 요즘에는 손의 조작만으로 운전할 수 있는 자동차(자동 변속 자동차에 별도 장치를 붙인 것)가 보급되기 때문에, 휠체어를 자동차에 실을 수만 있다면 어디라도 여행이 가능하다. 편마비(한쪽 마비) 장애자를 위해서 편수편족(한쪽 손 한쪽 발)으로 운전하는 자동차도 보급되고 있다.

또한, 경추 손상으로 인해 양손과 양다리를 전혀 움직일 수 없고 목을 조금밖에 움직일 수 없는 사람이 재활공학이 접목된 컴퓨터를 이용해 글씨를 쓰거나 그림을 그리는(computer graphics) 것도 가능하게 되었다. 책을 출판한 사람도 몇 명이나 있다.

이러한 예에서도 알 수 있듯이, 잃은 기능을 회복시키는 것만이 재활이 아닌 것이다. 재활이 지향하는 '전인적 회복'은, 팔다리의 마비가 남아 있어 이제까지와 같은 생활을 전혀 할 수 없더라도, 남은 능력을 최대한으로 발휘하여 이전과 같은 가치 있는 생활을 영위해 독립적인 인간으로 사는 방법을 새롭게 창조해 가는 것이다.

■ 마음을 다지는 여러 가지 단계

환자는 '실제 체험에 의한 장애'에 많이 괴로워한다. 결국 '직장 복귀가 어렵다, 쓸모없는 몸이 되었다'든가, '나는 가족에게 부담만을 준다, 살아 있어도 가치없는 인간이다'라는 등의 상실감으로 괴로워한다.

그러나 이러한 괴로움은 장애자에 대한 잘못된 가치관에 사로잡혀 있기 때문에 일어나는 것이다. 따라서 가치관의 전환에 의해 이런 상황에서 벗어날 수 있다. 이러한 것을 '장애의 수용'이라고 한다.

구체적으로는 '장애는 자신의 인간으로서의 가치를 저하시키는 것이 아니다'라는 긍정적인 자세를 갖는 것이다. 이것은 '포기'와는 정반대의 것인데, 자신이 지금 놓인 상황에 대한 환자 자신의 '의미 부여'의 전환인 것이다. 이렇게 환자는 장애를 수용함으로써 인간적으로 커다란 성장을 달성할 수 있다.

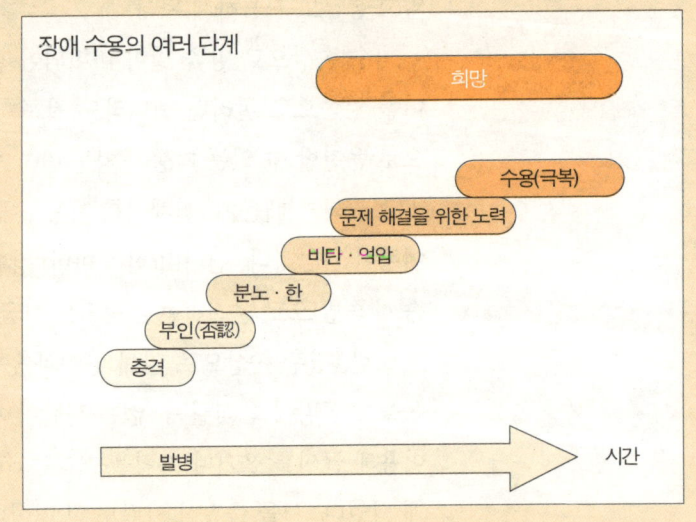

장애 수용의 과정은 환자 자신에게 내면적으로 상당히 괴로운 일이며, 보통 위의 그림과 같은 단계를 밟아 간다. 의사를 비롯한 재활 의료진은 이러한 환자의 심정에 공감해 자립하려는 기분을 존중하고 어떤 괴로운 상황에서도 반드시 빠져 나올 수 있는 길이 있다는 희망을 부여하여 장애 수용 과정을 도와준다.

2. 재활 프로그램

사람 개개인의 생활이 다르듯이 기능 훈련 과정은 일률적이지 않고 환자에 따라 각각 다르다

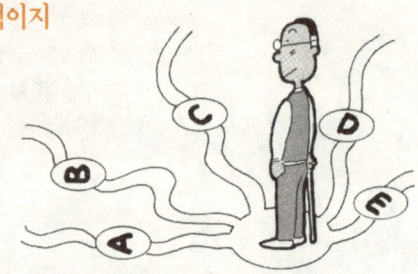

● 프로그램의 작성 방법

장애나 환경을 생각해서 여러 가지 것을…

앞에서 보았듯이 재활을 '기능 회복을 위한 훈련'으로 오해하는 사람이 많은 듯하지만, 한 가지 더 큰 오해가 또 있는 듯하다.

그것은, 재활에는 일률적으로 정해진 프로그램이 있어서 어떤 환자라도 같은 프로그램에 의한 훈련을 받고 있다고 생각하기 쉽다는 점이다.

그러나 실제로는 환자의 장애 상태, 남은 능력이나 잠재된 능력, 가족이나 직업 등의 생활 환경을 고려하여 그 사람에 맞는 세심한 프로그램이 만들어지는 것이다.

결국 재활 프로그램에는 결코 한 가지 경로만 있는 것이 아니라, 환자의 상태에 따라 달라지는 여러 경로가 있다.

● 처방에 따른 목표 설정

사회 복귀를 지향해서 최단 거리로 진행한다

재활을 담당하는 의사가 우선 해야 할 일은 환자의 구체적인 생활 상태를 파악하는 것이다. 예를 들면 '하는 일이 사무직인가 노동직인가', '가옥의 구조는 어떻게 되어 있는가', '집 앞 도로의 교통량은 많은가 적은가', '상점이나 역까지의 거리는 얼마나 되는가' 등을 자세하게 물어 보아 생활상의 문제에 대해 진단을 한다. 그런 다음 신체의 진찰을 행한다.

결국 재활의 목적은 어디까지나 사회 복귀에 있다. 원래의 몸으로 돌아가는 것이 가장 좋겠지만, 그것이 무리라면 '직종을 바꾸어

직장에 복귀할 수 있다', '일을 하는 것은 무리더라도 가정 생활에서는 자립할 수 있다', '가옥을 개조하여 집안에서의 생활을 불편하지 않게 한다'는 등 환자 자신의 상태와 생활 환경을 고려한 최종 목표를 설정하여 그것을 향해 빠르게 진행해 갈 수 있게 한다.

세상이 빨리 변해서 직장을 떠나 있는 기간이 길어질수록 재적응이 곤란하게 되기 때문에, 상실한 기능을 전부 회복하고 나서 복귀하는 것이 아니라 일을 하는 데 필요한 능력을 우선적으로 훈련하여 하루라도 빨리 직장에 복귀하는 것이 바람직하다. 그리고 남은 장애는 그 후의 통원 치료에 의한 재활과 자기 훈련으로 해결해 간다.

이렇게 사회 복귀를 위한 경과는 환자에 따라 사람마다 다른 점이 많기 때문에, 각각의 환자에 맞는, 이른바 처방에 따른 프로그램이 필요하다.

● 사례 연구

오른손잡이를 왼손잡이로 바꾼 미용사

구체적인 예로써 설명해 보면, 미용사인 A씨는 비교적 가벼운 오른손 마비 환자이다. 그녀의 경우, 입원중에 받은 훈련은 직업의 복귀를 목표로 한 것이었다. 그래서 직업에 필요한 손을 마비된 오른손에서 왼손으로 바꾸는 훈련에 중점을 두었다.

머리를 자를 때에는 가위를 왼손으로 사용하고 빗은 오른손으로 들고, 드라이어를 사용할 때에는 빗을 왼손으로 들고 오른손으로 드라이어를 받치는 훈련을 계속하여 직업에 복귀할 수 있었다.

왼손으로 글씨를 쓰는 훈련은 직업에 복귀하고 나서 외래 진료에서 하였다.

손잡이를 바꾼다고 해도 환자의 사정을 무시하고 일률적으로 글씨 쓰는 훈련을 하는 것이 아니고, 그 사람이 사회 복귀를 하는 데 필요한 최선의 훈련을 우선 시행해야만 할 것이다.

물론 미용사라는 직업의 경우에도 글씨를 쓸 수 있다면 더 좋겠으나, 꼭 입원중에 할 필요는 없고 외래 진료를 통한 지도나 훈련을 받는 것만으로도 충분하다.

재활의 목적은 가정으로 돌아가 '전인적 회복'을 지향하는 데 있기 때문에, 한 사람 한 사람의 생활이 다른 것처럼 환자 개개인에 대한 프로그램도 달라야 하는 것이 당연하다.

또 노동을 했던 사람이나 손끝으로 해야 하는 섬세한 작업을 했던 사람들의 경우에는 증세가 아주 가벼울지라도 완전하게 기능이 회복되지 않으면 원래의 직업에 복귀하는 것이 상당히 곤란하다. 이러한 사람들은 남은 기능을 살려 새로운 일을 찾을 필요가 있다.

자신의 과거만을 생각하며 옛 모습으로 되돌아가려고만 하지 말고 '병을 계기로 새로운 인생을 만들어 내겠다'는 미래지향적인 의지를 갖는 것이 중요하다.

남은 기능으로 할 수 있는 일을 찾는 것도 좋겠고, 지금까지 하고 싶었어도 할 수 없었던 취미를 살리는 것도 좋겠다. 개인에게 가치 있는 삶의 방식은 결코 한 가지만은 아닐 것이다.

■ 재활 전문의를 중심으로 한 팀워크 의료

재활에는 실로 많은 전문 의료진이 관련되어 있다. 이것은 '전인적 회복'을 하기 위해 여러 전문 의료진이 힘을 합쳐 환자를 지지해 주지 않으면 안 되기 때문이다.

그래서 재활 전문의를 중심으로 각각의 부문에 대한 전문 의료진이 긴밀하게 연락을 취해 가면서 치료를 진행해 간다.

• 재활 전문의

재활을 진행하는 데 중심이 되는 중요한 역할을 담당하고 있다. 환자의 질환 진단과 장애의 종합적 평가를 내리고 예후(豫後)를 예측한다. 그것에 기초해서 물리치료사·작업치료사·언어치료사 등 어떤 의료진이 필요한가를 판단하고 팀을 조직해 리더로서 각각의 활동이 제대로 기능할 수 있도록 총

끝해 간다.

또 약의 처방이나 생활 지도를 통해 환자의 신체적·정신적 상태를 최선으로 유지해 갈 수 있도록 한다. 환자나 가족에게 병이나 장애의 의학적 설명과 재활의 목표나 계획을 설명하여 동의를 구하며, 또 정신적 충격에서 벗어나도록 돕는 중요한 역할을 한다.

• 물리치료사(PT)

재활의학의 중심적 기술의 하나인 운동요법 외에 일상생활 동작 훈련을 시키는 직종으로, 보조적인 물리 치료(온열·한랭·물·전기·광선 등을 이용한다)도 행한다.

• 작업치료사(OT)

일상생활 동작 훈련을 중심으로 신체적·심리적·사회적 적응성을 높이기 위하여 하는 작업 훈련을 지도한다. 작업이라고 해서 반드시 물건을 제작하는 것뿐 아니라, 게임이나 오락 등 폭 넓은 활동을 통해 팔다리의 운동 기능이나 손끝의 섬세한 움직임 등의 회복을 꾀하는 일을 한다.

• 간호사

구축(관절이 움직이지 않는 상태)이나 욕창 등을 예방하고, 가능한 한 빨리 앉는 자세를 취할 수 있게 한다. 또한 급성기 재활에서 중요한 역할은 입원 생활을 활발하게 하여 폐용증후군을 막는 것이나, 일상생활 동작을 가능한 한 조기에 자립시키기 위한 활동이다.

또한 필요에 따라 사회사업가·사회복지사·임상심리사·직업 상담가·수화통역사 등의 요원들과 힘을 합해 환자의 사회 복귀를 도와준다.

3. 조기 재활의 효과

침상 안정에 의한 후유증이 크기 때문에 발병 후 1주 이내에는 팔다리의 관절을 움직이기 시작해야 한다

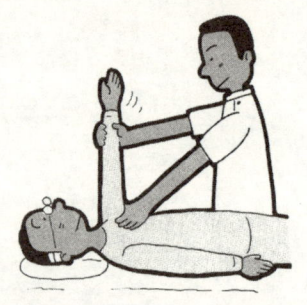

● 발병 당일부터라도
다른 사람에게 도움을 받는 운동부터 시작해서 서서히 운동 범위를 넓혀 간다

'재활은 발병한 당일 또는 다음날부터 시작'하는 것이 원칙이다.

너무 일찍 재활을 시작해서 증상의 악화나 재발의 염려는 없을까 하고 걱정하는 사람도 있을 것이다.

전부터 뇌졸중인 경우 대개 '안정이 제일'이라고 말해 왔지만, 요즈음에는 안정으로 얻는 이점보다도 '안정에 의해 일어나는 후유증이 더 크다'는 쪽으로 바뀌었다.

입원한 다음날부터 재활을 시작하더라도 갑자기 침대에서 일어서는 운동을 해서는 안 된다.

처음에는 팔다리의 관절을 물리치료사나 간호사가 움직여 주게 하는 '수동(受動) 운동'을 매우 가볍게 단기간 행하고, 서서히 부위나 정도를 넓혀 간다.

● 구축을 막는 것이 목적
전신 상태에 다소 문제가 있어도…

그렇다면 왜 이렇게 빠른 시기부터 팔다리 관절의 수동 운동이 필요한 것일까?

관절은 움직이지 않으면 주위의 연부 조직이 점점 굳어져, 결국에는 움직일 수 없게 된다. 이런 것을 '구축'이라고 하는데, 구축을 막으려면 다른 사람의 힘으로 움직이게 하는 '수동 운동'을 하는 것이 좋다.

구축이 생기는 원인에는 두 가지가 있다. 하나는 관절을 이루는

조직이 굳음으로써 너무 짧아져서 움직일 수 없게 되는 경우이고, 다른 하나는 관절을 움직이게 하는 근육이 탄력성을 잃고 단축되어 관절의 움직임을 방해하는 경우이다.

언제부터 수동 운동을 시작하면 좋은가는 환자의 상태에 따라 다르지만, 발병 후 1주 이내에는 반드시 시작해야만 한다.

특히 발끝과 손가락은 구축이 일어나기 쉽기 때문에, 몸 전체의 상태에 약간의 문제가 있더라도 의사와 상담하여 다음날부터라도 재활 훈련을 시작해야만 한다.

실제 각 부위의 수동운동 방법은 제2장에서 자세하게 설명하기로 한다.

● **최종 자립도의 비교**
조기에 시작하면 자립도가 증가한다

조기 재활 훈련의 필요성에는 또 하나의 이유가 있다.

다음의 그래프는 조기 재활 훈련을 받은 환자와 그렇지 않은 환자가 최종적으로 자립하여 행동할 수 있는 정도(최종 자립도)를 비교한 것이다.

그래프의 'A'는 뇌졸중이 발병하고 나서 1개월 이내(대다수는 1주 이내)로 조기에 재활 훈련을 시작한 환자이다. 'B'는 발병 후 2~3개월 사이에는 일반내과적 치료만을 받다가 재활 훈련을 시작한 환자이다.

그래프를 보면, 조기에 재활 훈련을 시작한 환자와 그렇지 않은 환자에서 최종 자립도의 비율이 상당히 다르다는 것을 알 수 있다. 특히 연령에 따라 실내외에서 자립 보행(혼자서 자유롭게 걸을 수 있는 상태)을 할 수 있는 환자 비율의 차가 현저하다.

60대일 경우, 조기 재활 훈련을 실시한 환자는 62.1%가 자유롭게 걸을 수 있는 상태가 되지만, 그렇지 않은 환자는 40% 정도밖에 되지 않는다. 70세 이상에서 조기에 훈련을 실시한 경우 33.3%인 것에 비해, 그렇지 않은 경우 겨우 5.6%에 지나지 않는다.

또 하나 주목할 점이 있다. 실외에서 혼자 보행할 수 있게 된 환자가 60대의 조기 재활 훈련자에서는 37.8%인 것에 비해, 그렇지 않은 경우에는 10%밖에 되지 않는다. 70세 이상이 되면 조기에 재활 훈련을 실시할 경우에는 19%에 가까운 것에 비해, 그렇지 않은 경우에는 한 사람도 없다는 큰 차이가 나와 있다.

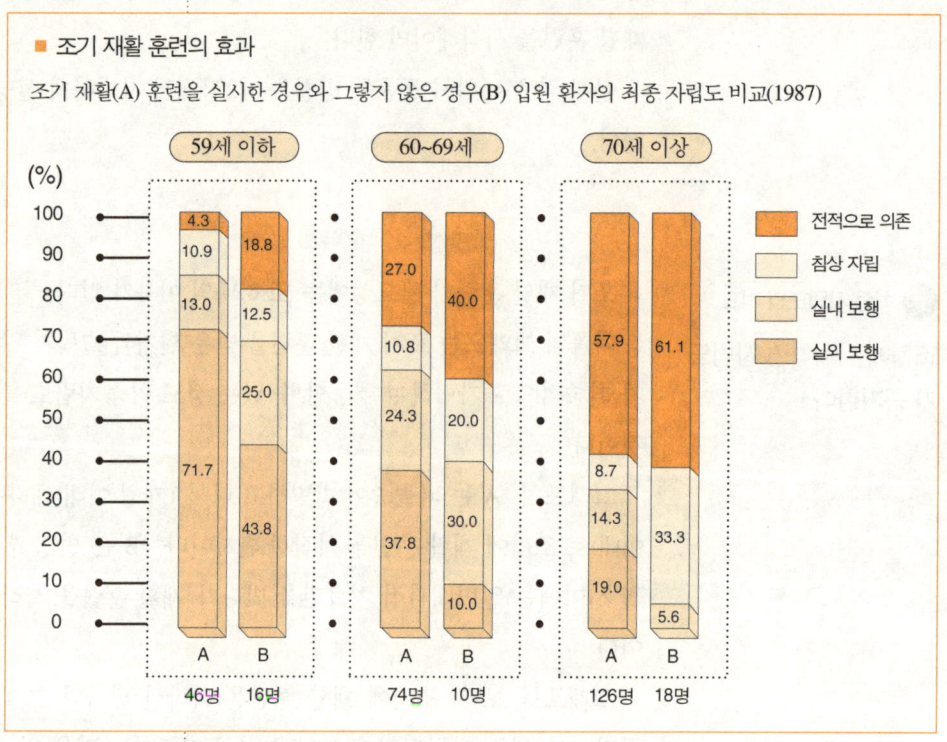

■ 조기 재활 훈련의 효과

조기 재활(A) 훈련을 실시한 경우와 그렇지 않은 경우(B) 입원 환자의 최종 자립도 비교(1987)

● 재활의 현상
고령일수록 빨리 시작하는 것이 중요

확실한 통계는 아니지만, 재활 의사들의 경험에 비추어 볼 때, 뇌졸중이 발병되고 나서 조기(늦어도 2주 이내)에 재활을 받을 수 있는 환자는 유감스럽게도 전체의 20% 이내라고 한다.

재활 병원을 소개받아서 발병 후 2~3개월부터 치료를 받을 수 있는 환자도 40% 정도이며, 나머지 40%의 환자는 재활을 받을 기회가 없어 가정에 있는 경우가 아닐까 생각된다.

물론 지역에 따라 차이가 있으나, 대개 도시에 거주하고 있는 경우 혜택을 더 받고 있다.

일반적으로 연령이 많고 재활 시기가 늦을수록 자립 보행에 더 많은 영향을 미친다. 노인일수록 발병 후에는 안정을 취해야 한다고 생각하는 경향이 있지만, 정반대로 노인일수록 조기에 재활 훈련을 시작하는 것이 필요하다.

또 가벼운 뇌졸중은 곧바로 재활 훈련을 받을 수 있게 하고, 만약 현재 입원한 병원에서 재활 훈련을 받을 수 없는 경우라면 빠른 시간 내에 재활 훈련을 받을 수 있는 병원을 찾아보거나, 입원하고 있는 병원에 소개를 의뢰하거나 가까운 보건소에 상담을 해야 한다.

재활 병원을 정할 때 반드시 고려할 사항 중 하나는 자택에서 가능한 한 가까워야한다는 것이다.

왜냐하면 퇴원 후 재활 치료를 위한 통원 거리가 너무 멀 경우 환자나 가족에게 모두 부담이 되어 결국 다니지 않게 되는 경우가 생기기 때문이다.

4. 폐용증후군의 두려움

눕는 것은 '백해무익'하므로 퇴원 후 가정에 돌아가서도 적극적으로 몸을 움직여야 한다

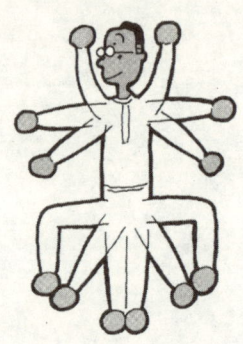

● **'침상 안정'의 해로움**

안정만 하고 있으면 여러 가지 장애가 발생한다

병을 앓게 되면 '무엇보다도 안정이 제일'이라는 것이 이제까지의 보편적인 사고 방식이었다. 그러나 안정에는 장점만 있는 것이 아니라 단점도 있다.

'안정의 해로움'도 생각하지 않으면 안된다. 안정보다도 조기 활동이 왜 중요한지를 생각해 보자.

안정만 하고 있으면 관절이 움직일 수 없게 될 뿐만 아니라, 여러 가지 장애가 발생한다. 이러한 장애를 총칭해서 '폐용증후군'이라고 한다.

주요 폐용증후군의 예를 들어 보기로 하자.

● **구축 · 위축 · 욕창**

관절뿐만 아니라 근육이나 뼈에도 나쁜 영향을 미친다

• **팔다리 관절의 구축되기 쉽다**

앞에서도 설명했듯이, 불과 며칠 동안 팔다리의 관절을 움직이지 않는 깃만으로도 구축이 시작된다. 구축이 일어나기 가장 쉬운 곳은 발목인데, 자고 있을 때에는 누구라도 발끝이 아래로 내려가며 발끝이 뾰족해지는 형태가 된다. 이 상태를 2~3주 동안 계속하고 있으면 그대로 굳어 버리고 만다. 이것을 '첨족'이라고 하며, 막상 일어서려고 했을 때 발뒤꿈치가 마루에 닿지 않게 되어 설 수 없게 된다.

손가락 · 어깨 · 무릎 · 팔꿈치 · 고관절에서도 이와 같은 구축이 일어난다.

- **근육의 위축되기 쉽다**(폐용성 근위축)

 일이나 스포츠 등을 할 때 근육이 사용됨으로써 근육 섬유는 굵어지고 강하게 된다.

 안정만을 취할 때에는 이와는 정반대로 근육 섬유가 점점 가늘어지고 약하게 된다.

 한쪽 다리에 마비가 있기 때문에 보행 훈련을 하지 않으면, 건강한 다리의 근육마저 약하게 된다. 특히 노인은 그 때문에 누워서만 살게 될 가능성도 큰 것이다.

- **뼈가 골절되기 쉽다**(폐용성 골위축)

 뼈는 체중을 지탱해 주기도 하며, 근육에서 끌어 잡아당기는 자극에 의해 정상적인 칼슘 대사를 할 수 있게 한다. 그러나 움직이지 않으면 음식에 의해 보충되는 칼슘보다 소변이나 대변과 함께 배출되는 양이 많아진다. 그 결과 뼈는 점점 외부의 자극에 골절되기 쉽게 되고, 넘어지는 것만으로도 골절되는 경우가 많아진다.

 최근에 노인 질환으로서 문제가 되는 것은 뼈에 구멍이 숭숭 나서 골절되기 쉬운 '골다공증'이다. 운동을 하지 않거나 집안에만 있으면서 움직이지 않는 경우에는 골다공증이 되어 외부의 가벼운 충격에도 쉽게 골절을 입게 된다.

 예를 들어, 부분적으로라도 신체의 마비가 남아 있는 환자는 일상생활에서 건강한 사람보다 활발하지 못하지만, 자기가 할 수 있는 범위에서 적극적으로 몸을 움직이는 것이 중요하다.

- **욕창이 생기기 쉽다**

 누워 있는 상태로 오래 있으면 체중이 집중된 부위에 혈액 순환이 잘 되지 않아, 피부가 괴사(피부 조직이 썩어들어 가는 것)된다. 이것이 바로 욕창이다. 특히 꼬리뼈처럼 뼈가 돌출되어 있는 부위는 피

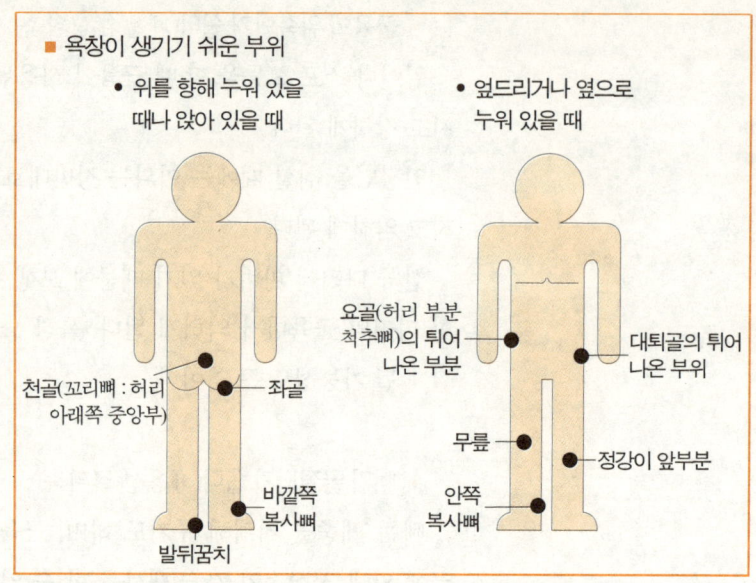

부가 얇아 욕창이 생기기 쉬운 곳이다.

위를 향한 자세로 오래 누워 있으면 허리 중앙의 천골, 발뒤꿈치, 바깥쪽 복사뼈에 욕창이 생기기 쉽고, 또 척수 손상 등으로 감각이 없는 경우에 장기간 앉은 자세로 있으면(휠체어도 같음) 좌골 결절(골반의 아래쪽으로 앉을 때 의자의 면에 닿는 부분)에 욕창이 생기기 쉬우며, 엎드리는 자세나 옆을 향한 자세를 장시간 계속하고 있는 경우에는 그림에서와 같은 부위에 욕창이 일어나기 쉽다.

이밖에도 안정만 함으로써 혈액 순환이 나쁘게 되거나 심장의 움직임이 저하되기도 하며, 기립성 저혈압(누워 있다가 갑자기 일어나면서 느끼게 되는 심한 현기증) 등의 폐용증후군을 일으키기 쉬우므로 조기에 침상을 벗어나 활동하는 것이 중요하다.

폐용증후군을 예방하기 위하여

입원시보다도 가정에 돌아가서가 중요하다

이 폐용증후군의 예방은 입원시보다 가정에 돌아가서가 중요하다. 입원중에는 프로그램에 따라 행하기 때문에 이러한 장애를 막을 수 있다. 그러나 가정에서의 생활은 활동성이 저하되는 경향이 있다. 조금 움직인 것만으로도 쉽게 피로를 느끼고, 뇌졸중이 재발하지는 않을까 하고 걱정하게 된다.

그렇게 되면 대낮부터 눕게 되고, 그로 인해 폐용증후군이 진행되어 결국 누워서만 지내게 되는 경우가 많아지게 된다.

■ **1930년대 미국에서 시작한 조기이상(早期離床)**

'조기이상'의 발상지는 미국이다. 1930년대 후반, 수술 후의 안정에 의문을 갖고 있던 어떤 의사가 처음에는 맹장염 환자에게, 나중에는 개복술을 한 모든 환자에게 수술 당일 또는 다음날에는 침대를 떠나 움직이도록 지도하였다. 그 결과 안정을 계속하고 있던 환자에 비해 합병증도 적고, 체력 회복과 식욕도 좋아지며, 상처의 치유가 빨라진다는 것을 알게 되었다.

얼마 되지 않아 제2차 세계대전이 시작되고 일반 시민을 위한 침대가 부족하게 되어, '조기이상'이 행해지기 시작했다. 이로 인해 '조기이상'이 회복을 빠르게 한다는 것이 증명된 것이다.

그 후 미국에서는 '조기이상, 조기 보행' 운동이 성행하여 유럽에도 영향을 미치게 되었다. 그것을 적극적으로 체계화한 것이 현재의 재활 의학이다.

■ **폐용증후군은 이렇게 예방한다**

① 낮에는 절대 눕지 않는다.
② 피곤하면 눕지 말고, 안락의자에 앉아서 쉰다.
③ 집안에서는 가벼운 마음으로 돌아다니고, 또 집 주변을 산보한다. 자유롭게 걸어도 괜찮은 사람은 만보기를 달고 하루 5,000~6,000보, 주 4일 이상의 보행을 실천한다.
④ 훈련을 위해 걷는다고 생각하지 말고, 마음에 여유를 가지고 '쇼핑 간다', '누군가를 만난다', '취미를 갖는다'와 같이 걷는 목적을 만든다. 단지 건강 유지를 위해서 걸을 뿐이다라는 생각으로는 장시간 계속하기가 어렵다.

5. 사회 복귀의 중요성

주위의 협조를 얻어 '새로운 인생을 설계한다' 는
전향적 자세를 잊지 않는다

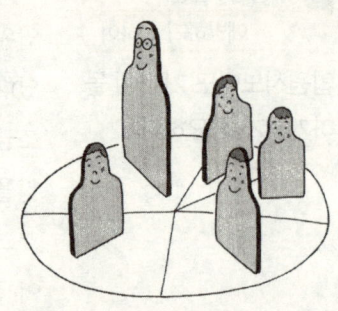

● 사회 복귀까지의 시간

늦어지면 늦어질수록 재적응이 어렵게 된다

"나는 이전처럼 일할 수 있다고 생각하고 있는데, 사회는 간단한 일만을 하게 한다. 그렇다면, 무엇을 위해 열심히 재활을 해왔는지 알 수 없다."

직장에 복귀하여 외래 통원을 하는 환자로부터 이런 하소연을 자주 듣는다.

그럴 때 나는 "당신의 기분도 알겠습니다만, 좀더 참고 노력하십시오. 당신의 모습을 사회도 보고 있을 것이므로, 어떤 일이라도 힘껏 하도록 합시다."라고 충고한다.

이러한 어려움은 사회 복귀가 늦으면 늦을수록 심각하다. 결국 재적응의 곤란은 사회 복귀까지의 시간에 비례한다.

병원에는 환자 자신과 같은, 동료라고도 할 수 있는 환자가 많이 있기 때문에, 대부분의 환자는 본인의 상태에 위화감을 느끼지 않는다. 그러나 가정이나 직장에 돌아오면 주변에는 건강한 사람뿐이다. 그러한 가운데서 생활을 시작하게 되면, 몸이 부자연스러운 사람은 자신뿐이라는 고독감에 휩싸이게 된다.

그 결과로 환자는 가족이나 사회로부터 따돌림당하는 사람이 된 것처럼 생각하게 되어 푸념을 일삼게 되는 경향이 있다.

그런 환자에게 내가 "당신 혼자만 괴로워하고 있는 것은 아닙니다. 당신과 같은 입장에서 분발하고 있는 사람이 매우 많이 있습니다." 라고 말하면, 대부분의 환자들은 "그렇군요."라고 납득한다.

사회 복귀를 성공시키는 요인

가족이나 동료의 협력으로 역할의 재정립을…

그러면 사회 복귀를 성공시키는 요점을 생각해 보자.

가정이나 직장에서 환자가 가장 곤란해 하는 것은 '나는 그 집단에서 불필요한 사람이 되어 버린 것은 아닐까' 하는 점이다.

예를 들어, 사회에서 보면 하루라도 일을 지체할 까닭이 없기 때문에 환자가 비운 자리를 누군가가 메울 수 있는 조치를 바로 취하는 것이 당연하다. 또 환자가 어느 정도 회복했는지를 알 수 없기 때문에, 직장 복귀 후 바로 원래의 일을 주는 것이 좋은지 아닌지 상황을 보는 것도 당연하다. 또 현대 사회는 변화가 매우 심하기 때문에, 환자는 2~3개월 직장을 벗어나서 생활한 것만으로도 동료의 이야기에 대해 이해하지 못하는 경우가 있다.

이와 같은 이유로 환자는 이전과 같은 일을 하지 못하게 되고, 동료의 이야기에도 끼지 못하게 되며, 손님같은 취급을 받으면서 월급만 받는다는 나쁜 기분을 맛보게 되며, 그 열등감으로 인해 삐뚤어진 마음을 갖게 되는 경우도 있다. 이러한 상황에 처한 환자는 '바늘방석에 앉아 있는 것과 같은 고통'도 표현한다.

가정에서도 마찬가지다. 예를 들면, 중년 여성의 경우 지금까지는 한 가정의 주부로서 가족을 이끌어 가는 역할을 해왔는데, 집에 돌아와 보니 딸이 자기를 대신해 역할을 훌륭하게 소화해 내고 있다. 이렇게 되면, 주부로서의 위엄과 발언권을 상실한 것을 실감하게 되는 것이다.

이렇게 입원하기 전에 가지고 있던 자기의 역할이나 그것에 따른 위엄이나 발언권을 입원으로 인해 상실해 버리고 마는 것이다. 그러나 그 상실감을 뛰어넘지 않고서는 진정한 의미의 사회 복귀를 달성했다고는 말할 수 없다. 그러기 위해서는 '지금까지와 같은 인생으로는 되돌아가지 않더라도 지금까지와 같든가, 그 이상의 가치 있는 인생을 만들겠다'는 전향적인 자세와, 가족이나 동료의 협조를 얻어 '역할 재정립'을 위한 노력을 할 필요가 있는 것이다.

우선은 가정 내의 역할을 갖는 것부터 시작해 보자. 이전에 가사일을 했던 사람은 가정 내에서 할 수 있는 것부터 시작해 보면 어떨까. 가족 내에서의 역할 재정립은 비교적 하기 쉬우리라 생각한다.

사회에 복귀한 사람의 경우에는 새로운 일에 대해 익숙해져야 함과 동시에 새로운 역할 확립이 필요하게 된다. 이를 위해서는 본인의 노력은 물론 동료나 가족의 협력도 보다 더 필요하게 되는 것이다.

● 직업에 복귀할 수 없는 경우

취미를 가져 생활의 범위를 넓히도록 하자

모든 사람이 예전대로 직업에 복귀할 수 있는 것은 아니다. 예를 들면, 퇴직 연령에 가까운 시기에 발병한 사람이나, 일의 내용상 어떻게 해도 복귀가 무리인 사람 등이 그런 경우가 된다. 이런 사람들은 생활 방식을 180도 전환하지 않으면 안 되기 때문에, 그들의 정신적 충격도 크다고 할 수 있다.

나는 이러한 환자들에게는 "당신만이 아니라 어떤 건강한 사람들이라도 언젠가는 직업을 그만두지 않으면 안 되는 것입니다. 당신의 경우에 그 시기가 조금 빨리 왔을 뿐이라고 생각하면 어떨까요?"라고 충고하고 있다. 문제는 종래의 직업에 되돌아갈 수 없다는 데 있지 않고, 이제부터의 인생을 어떻게 살아가면 좋을까 하는 데 있다. 결국 건강했을 때의 생활을 '재건'하는 것이 아니고, 장애를 가진 상태의 생활을 새롭게 '건설'한다는 사고 방식이 중요한 것이다.

직업에 복귀하지 못하게 되면 '장애를 가진 것이 부끄럽다'는 기분이 더해져 집에만 있으려는 경향이 짙게 된다. 장애를 가졌다는 것은 조금도 부끄러운 일이 아니기 때문에, 적극적으로 할 일을 만들어 외출할 때 버스나 지하철도 예전처럼 타고 다니며, 조금씩이라도 좋으니까 행동 범위를 넓히자. 또 가정 내에서의 역할을 갖는 것도 중요하다.

취미를 갖는 것도 중요하다. 평소에 사람들은 대개 '돈을 버는 것에 가치가 있고, 벌 수 없는 사람이 취미를 갖는 것은 죄악'이라는 근면제일주의적인 사고 방식을 갖고 있다. 이렇게 오래 된 가치관에서 벗어나는 것이 가치 있는 새로운 인생을 재건하는 제일보인 것이다.

또 취미를 갖는 것만으로도 밖에 나갈 기회나 친구가 늘게 된다. 그것만으로도 생활의 범위가 넓어진다.

너무 크게만 생각할 필요는 없다. 바로 무엇인가 새로운 취미를 갖는다는 것은 간단하지 않을 것이다. 정원 돌보기가 취미였던 사람은 그 흉내를 내는 것으로도 좋을 것이고, 독서가 취미였던 사람이라면 차분히 책을 읽는 것부터 시작해도 좋을 것이다.

체조나 작업은 기능의 회복이나 유지에 도움이 된다. 그리고 무엇보다 좋은 것은 같은 처지에 놓인 동료들 중에는 적극적으로 새로운 인생을 설계하는 사람도 있어서 그러한 사람에게서 자극받아 자기 나름의 인생을 설계할 수 있는 계기를 만들어 준다는 것이다.

● **마음을 다시 일으켜 세우기**
전향적인 자세로 새로운 인생의 출발을…

새로운 인생을 내디딘 환자의 예를 소개하기로 하자.

이 사람은 택시 운전을 했지만 뇌졸중으로 쓰러져 어떻게 해도 그 직업에 복귀할 수 없게 되어 퇴직하였다. 외향적인 성격으로 인상도 좋고 사람들의 이야기를 진심으로 잘 들어주기도 하여 그는 큰 모임을 만들게 되었다. 그러한 인품이었기 때문에 사람들의 물망에 오르게 되어 현재 그는 그 모임에서 대활약을 하고 있다.

이 사람의 예에서도 알 수 있듯이 어떻게 '마음을 다시 일으키는가'가 중요하다. 건강했을 때의 생활로 돌아가려 하지 말고, 장애를 가진 것을 계기로 새롭게 보람 있는 인생을 설계하려는 전향적인 자세를 가졌으면 한다.

확실히 넘지 않고서는 안 되는 곤란한 문제가 얼마든지 많지만, 전향적인 자세가 있다면 반드시 해내고 말 것이다.

6. 간호하는 사람에 대한 조언

힘들고 어려운 것은 오히려 간호하는 사람들…
자립성을 높이기 위해 본인이 할 수 있는 것은 스스로 하게 한다

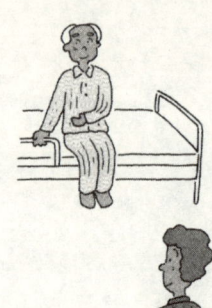

● 자립을 지향하는 간호의 3원칙

'옆에 있는다', '눈을 떼지 않는다', '정말 필요한 것만 도와준다'

간호라면 '무엇이든지 해주는 것'이라고 생각하는 경향이 있고, 또 그것이 환자를 위한 것이라고 오해하고 있는 경우가 많다. '자립을 지향하는 간호의 3원칙'을 알아보자.

① 옆에 있는다.
② 눈을 떼지 않는다.
③ 정말로 필요한 것만 도와준다.

①과 ②는 간호하는 측에서 보면 매우 힘든 일이다. 그 이유는 알고 있으리라 생각한다. 보다 더 힘들고 어려운 것은 ③이다.

예를 들면, '목욕하는 것은 골절되기 쉬워 위험하다'고 해서 두 사람이 부축해서 들어가는 수밖에 없다고 생각하는 것이다. 그러나 한 사람의 간호인만으로도 본인의 힘을 잘 활용하면 충분히 목욕할 수 있는 경우도 많다. 이렇게 환자에게 능력이 있는데도 그 힘을 사용하지 않으면, 그 능력마저도 쇠퇴해 버리고 만다.

얼마간 시간이 걸리더라도 환자가 할 수 있는 것은 스스로 하게 해야 한다. 그리고 어떻게 해도 할 수 없는 경우에만 도와야 한다. 이렇게 간호는 환자의 남은 능력을 조금이라도 살려 자립성을 높이도록 도와주는 행위라고 이해해야 한다.

다만 안전을 확보하기 위해서 ①과 ②를 잊어서는 안 된다.

또 본인이 일어나거나 앉는 자세를 스스로 계속하지 못하는 환자가 퇴원해서 집으로 돌아가는 경우에는 항상 옆에서 시중드는 사람이외에도 밤이나 토요일·일요일에는 도와주는 보조 간호인이 적어도 한 사람은 필요하다.

보통 간호하는 사람에게는 대단한 부담이 될 수 있기 때문에, 이 책의 부록에 수록된 장애자복지관이나 사회사업가 등과 재택 간호 지원 센터(224쪽 참조) 등에 상담하여 가정 내 간병인 파견이나 방문 간호 등의 원조를 받도록 한다.

제2장 뇌졸중의 재활
뇌졸중이라는 것은 이런 상태를 말한다

1. 뇌졸중이란 ································· 49
2. 기본적인 사고 방식 ······················ 54
3. 뇌졸중의 기본 재활 ······················ 57
4. 뇌졸중 급성기의 재활 ··················· 74
5. 일상생활에서의 동작 과정 ············· 84
6. 뇌졸중의 재활 진행 방법 ··············· 94
7. 손의 마비가 있을 때 ····················· 97
8. 언어 장애가 있을 때 ···················· 100
9. 행위나 인식에 장애가 있을 때 ······· 103
10. 사회 복귀 ································· 107

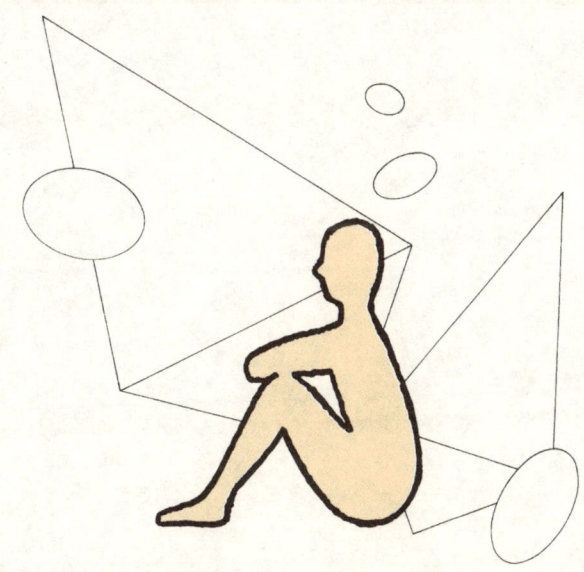

재활의 대상이 되는 질환의 60% 정도가 뇌졸중이기 때문에, 뇌졸중의 재활을 배우면 재활의 기본을 전부 이해할 수 있게 될 것이다. 실제 생활에서 하는 본격적인 재활을 익혀 두자.

1. 뇌졸중이란

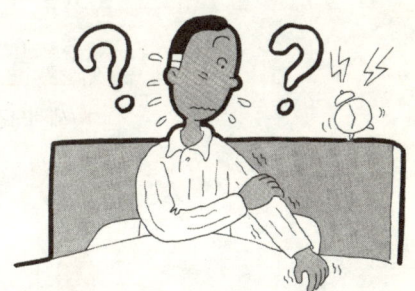

'뇌졸중'은 '갑자기 의식을 상실하고 쓰러지는 상태'이다.
재활을 하기에 앞서 우선 본인의 병이 어떤지를 올바르게 이해하는 데서부터 시작하자.

● 뇌졸중의 분류
뇌졸중에는 여러 유형이 있다

'뇌졸중'이라는 것은 이제까지는 겉으로 보기에 매우 건강했던 사람이 '갑자기 의식을 잃고 쓰러져 반신불수나 운동 마비를 일으킨 상태'를 총칭한다.
뇌졸중은 그 원인과 증상에 따라 다음 쪽의 표처럼 분류된다.
뇌졸중의 3대 병형(病型)에는 '뇌경색'·'뇌출혈'·'지주막하출혈'이 있다.

● 뇌경색
요즘은 뇌경색이 뇌졸중의 주류가 된다

'뇌경색'은 뇌에 영양을 보내는 혈관이 막혀 거기서부터 혈액 공급이 되지 않아 뇌 조직의 일부가 괴사하는 병이다.
뇌경색은 크게 두 종류로 나뉜다. 하나는 뇌혈전, 또 하나는 뇌색전이다. '뇌혈전'은 뇌에 영양을 보내 주는 혈관이 동맥경화 등으로 좁아져 혈전(핏덩어리)이 생겨 막히는 병이다. 병이 진행되는 과정은 뇌출혈의 경우보다도 완만하고, 때로는 하루 이상 걸려 서서히 진행되기도 한다. 시간적으로는 밤에 일어나는 경우가 많고, 아침에 눈을 떴을 때 팔다리가 마비되어 있는 경우도 자주 있다.

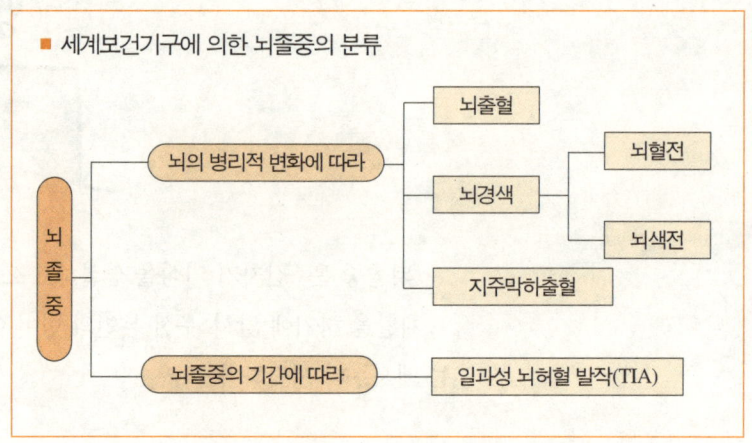

■ 세계보건기구에 의한 뇌졸중의 분류

■ 뇌졸중의 3대 병형별 증상의 차이(WHO)

	뇌출혈	뇌경색	지주막하출혈
예고 없는 일과성 뇌허혈 발작	지극히 드물다	자주 있다	없다
발작의 발생 방법	갑자기(수 분~수 시간)	서서히(완만)	갑자기(1~2분)
두통	심하다	조금 또는 없다	격심하다(순간적)
발작시의 구토	자주 있다	거의 없다	자주 있다
평상시의 고혈압	항상 있다	부정확	거의 없다
의식 장애	있다	때때로 있다	일과성으로 있다
수(首)근의 경직	드물다	없다	항상 있다
반신 마비	자주 있다	자주 있다	발병시에는 없다
두 눈의 편시	있을 수 있다	있을 수 있다	발병시에는 없다
언어 장애	자주 있다	자주 있다	지극히 드물다

'뇌색전'은 뇌 이외의 장소에서 생긴 어떤 덩어리가 혈류를 따라 흐르다가 뇌의 혈관 벽에 붙어 일어나는 것이다. 심장 내에서 생긴 혈전이 뇌 혈류로 들어가는 경우가 많고, 심장판막증 등에서 부정맥이 있으면 잘 일어난다.

뇌출혈

가벼운 발작의 뇌출혈은 여전히 많다

뇌출혈은 점차로 줄어들고 있지만, 생명에 지장이 없을 정도의 가벼운 뇌출혈은 여전히 많다.

'뇌출혈'은 고혈압에 의해 일어나는 경우가 대부분이다. 고혈압을 치료하지 않고 방치하면 뇌 내 소동맥의 혈관 벽이 괴사에 의해 약해지고 결국 내압(內壓)에 견딜 수 없는 상태가 되어 출혈을 일으키게 된다.

뇌출혈은 낮 동안 활동할 때 갑자기 발병하는 경우가 많은데, 뇌경색이나 뇌출혈에서도 팔다리의 마비나 언어 장애 등의 증상이 나타나고, 의식 장애도 자주 일어난다.

뇌로부터의 신경 경로는 뇌간(腦幹)에서 교차하기 때문에, 예를 들면 오른쪽 대뇌반구에서 출혈이 있으면, 마비는 좌반신에서 발생한다.

지주막하출혈

뇌졸중의 10~20%를 차지하고, 한창 일할 나이에 많이 발생한다

뇌출혈은 뇌의 혈관이 파괴되어 뇌의 실질(實質) 내에서 출혈하는 것이지만, 같은 출혈이라도 뇌 기저부의 혈관이 파괴되어 그것이 뇌를 덮는 수막(髓膜)[1]이라는 세 겹의 막 사이에 지주막하공이라는 틈 사이에서 출혈하는 것을 '지주막하출혈'이라고 한다.

매우 심한 두통과 의식 장애가 특징이다.

지주막하출혈은 뇌졸중 전체의 10~20%를 차지한다. 뇌출혈이나 뇌경색이 비교적 고령자에게서 많이 발생하지만, 지주막하출혈

---

1) 두부같이 부드러운 조직인 뇌를 보호하기 위해 뇌의 주위는 수막(뇌막이라고도 한다)이라는 세 겹의 막으로 둘러싸여 있다. 가장 바깥쪽, 즉 두개골의 안쪽에 꼭 붙어 있는 것이 '경막', 가장 안쪽의 뇌 표면을 직접 싸고 있는 것이 '연막', 그리고 이 두 겹의 중간에 있는 것이 '지주막'이다. 이 세 겹의 수막 중에 연막과 지주막 사이에 있는 공간에는 뇌를 흐르는 굵은 동맥이 있고, 이것이 파괴되면 '지주막하출혈'이 되는 것이다. 세 겹으로 되어 있는 수막은 뇌를 감쌀 뿐만 아니라 뇌에 연결되어 허리까지 연장되어 있는 척수 전체를 싸고 있기 때문에 '뇌척수막'이라고 한다.

은 40~50대의 한창 일할 나이에 많이 발생한다.

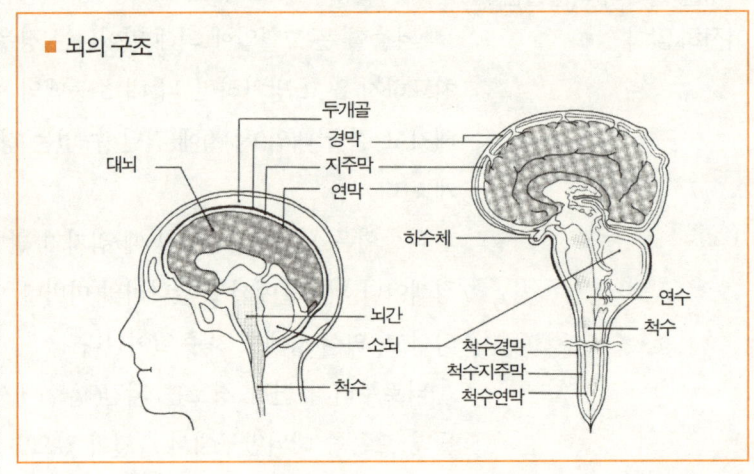

■ 뇌의 구조

지주막하출혈의 원인으로 많은 것은 뇌동맥류의 파열[2]이다. 이 밖에도 뇌의 동정맥 기형[3]이 원인이 되어 일어나는 뇌출혈이 전체의 5~6% 정도 된다.

● 일과성 뇌허혈 발작
뇌졸중 발작의 전조이고 뇌경색의 경고 증상이다

뇌경색의 경우에는 발작이 일어나기 전에 '일과성 뇌허혈 발작'이 일어나는 경우가 자주 있다.

증상은 일시적이고, 갑자기 '반신의 저림, 혀의 꼬부라짐, 현기증, 감각의 마비, 시력 장애' 등이 시작된다. 증상의 지속 시간은

---

2) 동맥류(動脈瘤)라는 것은 동맥의 일부가 팽만한 상태인데, 거의 대부분은 선천적으로 뇌동맥 벽의 일부에 약한 부분이 있기 때문에 일어난다. 그 부분에 혈액의 흐름으로 압력이 가해져서 점차로 혹처럼 불룩해져 결국에는 파열되는 것이다.
3) 동맥은 보통 모세혈관을 거쳐서 정맥에 연결되어 있지만, 선천적 기형으로서 동맥이 직접 정맥에 연결되어 있는 경우가 있다. 이러한 기형이 뇌에 있는 경우에는 출혈이 일어나기 쉽다.

2~20분 정도이고, 길어야 1~2시간 이내이다.

발작 자체가 단시간에 소실해 버리기 때문에 대단한 것은 아니라고 생각하는 경향이 있지만, 이 일과성 뇌허혈 발작을 일으키면 20~30%의 사람들은 수년 이내에 뇌경색(뇌혈전)을 일으킨다는 설도 있다. 결국 일과성 뇌허혈 발작은 뇌경색의 경고 증상이라고도 생각된다.

재활을 시작하는 경우에도 환자 자신이 증상을 잘 관찰해 두고, 반드시 이 일과성 뇌허혈 발작의 유무를 담당의와 상의해야 한다.

● **재발을 예방하기 위하여**
고혈압 · 동맥경화 · 당뇨병에 주의한다

뇌졸중의 재활을 행할 때에는 뇌졸중의 원인이 되는 병에 대해 올바른 인식을 가질 필요가 있다.

뇌졸중을 일으키는 최대의 원인은 고혈압 · 동맥경화 · 당뇨병이다. 그러므로 올바른 치료를 받고 식생활을 개선하여 이러한 병을 조절하는 것은 재발을 막기 위해서나 재활을 효과적으로 진행하기 위해서도 중요하다.

고혈압의 기준은 아래의 표에 나타난 것과 같지만 1회의 측정만으로 결정하는 것이 아니기 때문에, 의사와 잘 상담해야 한다.

■ WHO(세계보건기구)에 의한 혈압 기준(1978년)

	정상 혈압	경계역 고혈압	고혈압
최대 혈압(mmHg)	140 이하	141~159	160 이상
최소 혈압(mmHg)	90 이하	91~94	95 이상
주(註)	최대 · 최소 양쪽 다	어느 쪽이든 한쪽 또는 양쪽	어느 쪽이든 한쪽 또는 양쪽

2. 기본적인 사고 방식
생활의 장에서 행하는 훈련이야말로 재활이다

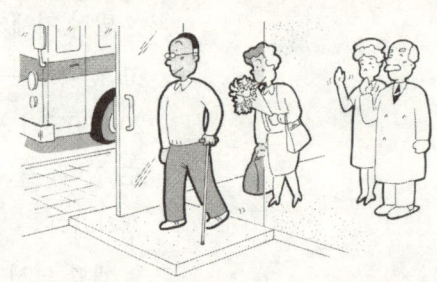

○ 안정이 최고의 치료라고 믿어 왔다

뇌졸중일 때에는 안정이 가장 좋은 대처 방법이라고 오랫동안 믿어 왔다. 극단적인 이야기로 화장실에서 쓰러지면 화장실에 눕히고 '절대로 움직이게 해서는 안 된다'[1]고 생각된 시기도 있었다.

오늘날에는 뇌졸중의 발작이 일어나면 '구급차나 의사를 부르고 1초라도 빨리 병원으로 옮기는 것이 좋다'는 사고 방식으로 바뀌었지만, 뇌졸중의 재활을 행하는 분야에서는 아직 많은 오해가 남아 있는 듯하다.

이 장에서는 그런 오해를 하나씩 하나씩 풀어가면서 뇌졸중의 재활에 대해서 구체적으로 설명해 가고자 한다.

○ 남은 능력을 어떻게 살릴 것인가

'뇌졸중의 재활'이라면 여러분은 우선 어떤 것을 머리에 떠올릴 수 있을까요? 대부분의 사람이 훈련실에서 여러 가지 훈련을 하는 모습을 떠올리는 것은 아닐까요?

분명 그것도 뇌졸중 재활의 일부이다. 그러나 그것이 전부는 아니다. 제1장에서도 설명했듯이 재활의 목적은 '상실한 신체의 기능을 회복한다'는 것에 있지 않고, 오히려 남은 기능을 활용해서 '다시

---

[1] 뇌졸중의 재활에서는 가능한 한 빠른 시기부터 재활 훈련을 시작하는 것이 효과가 있지만, 발작 직후 아직 의식 불명인 경우와 같은 단계에서 머리나 몸을 심하게 요동하거나 움직이게 하는 것은 좋지 않다. 이것은 재활과는 다른 문제이다.

인간답게 살아간다'는 것에 있다.

뇌졸중에서는 한쪽 팔다리에 마비가 남아 있는 경우[2]가 많지만, 재활의 목적을 올바로 이해하지 못하면 환자나 그 가족도 '마비를 고친다'는 데에만 마음을 빼앗겨 남은 능력을 어떻게 살리고 '이후 어떤 인생을 구축해 갈 것인가'라는 본연의 목표를 잊어버리게 된다. 그 때문에 결국 기능 회복만을 위한 훈련으로 끝내고 마는 것이다.

장애를 받아들이는 것이 중요하다

몸의 일부에 마비 등의 장애가 남은 경우, 그것을 치료했으면 좋겠다고 생각하는 것은 사람이라면 누구나 갖는 마음이다. 그러나 뇌졸중에서 마비가 완전히 치료된다는 것은 드문 일이다. 그렇기 때문에 완전하게 원래의 상태로 돌아갈 수 없다면, 우선 그 장애라는 현실을 직시해서 그 존재를 받아들이는 것이 중요하다.

여기에는 사회적 편견이나 가족의 대응 등이 큰 영향으로 작용한다. 마비된 손이 조금 움직인 것에 대해 기뻐하기보다는 성한 손으로 여러 가지를 할 수 있게 된 것에 대해 기뻐하는 것이 환자의 인생에 중요한 것이다.

환자에게 남겨졌거나 숨겨진 능력을 최대한으로 살려 이후 사회적으로 어떻게 살아갈 것인가, 거기서는 어떤 능력을 향상시킬 필요가 있는가를 생각해서 재활을 행하지 않으면 안 된다.

---

[2] 운동중추의 신경에서는 우뇌가 몸의 왼쪽을, 좌뇌가 오른쪽을 지배하고 있기 때문에, 많은 경우 우뇌에 장애가 일어나면 왼쪽 마비가, 좌뇌에 장애가 일어나면 오른쪽 마비가 일어난다. 재활을 해도 마비가 완전히 없어지는 경우는 드물고, 어느 정도의 마비는 남게 되는 경우가 많다.

재활은 생활의 장에서 행해야만 한다

또 '재활은 입원해서 행하는 것이지 퇴원하고 나면 끝이다'라고 생각하고 있는 사람이 많은 것 같은데, 이것은 틀린 생각이다. 본래 재활은 생활의 장에서 행하는 것이며, 병원의 훈련실에서 행하는 것은 일정 기간뿐이다. 입원하지 않으면 안 되는 기간이 지나면 가능한 한 빨리 '외래 통원 재활'로 이행하는 것이 좋다.

퇴원하면 생활 환경도 변하고, 사회적인 생활 범위도 넓어진다. 새로운 문제가 발생하기도 하고, 또한 이렇게 하고 싶다는 등의 희망이 생긴다. 진실한 의미로 생활을 향상시키려면 '외래 재활'이 반드시 필요하다.

3. 뇌졸중의 기본 재활

1) 침대 위에서 상반신 일으키기부터 시작하여 보행 훈련까지
가능한 한 빨리 몸을 움직이게 하는 연습을…

뇌졸중의 재활은 발병 직후 빠른 시기에 시작하는 것이 원칙이다 (32~35쪽 참조). 여기서는 조기 재활로서 가장 중요한 '앉는 것'에 관한 설명을 하고, 급성기에 해야 할 것은 74쪽 이후에서 설명하기로 한다.

● 손잡이가 달린 침대 이용

우선 침대 위에서 상반신을 일으킨다

운동 장애나 의식 장애의 진행이 멈추고 맥박이나 혈압이 안정되면, 침대 위에서 상반신을 일으키는 '기본 재활'을 시작한다.

기본 재활이란 재활 전문 병원이나 일반 병원·진료소 등 재활의 장이라면 어디에서나 공통으로 행해지는 기본 재활을 말한다.

기본 재활은 최소한의 의사(재활 전문의일 필요는 없다)와 간호사만으로도 할 수가 있다.

물론 물리치료사가 함께 하는 것이 좋지만, 재활 훈련이나 연수를 받은 의사의 지도 아래 간호사와 보조자(가족이라도 좋다)가 협력해 하는 것이 보통이다.

우선, '침대 위에서 상반신을 일으키는 것' 부터 시작하자. 대개의 병원에는 침대의 끝에 있는 손잡이를 돌리면 상반신과 무릎이 들어 올려지는 침대가 있다(아래 그림 참조).

이것을 이용하여 누워 있는 상태로부터 상반신을 일으킬 수 있지만, 그때에는 혈압이나 맥박을 체크하고 또 얼굴색이나 기분을 확인하여 '기립성 저혈압'이 일어나지 않는지 확인하면서 신중하게 행해야 한다.

침대의 각도나 몸을 일으키는 시간 등은 환자의 상태를 보고 결정하고, 각도나 시간을 조금씩 늘려 가는 방법으로 한다.

1일에 1회만 하지 말고, 예를 들어 식사할 때 하는 등 1일 2~3회 이상 행하는 것이 보다 효과적이다.

■ 손잡이가 달린 침대의 사용법

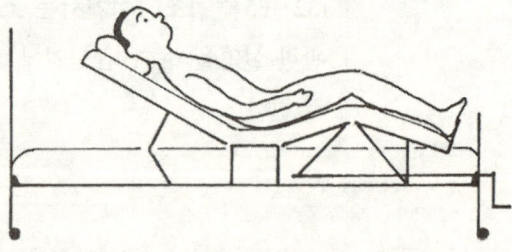

머리만을 올리면 환자의 몸이 아래로 처져 내려가기 때문에, 무릎 아래의 부분을 들어올려 허리가 안정되게 한다. 신장이 맞지 않을 때에는 무릎 부분의 침대 면은 평평하게 두고 무릎 아래에 베개 등을 놓아 두는 것이 좋다.

● 기립성 저혈압의 예방
뇌나 심장으로 흐르는 혈액을 확보한다

왜 침대 위에서도 가능한 한 일찍 상반신 일으키기를 시도하는가? 이것은 우선 일차적으로 '기립성 저혈압'의 예방을 위해서이다.

기립성 저혈압이란 뇌로 흐르는 혈액이 감소해서 일어나는 일종의 '뇌빈혈'이다. 건강한 사람이라도 누워 있거나 앉아 있는 상태에서 갑자기 일어서면, '현기증'이 일어나기도 하고 기분이 나빠지기도 한다.

자고 있을 때에는 심장·뇌·발의 높이가 거의 같기 때문에, 혈액은 심장에서 뇌나 발에 손쉽게 흘러갈 수 있다. 그러나 일어선 상태에서는 뇌가 심장보다 높은 위치에 놓이기 때문에, 혈액은 발이나 하복부로 많이 흘러가고 뇌에는 적게 흘러가게 되며 이때에 현기증 상태가 오게 된다.

그러나 건강한 사람의 경우에는 일어서려는 순간에 자율신경계에 있는 '자세혈압조정기구'[1]가 작동하여 하반신의 혈관을 수축시키기 때문에 그렇게 되지 않는 것이다. 혈관이 수축하면 혈류에 대한 저항이 커지기 때문에, 하반신으로 흘러가야 할 혈액이 상반신으로 보내져 뇌로 가는 혈액이 자고 있을 때와 같은 정도로 확보되는 것이다.

장기간 누워 있을 때 이 자세혈압조정기구가 전혀 사용되지 않기 때문에 움직임이 둔해져 버린다. 그렇기 때문에 갑자기 몸을 일으키면 뇌빈혈이 일어나는 것이다. 따라서 가능한 한 일찍 침대 위에서 상반신을 일으키고 이 기능이 활동할 수 있도록 할 필요가 있다.

누워 있는 상태가 계속되면, 기립성 저혈압 외에 심장의 기능도 약해진다. 또 근육을 사용하지 않기 때문에 일어나는 근 위축이나 근력 저하 등도 발생하기 쉽다.

■ 사용하지 않으면 약하게 된다 ─ 폐용성 근위축이란 이런 상태이다 ─

'폐용'이란 '사용하지 않는다'는 뜻이다. 뇌졸중 등에서 계속 누워 있거나 움직이지 않으면, 마비된 팔다리뿐 아니라 성한 팔다리 근육까지 점점 가늘어지고 약하게 된다.

---

[1] '자세혈압조정기구'는 일어서지 않고 앉는 것만으로도 작용하기 때문에, 손잡이가 달린 침대 등을 사용해 몸을 일으키는 훈련을 하면 기립성 저혈압은 충분히 예방할 수 있다.

근육이라는 것은 가는 근섬유가 약 몇십만·몇백만 개가 묶여 있는 것인데, 움직이려는 자극을 주지 않으면 이 한 줄 한 줄의 근섬유가 가늘어져 전체적으로도 가늘어진다. 이것을 '폐용성 근위축'이라고 한다.

발병 후 재활을 시작하기까지의 기간이 길어지면 길어질수록 근력 저하가 현저해지는 것을 알 수 있고, 한 번 근 위축이 일어나면 그것을 개선하는 데는 시간이 많이 걸린다.

고령자일수록 빨리 재활을 시작하지 않으면 근 위축이나 근력 저하가 현저하고, 그 때문에 쉽게 걸을 수 없게 된다.

2) 앉은 자세 균형잡기에서 일어서기 훈련까지

우선 앉은 자세로 균형을 잡고 최후에는 일어서는 훈련을 한다

● **앉은 자세 균형잡기 훈련**
가능한 한 물건을 잡지 않고 스스로 앉는다

기립성 저혈압을 일으키지 않고 의자(또는 휠체어)에 앉을 수 있게 되면, '앉은 자세 균형잡기' 훈련을 시작한다.

처음에는 의자에 기대고 있던 등을 조금 떨어지게 하여 스스로 그 자세를 유지하는 것부터 시작한다.

이때 팔의 마비가 심한 경우에는 어깨 관절의 탈구(脫臼)가 일어나기 때문에, 탈구를 막기 위해 마비된 손을 성한 손으로 받쳐 주든지 아니면 삼각건을 부착한다.

■ 삼각건에 의한 어깨 고정

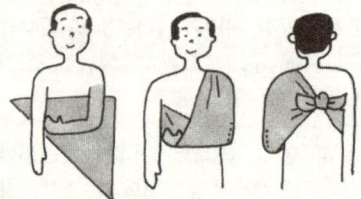

팔꿈치 부분을 꿰매 맞추어(점선 부분) 팔뚝을 지지한다. 팔이 골절된 경우에는 삼각건 사용 방법이 다르기 때문에 목에 팔을 매달리게 걸어서는 안된다.

- **앉은 자세 균형잡기 반응**
  - 안정된 앉은 자세
  - 전후의 균형잡기 반응

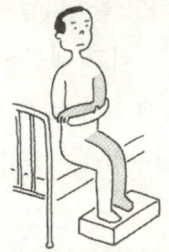
마비된 손을 성한 손으로 받쳐 주어 어깨의 탈구를 예방한다.

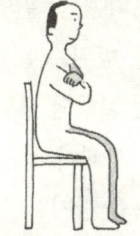 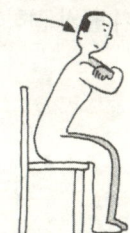
가까이에 보호자가 서 있고, 환자는 천천히 몸을 앞으로 기울인다. 앞으로 넘어지기 직전의 자세에서 멈추고, 본래 자세로 돌아온다.

앉아 있는 자세가 불안정한 경우에는 성한 손으로 손잡이를 붙잡도록 한다. 또 혼자 힘으로 원래 자세로 돌아갈 수 없는 경우에는 보조자의 도움이 필요하다.

그러나 한쪽 팔다리가 완전히 마비된 경우라도 두부(頭部)와 몸통은 완전히 마비된 것이 아니기 때문에 비교적 빨리 균형을 찾을 수 있게 되고, 자세가 기울어지더라도 스스로 몸의 자세를 고칠 수 있게 된다.

앉은 채로 균형을 어느 정도 유지할 수 있게 되면, 다음에는 균형을 일부러 흐트러뜨리고 균형잡는 연습을 되풀이한다.

우선, 두 발을 단단히 바닥에 붙이고 의자에 앉아 혼자서 천천히 몸을 앞으로 균형잡을 수 있는 데까지 기울이다가 멈춘 다음, 다시 천천히 제자리로 돌아오는 연습을 한다. 이것과 병행해서 '앞뒤 좌우로 움직이며 균형을 유지'하거나, 또 '타인에게 기댄 자세에서 균형을 잡고 떨어지는' 등의 훈련을 한다.

이 훈련은 앉은 자세에서의 균형잡기 반응의 강화, 몸통 근육의 조정 능력 회복 및 강화를 목적으로 하는 것이다.

침대에서 휠체어로

침대에 앉아 있기보다 휠체어가 훨씬 편하다

침대에서 휠체어로, 휠체어에서 침대로의 이동 동작은 중요한 훈련 가운데 하나이다. 휠체어에 앉아 있는 것이 침대에 앉아 있는 것보다 훨씬 편안하다.[1] 또 휠체어를 타고 돌아다닐 수 있게 되면 행동 범위가 넓어진다. 화장실에 가기도 하고 세수하러 가기도 하는 등 일상의 생활 동작을 상당히 자유롭게 할 수 있게 된다.

휠체어를 움직이게 하는 데 성한 팔다리를 사용하면 폐용성 근위축을 방지할 수도 있다.

구체적인 방법은 아래에 그림으로 표시하였지만, 기본 방법은 성

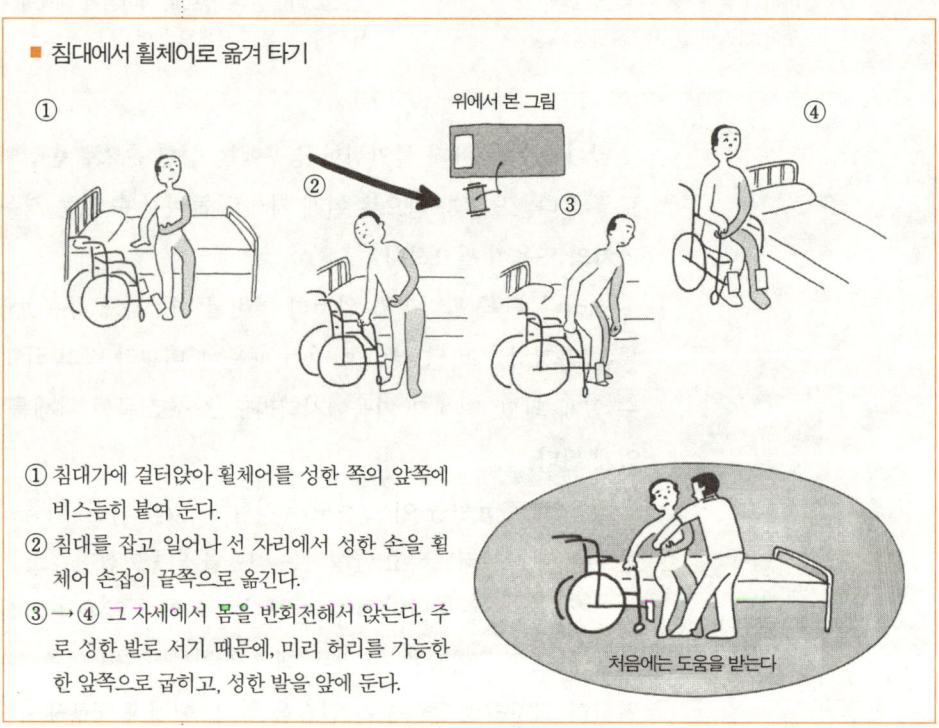

■ 침대에서 휠체어로 옮겨 타기

① 침대가에 걸터앉아 휠체어를 성한 쪽의 앞쪽에 비스듬히 붙여 둔다.
② 침대를 잡고 일어나 선 자리에서 성한 손을 휠체어 손잡이 끝쪽으로 옮긴다.
③→④ 그 자세에서 몸을 반회전해서 앉는다. 주로 성한 발로 서기 때문에, 미리 허리를 가능한 한 앞쪽으로 굽히고, 성한 발을 앞에 둔다.

처음에는 도움을 받는다

---

1) 침대나 이불 위에서 몸을 일으키는 자세는 건강한 사람이라도 피로하기 쉽고 1시간도 안 되어 허리가 아프게 된다. 무엇보다도 바르게 의자에 걸터앉는 편이 훨씬 편안하다.

한 쪽을 이동하는 방향 쪽으로 오게 하는 것이다. 또 침대와 휠체어의 정면이 같은 높이일 때 편하게 옮겨 탈 수 있다.

■ 휠체어에서 침대로 옮겨 가기

①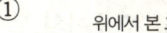
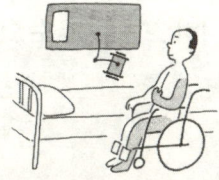
우선 침대가 환자의 성한 쪽 비스듬히 앞쪽으로 오도록 휠체어를 댄다.

②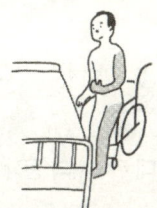
침대에서 휠체어로 이동하는 경우와 반대가 된다. 허리를 숙여 몸을 앞으로 내민 다음 휠체어 손잡이를 잡고 일어선다.

③
침대 위로 손을 옮긴다.

④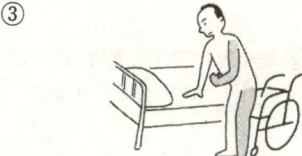
반회전하여 침대에 걸터앉는다. 마비된 다리에도 약간의 체중이 가해지도록 한다.

■ 화장실 변기 사용시

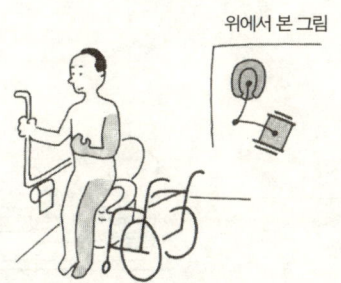

성한 쪽에 변기가 오게 하여 옮겨 앉는다. 다시 휠체어에 앉을 때에는 마비된 쪽의 방향으로 옮겨 앉아야 하므로 수직 손잡이를 설치하면 편리하다.

■ 성한 팔다리로 휠체어 사용

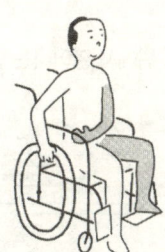
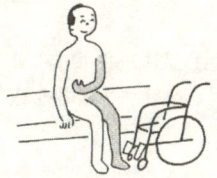

익숙해지면 성한 팔다리만으로도 능숙하게 휠체어를 사용할 수 있다. 휠체어 의자가 낮아서 사용하기 쉬운 편마비용 휠체어도 있다.

침대 위에서의 동작 훈련

눕거나 일어나는 것을 스스로 할 수 있도록

앉은 자세 균형잡기 훈련이나 휠체어에 옮겨 타는 훈련을 행하는 한편, 침대에서 일어나는 것이나 침대 위에서의 이동을 빠른 시일 내에 스스로 할 수 있도록 '침대 위에서의 동작 훈련'도 행한다(아래 그림 참조).

눕거나 일어나는 훈련을 처음 할 때에는 간호사의 도움을 받음으로써 올바른 방법을 익혀 서서히 스스로 할 수 있도록 한다.

■ 침대 위에서의 동작 훈련

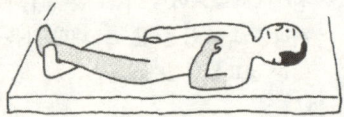
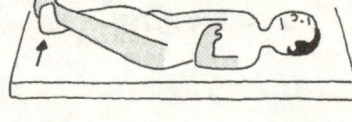

① 성한 발을 마비된 발 밑에 넣어 지탱해 주고, 성한 손을 침대에 붙인다.

② 양쪽 발을 옆으로 하며 성한 쪽으로 마비된 다리를 끌어당기듯 하여 옮긴다.

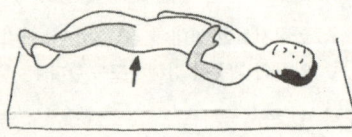
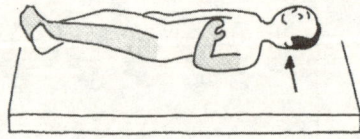

③ 다음에는 몸을 뒤로 젖혀 다리(bridge)처럼 해서 옆으로 옮긴다.

④ 마지막에는 상반신을 그쪽으로 옮긴다.

■ 요 위에서 일어나는 법

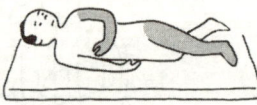
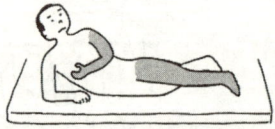

① 성한 발을 마비된 발 아래에 넣는다.

② 성한 팔을 바닥에 받치고 상반신을 일으킨다.

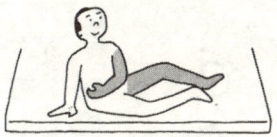
③ 팔꿈치를 펴서 상반신을 일으키고 손바닥으로 받친다.

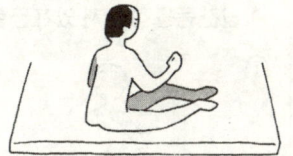
④ 손을 놓고 정면을 향해 앉는다.

■ 침대 위에서 일어나는 법

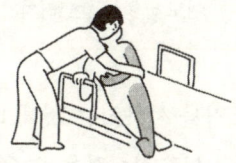
① 처음에는 보조자의 도움으로 일어선다.

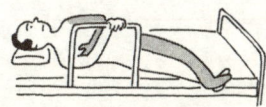
② 다음에는 성한 손으로 침대 난간(bedside rail)을 움켜쥔다.

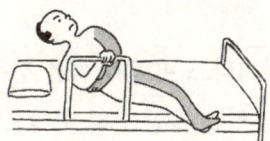
③ 성한 발을 마비된 발 아래에 넣고 양쪽 발을 침대 옆으로 내리면서 탄력을 붙여 일어선다.

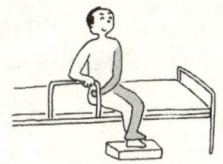
④ 발판을 놓고 침대를 낮게 하여 발바닥이 바닥에 닿게 한다.

서 있기 훈련

조기에 평행봉이나 난간을 사용하여

전신(全身) 상태에 문제가 없고 의자에 앉은 자세(좌위)에서도 기립성 저혈압이 일어나지 않고 피곤하지 않게 되면, 서 있는 자세의 훈련을 시작한다. 앉은 자세에서 균형을 충분히 유지할 수 있게 된 후에 시작하는 것이 아니고, 평행봉이나 난간을 사용해 조기에 시작하는 것이 중요하다. 이러한 서 있기 훈련을 할 때에 마비된 발로 체중을 지탱할 수 없는 경우에는 보조기를 사용한다.

■ 난간 등을 잡고 서 있기 균형을 연습한다

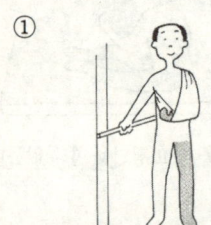
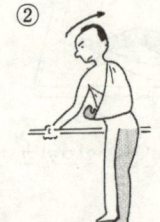
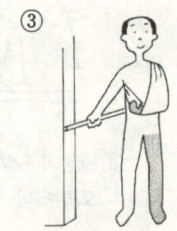

① 난간을 꽉 잡고 서서 양 다리를 적당히 벌리고, 체중을 가능한 한 마비된 다리에도 준다.

②~③ 가만히 서 있는 것뿐만 아니라 체중을 전후좌우로 흔들거나 상반신을 좌우로 움직여도 균형이 흐트러지지 않도록 연습한다

    환자나 가족 중에는 보조기를 사용하는 것에 대해 저항감을 느끼는 사람도 있을지 모르지만, 보조기는 걸을 수 없는 경우에 최후 수단으로 사용되는 것이 아니고 치료의 수단으로 조기에 사용하는 것이 원칙이다.

    고령자는 물론 젊은 사람이라도 마비가 심한 경우에는 보조기를 사용해서 가능한 한 빨리 서 있는 훈련을 하지 않으면 결국 걷지 못하게 될 위험성이 있다.

■ 보조기

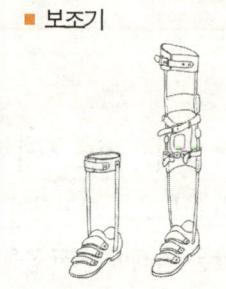

마비가 심할 때 일어설 경우, 무릎이 뒤로 휘는 경우에도 긴 보조기로 무릎을 지지해 주면 일어설 수 있고, 걸음마 보조기를 사용하면 걸을 수 있다. 조금 좋아진 경우에도 발끝이 걸려서 잘 걸을 수 없을 때에는 짧은 보조기를 사용하면 장거리라도 안정되게 걸을 수 있다.

    서 있는 자세에도 앉은 자세의 경우와 마찬가지로 '서 있기 균형 잡기' 훈련이 있다.

    평행봉이나 난간을 잡고 균형을 유지하는 훈련인데, 우선 반듯이

서 있을 수 있게 하고, 다음으로 인사를 하거나 몸을 뒤로 구부리거나 옆으로 뒤틀더라도 균형이 유지되게 하는 연습이다.

양다리를 가볍게 벌리고 위험이 없는 범위 내에서 마비된 발에도 체중이 가게 하자. 또 서서히 평행봉이나 난간을 잡지 않고도 이러한 동작을 할 수 있게 하자.

■ **어깨 · 손(肩 · 手) 증후군**

견관절은 관절부의 연결 구조가 얕고 주로 주위 근육의 힘으로 지지되고 있기 때문에, 근육이 마비되면 팔의 무게 때문에 관절이 당겨져 어깨가 쉽게 빠지는 일이 발생한다. 또 무리한 훈련을 하면, 심한 통증을 일으키는 경우도 있고, 가끔 손이 빨갛게 붓는 경우도 있다. 이러한 것을 '어깨 · 손 증후군' 이라 하고, 증상으로는 어깨가 아프고 손이 빨갛게 부어올라 열이 나고 쿡쿡 쑤신다. 어깨 · 손 증후군을 예방하기 위해서는 '견관절의 무리한 운동은 절대 하지 않는다', 또 '마비된 근육이 회복되어 스스로 어깨를 올릴 수 있게 될 때까지 삼각건으로 움직이지 않도록 어깨를 고정한다' 등이다(60쪽 그림 참조)

● 일어서는 훈련
폐용증후군을 예방하는 효과적인 방법이다

일어서는 훈련은 아직 걸을 수 없는 사람이라도 활동성을 지키고 폐용증후군을 예방하기 위해서 효과적인 방법이다. 처음에는 평행봉이나 난간 또는 안전한 의자의 팔걸이 등을 잡고 일어서는 연습을 한다.

이때 허리를 앞으로 조금 굽혀 몸을 앞으로 기울이고 발을 뒤로 하면 비교적 쉽게 일어설 수 있다.

일어서는 속도를 높이려는 것이 아니고, 예를 들면 5초에 걸쳐 일어나고, 5초 간 서 있고, 5초 간 쉬는 정도로 여유있게 시작한다. 이렇게 하나하나의 동작을 천천히 정확하게 행하는 것이 중요하다. 반드시 그 환자의 상태에 적합한 횟수나 빈도를 정해서 훈련을 행한다.

무리가 가지 않는 범위 내에서 마비된 다리에도 체중을 주는 것이 좋지만, 무릎이 뒤쪽으로 꺾일 수 있으므로 그러한 경우에는 보조기를 착용한다.

■ 의자에 앉은 자세에서 일어서는 훈련

일어설 때 처음에는 성한 쪽에만 체중을 가하지만 가능한 한 조기에 마비된 쪽에도 조금씩 체중을 가해 힘이 들어가게 한다. 그러기 위해서는 양다리를 뒤로 하고서 허리를 조금 앞으로 내미는 것이 좋다.

① 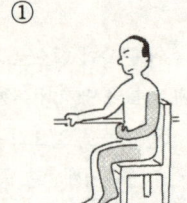 ② 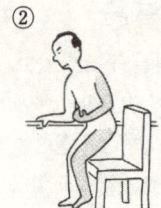 ③ 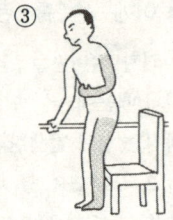 ④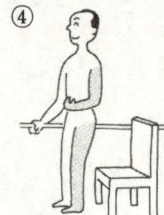

① → ② 난간을 잡고 상반신을 조금 앞으로 향하게 하고
② → ③ 주로 성한 다리 위에 중심이 오게 하면서 일어선다.
④ 발밑을 보지 않고서 가슴을 펴고 일어난다.

■ 방바닥에서 일어서는 훈련

① 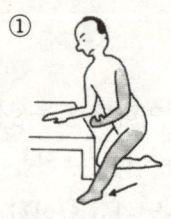 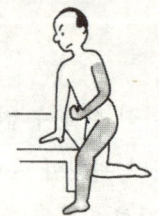 ② 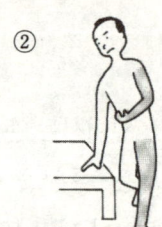 ③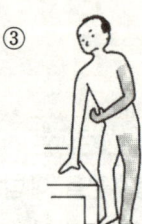

① 마비된 다리를 먼저 앞으로 펴고 성한 손으로 탁자를 짚은 다음
② 주로 성한 다리의 힘으로 일어선다.
③ 마지막 단계에서는 마비된 다리의 힘도 사용한다.

처음에는 높은 탁자를 사용하고 서서히 낮게 하여 환자의 집에 있는 보통 탁자의 높이로 한다. 탁자 없이 하는 훈련 방법에 비교하면 안정성이 좋고 하기 쉬운 방법이다.

3) 보행 훈련
드디어 걷는 연습의 시작이다. 병원에서의 보행 훈련이 중요하다

● 평행봉을 사용하여 걷는다
조기에 보조기를 사용하는 것이 효과적이다

우선 평행봉 내 보행의 연습부터 시작한다. 일어서는 연습이 끝난 상태이므로(66쪽 참조), 평행봉 내에서 걷는 것은 결코 어렵지 않다. 빠른 시일 내에 훈련을 시작하는 게 중요하다. 다만 일어서는 훈련에서도 언급했듯이 보조기를 적극적으로 사용하는 게 중요하다.

평행봉 내 보행에서는 성한 손→마비된 다리→성한 다리 순으로 몸을 움직여 간다. 성한 다리를 앞으로 내딛을 때에는 마비된 다리로 체중을 지탱하지 않으면 안 되기 때문에, 가장 불안정한 자세가 된다. 성한 손으로 봉을 꽉 잡아 체중을 손으로 지탱하도록 한다.

훈련이 진행되면 성한 손을 앞으로 내밀고 나서 마비된 다리를 내딛는 것이 아니고, 성한 손과 마비된 다리가 동시에 앞으로 나아갈 수 있도록 한다. 리듬도 '하나, 두울, 셋'에서 '하나, 둘, 셋'으로, 결국에는 '하나, 둘, 하나, 둘'로 바꿔 간다.

■ 평행봉 내 훈련(3동작 보행)

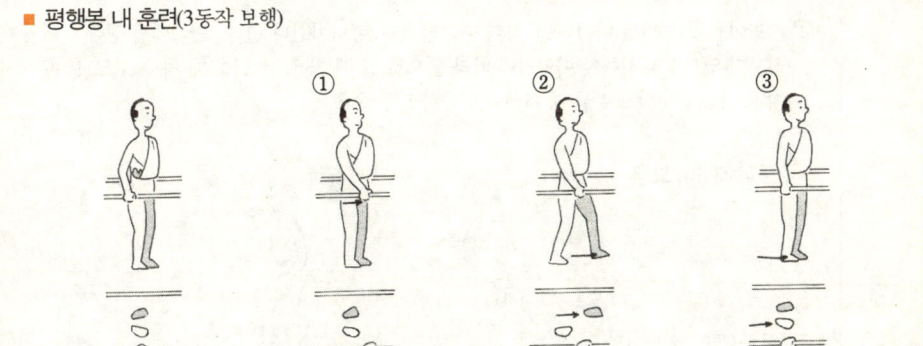

①성한 손 → ②마비된 다리 → ③성한 다리 순으로

지팡이를 사용하여 걷는다

자신에게 맞는 알맞은 지팡이를 선택할 것

평행봉과 지팡이의 큰 차이점은, 평행봉은 잡아당겨도 옆으로 기대도 안정되는 반면, 지팡이는 위에서 아래로 누르는 경우 외에는 도움이 되지 않는다는 점이다. 이것을 염두해 두고, '지팡이 보행' 연습을 해보자.

처음에는 평행봉 내 보행처럼 '지팡이→마비된 다리→성한 다리' 순으로 움직여 항상 지팡이와 다리로 몸을 지탱하도록 한다. 이것을 잘할 수 있게 되면, 다음에는 '지팡이와 마비된 다리→성한 다리' 순으로 움직이게 한다.

■ 지팡이 보행

• 3동작 지팡이 보행

[위에서 본 그림]
마비된 쪽

앞으로 갈 때 자세
서 있을 때 자세
뒤로 갈 때 자세

① 지팡이 → ② 마비된 다리 → ③ 성한 다리의 순으로 나아간다. ③의 단계에서 성한 다리가 마비된 다리보다 앞으로 나갔는지 어떤지에 따라 앞으로 갈 때 자세, 서 있을 때 자세, 뒤로 갈 때 자세로 나뉘지만, 가능하면 앞으로 갈 때 자세에 접근하도록 한다.

• 2동작 지팡이 보행

[위에서 본 그림]
마비된 쪽
지팡이

① 지팡이와 마비된 다리 → ② 성한 다리 순으로 앞으로 나아간다.

이 훈련에서는 지팡이의 선정이 매우 중요하다. 지팡이는 여러 종류가 있다. 환자의 체격·연령·균형 안정성 등을 고려하고, 보행 훈련을 시작한 초기에는 '보행 보조기'나 '4점 지지 지팡이'를 이용한다. 이러한 지팡이는 매우 안정되어 있기 때문에, T자 지팡이로는 걸을 수 없는 사람이라도 이러한 지팡이를 사용하면 걸을 수 있는 경우가 상당히 많다. 보행이 안정되어 먼 거리를 걸을 수 있게 되면, 지팡이 종류를 바꾸어 준다(지팡이 그림 참조). 지팡이도 보조기처럼 걸을 수 없을 때 최후 수단으로 이용할 것이 아니라, 처음부터 이용하여 점차적으로 간단한 종류의 지팡이, 나중에는 손을 떼고 걸을 수 있게 하는 것이 더 중요하다.

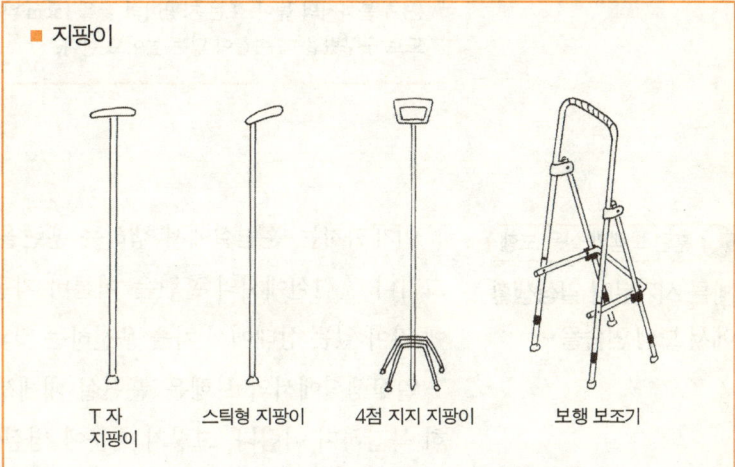

■ 지팡이

T자 지팡이 / 스틱형 지팡이 / 4점 지지 지팡이 / 보행 보조기

지팡이에는 여러 종류가 있다. 그중에서도 T자 지팡이가 가장 많이 사용되고 있다. 그밖에 안정성이 좋은 4점 지지 지팡이 등이 있다. 보행 훈련을 시작한 초기에는 보행 보조기를 이용한다.

지팡이의 길이도 매우 중요한데, 극단적으로 이야기하면 지팡이의 길이가 적당하지 않으면 잘 걸을 수 없다.

평지에서 보행이 가능하게 되면, 다음엔 경사면이나 계단 등을 오르내리는 연습을 시작한다.

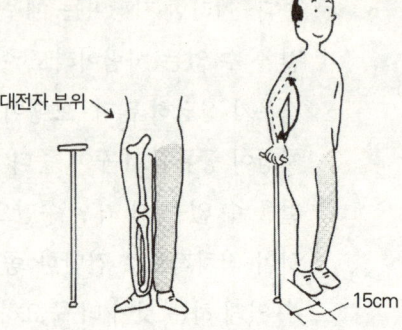

■ 지팡이 길이 정하는 법

대전자 부위

15cm

지팡이 길이는 구두를 신은 상태에서 대전자(大轉子 : 대퇴골 바깥쪽에 튀어나온 부분) 부분까지의 높이, 또는 지팡이의 끝을 15cm 바깥쪽에 두고 팔꿈치를 내각 150도로 구부렸을 때 손끝이 닿는 높이로 한다.

● 훈련 보행과 실용 보행
빠른 시기부터 일상생활에서 보행 연습을…

이제까지는 훈련실에서 행하는 훈련을 중심으로 이야기해 왔다. 그러나 훈련실에서의 훈련은 이른바 자동차 교습소에서 교관이 옆에 앉아 있는 상태에서 차를 운전하는 것과 같은 것이다.

일상생활에서의 보행은 훈련실 내에서의 보행과는 다르고 상당히 복잡하며 어렵다. 그렇기 때문에 병실이나 복도 등에서 '노상(路上) 교습'을 받을 필요가 있다.

생활의 장에서 보행할 수 있게 된다는 것은 병실에서 화장실이나 세면대까지 걸을 수 있게 되었다는 것과 같은 것이며, 환자의 자립심을 높이기 위해서나 또 활동성을 높여 폐용증후군을 예방하기 위해서도 매우 중요하다.

훈련실에서는 걸을 수 있는데 병실에서는 걸을 수 없다는 환자도 꽤 많다. 건강한 사람들에게는 어떤 장소에서 걷든지 큰 차이가 없지만, 몸에 마비가 있고 지팡이나 보조기를 사용하는 사람에게는 좁은 곳을 나갈 때에는 어떻게 하면 좋을까? 방향 전환은 어떻게 하면 좋을까, 문을 열려면 어떻게 해야 할까 등이 중요한 문제인 것이다.

이럴 때 어떤 지팡이를 사용하여 몸을 어떻게 움직이면 좋을까에 대하여 자세한 지도를 받아 두지 않으면 안 된다.

훈련실에 비해서 병실이나 가정에는 장애물이 많이 있다.

그런 장소에서의 보행은 훈련실에서의 경우보다 어려운 것이다. 예를 들면, 훈련실에서는 지팡이가 없이 걸을 수 있었더라도 일상적인 보행에서는 지팡이를 사용해야 할 경우도 상당히 많다.

그렇기 때문에 사용하는 지팡이나 보조기의 종류를 정할 때에는 훈련실에서의 보행 상태뿐 아니라 환자가 실제 생활을 하는 장소에서 안전하게 보행할 수 있는 것을 기준으로 하여 결정한다.

그 때문에 훈련실과 병실에서 이용하는 지팡이나 보조기의 종류가 다양한 것이다.

안전하고 확실한 사용법을 지킨 후에 점점 적극적으로 걸어 활동 범위를 넓혀 가는 것이 중요하다(여기까지 읽은 독자는 84쪽 '5.일상생활에서의 동작 과정'을 이어서 보기 바란다).

4. 뇌졸중 급성기의 재활

1) 좋은 자세 유지

발작이 일어난 그날부터 시작하는 것이 이상적이다. 뇌졸중의 급성기에는 올바른 자세로 누워 있게 하여 관절을 잡아당기고 펴는 훈련을…

자, 이제부터는 뇌졸중 발작 직후의 급성기에 바로 시작하는 재활에 대해 알아보기로 하자.

● **올바른 자세 유지와 체위변경**
올바른 자세로 누워 있게 하고, 자주 자세를 바꾸어 준다

재활이라 하면 육체적·정신적으로 가혹한 훈련이라는 잘못된 인식이 있고, 그것은 '병이 좋아진 다음에야 재활을 시작할 수 있다'는 오해와 연결되어 있다.

그러나 실제 재활은 환자의 전신 상태를 정확히 진단하고 훈련중의 상태를 확인하면서 행하는 안전한 것이다. 또한 결코 운동량을 많이 하지 않고 오히려 운동량을 지극히 적게 하여 시작해 나가는 것이다.

뇌졸중의 재활은 기본적으로 발병일이나 그 다음날부터 시작하는 것이 이상적이다. 마비 등의 장애가 남은 경우 언제부터 재활을 시작했느냐에 따라 그 후의 경과에 커다란 차이가 있기 때문이다.

발병 직후 급성기의 재활 훈련으로는 '올바른 자세 유지'를 하고 자주 '체위 변경'을 하는 것이다.

올바른 자세 유지는 관절이 굳어 버리거나(구축) 손에 부종이 생기지 않도록 베개 등을 이용하여 올바른 자세로 누워 있도록 하는 것이다. 이러한 재활을 등한시하면 발끝이 아래를 향한 채(첨족) 굳어 버리기도 한다.

체위 변경은 욕창이 생기지 않도록 2~3시간마다 환자의 자세를 바꿔 주는 것이다.

■ **올바른 자세**

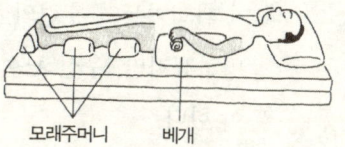

• **위로 향한 체위**

마비된 발바닥에 모래주머니나 발판을 대고, 발목 복숭아뼈가 아래로 향하게 한 다음 발끝이 밑으로 처지지 않게 한다. 또 고관절이 바깥쪽으로 벌어지지 않도록 허벅지나 종아리의 바깥쪽에도 모래주머니나 베개를 댄다. 마비된 손은 베개 위에 두고 손끝이 심장보다 높은 위치에 놓이게 해서 부종이 생기는 것을 방지한다. 손에는 손가락이 늘어난 채 굳어지지 않도록 말은 타올 등을 쥐고 있게 한다.

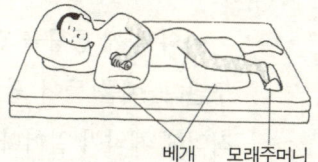

• **옆으로 향한 체위**

어깨가 아프지 않게 하기 위해 반드시 마비된 쪽이 위로 가게 한다. 발바닥에 모래주머니나 발판을 대어 발끝이 처지지 않게 하고, 무릎 사이에는 베개를 끼운다. 손끝에는 물건을 쥐게 하고 심장보다 높은 위치를 유지하게 하는 것은 위로 향한 체위와 같다.

● 관절가동역(可動域)
훈련의 개념

굳어지는 것을 방지하기 위한 훈련을…

　발병 당일이라도 상태가 안정되어 있으면 '관절가동역 훈련'을 시작한다.
　이것은 관절이 굳어지는 것을 막기 위해 관절을 움직이게 하는 것인데, 처음에는 간호사나 물리치료사 등에 의해 행해진다.
　이 훈련을 계속하지 않으면 마비와 더불어 구축 때문에 동작이 부자연스럽게 된다. 예를 들면, 다리에 마비가 남아 있어도 발목의 관절가동역 훈련을 하여 활동 범위를 유지하면 '첨족'이 발생하는 것을 막을 수 있다. 그렇기 때문에 환자나 가족은 입원 기간중에 관절가동역 훈련에 대해서 올바른 지식과 기술을 습득해야 하고, 퇴원 후에도 그 훈련을 계속하는 것이 바람직하다.
　관절가동역 훈련의 방법과 목적에 대해서는 79쪽부터 자세히 설명하겠지만, 우선 관절가동역 훈련을 하는 데에서의 기본을 이해해야 한다.

① 천천히 차분하게 훈련을 한다
　관절가동역 훈련은 관절이 굳지 않도록 굳어 가는 조직을 잡아당겨 늘어나게 하기 위해서 행하는 것이다. 그렇기 때문에 천천히 차분하게 행하면서 굳어진 조직을 서서히 늘어나게 하지 않으면 아무런 의미가 없다.
　이와 함께 통증을 일으키지 않도록 주의해야 하므로 신중함이 요구된다. 예를 들어 팔꿈치의 관절인 경우, 굽히거나 펴거나 하는 움직임에 제약이 일어나기 쉬운 것은 완전히 폈을 때와 완전히 굽혔을 때이고, 그 중간에서는 그다지 통증을 일으키지 않는다.
　그래서 훈련을 할 때 팔꿈치가 더 이상 펼 수 없는 상태까지 오게 되면, 10~20까지 세는 정도로 천천히 지속적으로 힘을 가해 굳어지려는 조직을 충분히 잡아당겨 늘어나게 한다. 다음으로 팔꿈치를 구부리고 있어 움직이기 어렵게 된 부분도 역시 시간을 두고 천천히 힘을 가해 관절 주변의 조직을 잡아당겨 충분히 늘어나게 한다. 힘을 가해 단번에 관절이 펴지게 하는 운동을 했을 때에도 조직이 늘어나기는 하지만 효과는 없다.

사람의 신체에는 관절이 많이 있고, 또 각각의 관절은 여러 가지 방향으로 움직인다. 그래서 모든 관절의 모든 방향으로 관절가동역 훈련을 하는 것은 시간이 걸리고, 환자도 피곤하게 된다.

구축이 일어나기 쉬운 관절의 같은 쪽을 여러 차례 운동하는 것이 원칙이다.

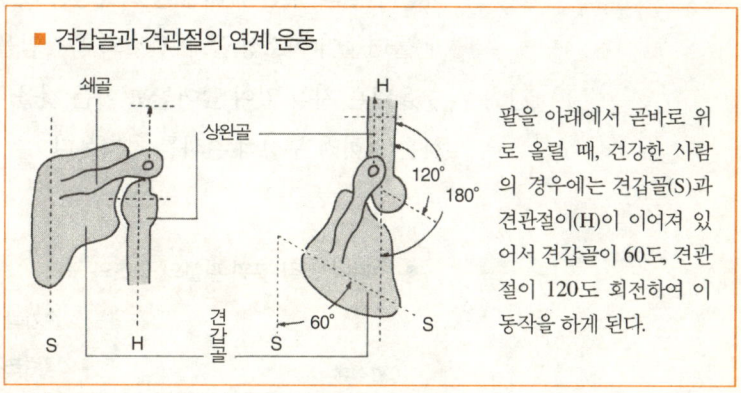

■ 견갑골과 견관절의 연계 운동

팔을 아래에서 곧바로 위로 올릴 때, 건강한 사람의 경우에는 견갑골(S)과 견관절이(H)이 이어져 있어서 견갑골이 60도, 견관절이 120도 회전하여 이 동작을 하게 된다.

② 통증을 억지로 참으면서 훈련해서는 안 된다

통증이라는 것은 몸에 좋지 않은 일이 일어나고 있다는 경고 신호이다. 환자나 가족들 중에는 자주 '아플 정도로 하지 않으면 좋아지지 않는다'고 오해하고 있는 사람이 있지만, 아픈 것을 참고 계속하게 되면[1] 오히려 여러 가지 좋지 않은 상태가 발생한다.

예를 들어 팔을 곧바로 180도 위로 올리는 동작은 견갑골(어깨뼈)이 60도, 견관절이 120도 회전하는 것인데, 양쪽의 연결에 의해 부드럽게 회전이 일어난다.

---

1) 잘못된 재활은 오히려 몸에 해를 끼치게 되며, 이를 '잘못된 사용'이라고 한다. 아픔을 참고하는 무리한 운동은 삼가해야 한다.

견갑골과 견관절은 자연스럽게 동시에 움직이지만, 타인의 도움으로 견갑골을 움직이게 하는 것은 어렵다. 따라서 견관절만으로 팔을 똑바로 올리는 동작을 하려는 경향이 있어 관절부에 무리가 생기기 쉽다.

아픈 것을 참고 그런 동작을 계속하면 견관절부에 내출혈이나 염증을 일으키기도 하고, '어깨·손 증후군'이라고 해서 나중에 심한 통증을 남기거나 후유증을 일으킨다.

특히 이러한 증상은 고관절에 많지만, 아픈 것을 참고 운동하게 하면 관절의 주변에 내출혈이 발생하고, 나중에 그곳에 칼슘이 두껍게 들러붙어(이소성 골화) 관절의 움직임을 방해하게 된다.

올바른 지식 없이 덮어놓고 아픈 것을 참고 관절을 움직이게 하는 것은 오히려 부정적 결과를 가져온다.

■ **손가락 연결 부위 관절의 구조와 구축**

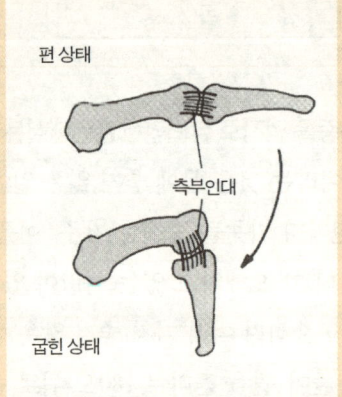

손가락 연결부의 관절은 왜 구축을 일으키는가

손가락을 구부린 상태에서는 관절의 양 옆에 있는 끈과 같은 조직(측부인대)이 팽팽하게 펴진다. 반대로 손가락을 편 상태에서는 이것이 느슨해진다.

마비가 일어나 손가락을 편 상태로 놓아 두면, 측부인대는 늘어져 있게 되고 점점 탄력을 잃고 굳어져 손가락을 구부릴 수 없게 된다. 측부인대(側副靭帶)를 자주 잡아당겨 펴지 않으면 결국 탄력을 잃어 굳어 버린다.

2) 관절가동역 훈련

수족의 관절이 굳지 않도록 이런 훈련을 한다

손가락이 굳는 것을 막는다

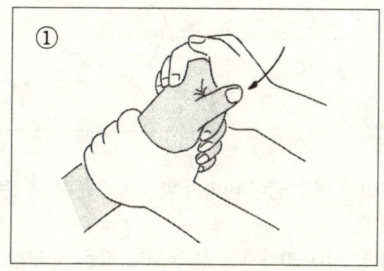
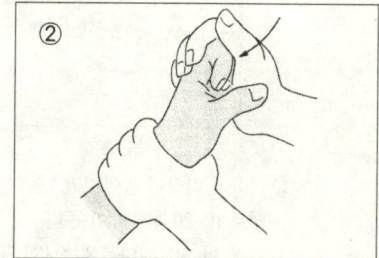
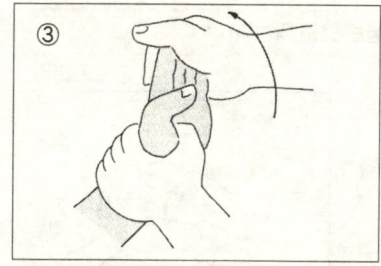
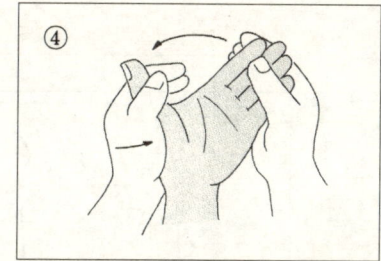

① 손가락의 연결 부위 관절을 구부린다
　인지부터 약지까지의 연결부 관절을 간호하는 사람이 매일 구부려 주지 않으면 펴진 채로 굳어 버린다. 90도 이상 구부리는 부분이므로 충분히 굽혀 줄 것. 10~20을 셀 정도의 시간 동안 천천히 지속적으로 힘을 가한다.

② 둘째·셋째 관절도 구부린다
　손가락 연결부에서 둘째·셋째 관절도 역시 펴진 상태로 굳어 버리기 쉬우므로 ①과 같은 요령으로 구부려 준다.

③ 손가락을 뒤로 젖힌다
　손가락을 굽히는 근육의 긴장이 강하여 손가락이 굴곡 방향으로 굳은 경우에는 뒤로 젖히는 운동을 한다. 손목을 고정하는 것이 원칙이지만 몇 회에 한 번은 손목도 손가락과 함께 뒤로 젖혀 펴 준다. 10~20을 셀 동안 뒤로 젖혀 준다.

④ 특히 엄지를 움직인다
　엄지는 여러 방향으로 움직이므로 모든 방향으로 천천히 움직이게 한다. 특히 손가락 연결부의 관절은 잘 구부려 주어야 한다. 각각의 방향에서 천천히 10까지 세어 본다.

손목이 굳는 것을 방지한다

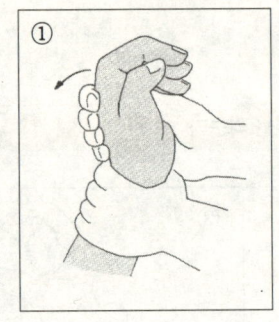 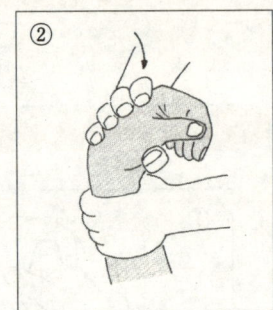

① 근육의 긴장이 높아지면, 손목의 관절이 구부러진 채로 굳어 버리기 때문에 충분히 펴 준다. 펴진 상태로 10~20까지 세어 준다.
② 여러 번 펴 준 다음에는 1회 구부린다. 이때에도 10~20까지를 셀 정도로 힘을 지속적으로 가한다.

팔꿈치가 굳는 것을 막는다

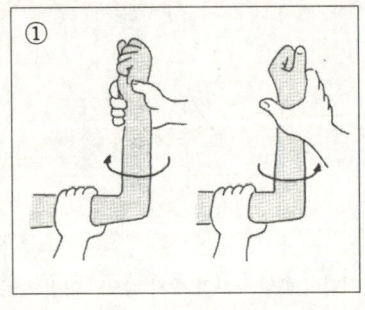 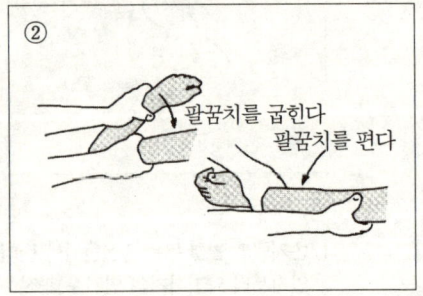

팔꿈치를 굽힌다
팔꿈치를 편다

① 팔꿈치에서 손목에 이르는 하악부는 손바닥을 아래로 향한 상태에서 굳어지기 쉬우므로, 팔꿈치 가까이를 고정하고 다른 한 손으로 손목을 잡고 바깥쪽과 안쪽으로 천천히 회전시킨다. 하루에 여러 번씩, 매번 10회 정도 한다.
② 팔꿈치는 펴는 것에 중점을 두고, 그림처럼 굽히고 펴기를 반복한다.

견관절만큼은 지나치게 움직이지 않도록(77쪽 참조)

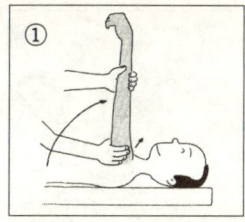 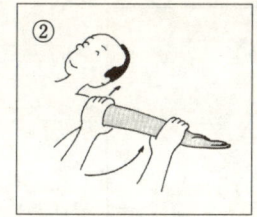 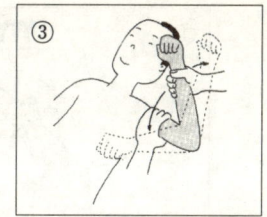

① 견관절은 다치기 매우 쉬워서 단번에 180도까지 움직이게 해서는 안 된다. 관절이 빗나가지 않게 한쪽 손으로 고정하고 서서히 90도 정도까지 올린다.
② 손바닥이 머리쪽으로 향하게 하여 천천히 팔을 바깥쪽으로 90도까지 움직이게 한다. 관절이 빗나가지 않도록 한쪽 손으로 고정시킨다. 90도 이상 하면 통증이 온다.
③ 견관절부를 한쪽 손으로 누르고, 빗나가지 않도록 주의하면서 팔을 안쪽·바깥쪽으로 45도 정도씩 움직이게 한다. ①②③을 하루에 한 번, 각 열 번 정도 행한다.

첨족(Foot Drop)을 예방한다

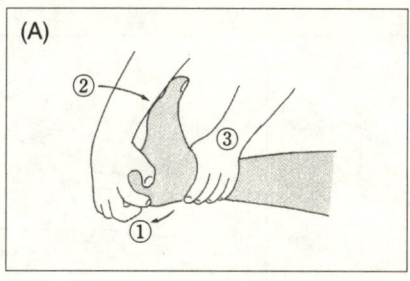 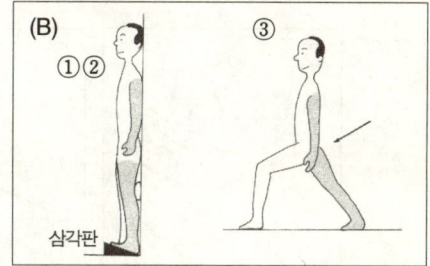

(A) 가능한 한 빠른 시기에 종아리 근육을 충분히 잡아당겨 펴 주도록 한다.
  ① 오른손으로 발뒤꿈치를 잡고 아킬레스건을 잡아당겨 펴는 것처럼 발뒤꿈치쪽으로 잡아당긴다.
  ② 동시에 오른팔로 발의 뒷면을 위로 향해 펴 올리는 것처럼 하고 10~20까지 수를 센다.
  ③ 이때에 왼손으로 발목을 고정한다.
(B) 설 수 있게 되면 본인의 체중으로 근육을 펴는 운동을 한다.
  ① 쐐기처럼 얇은 삼각판을 벽 가까이에 두고 그 위에 마비된 발을 올려 놓고, 발뒤꿈치를 벽에 끌어붙여 세운다.
  ② 마비된 다리에 천천히 체중 전체를 가한다. 무릎이 거꾸로 뒤집히지 않도록 얇은 베개나 타올을 무릎 뒤에 끼운다.
  ③ 성한 다리를 구부려서 앞으로 내딛고 마비된 다리를 뒤 펴는 운동도 효과가 있다. 발바닥이 마룻바닥에서 떨어지지 않도록 해준다.

고관절이 굳어지는 것을 막는다

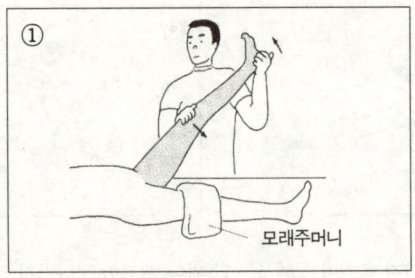
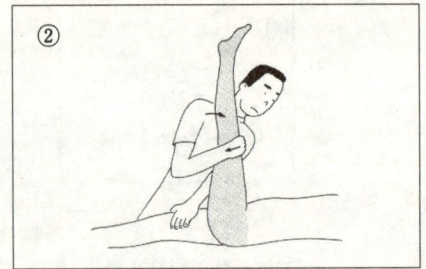

① 성한 다리를 움직이지 않도록 모래주머니로 고정시키고, 마비된 다리는 무릎을 살짝 누른 채 천천히 위로 올린다. 처음에는 60도 정도까지만 한다.

② 성한 다리를 손으로 누르면서 행하는 경우에는 마비된 다리를 어깨에 메는 듯한 모양으로 하여 천천히 위로 올린다. 통증을 참게 하면서 시행해서는 안 된다. 이 운동을 하면서 무릎을 굽히는 것도 시행하지만, 이때에는 고관절을 90도 이상 구부리지 않도록 주의한다.

고관절이 굳어지는 것을 막는다

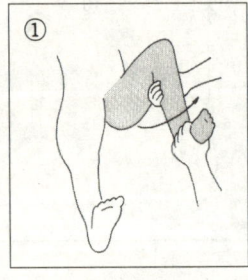
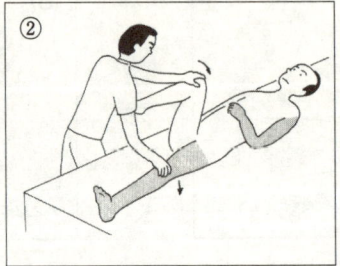
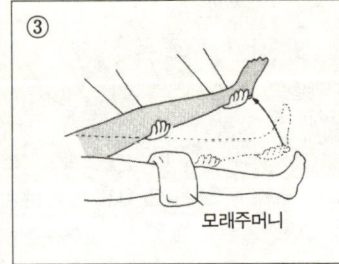

① 마비된 다리는 고관절이 바깥쪽으로 회전되기 쉬워 그대로 방치해 두면 무릎이 바깥쪽을 향한 상태로 굳어 버리게 된다. 이것을 막기 위해서는 고관절을 약 90도로 구부려 무릎 아래(하퇴부)를 바깥쪽으로 회전시키는 운동을 한다.

② 위를 향해 누워 있으면 허리가 아래로 처지게 되고 고관절은 약간 굽어진 상태가 된다. 그 때문에 고관절을 충분히 펴 줄 필요가 있다. 우선 성한 다리는 구부려 복부를 누르는 것처럼 하여 골반을 고정시키고, 그 후에 마비된 무릎의 조금 위쪽을 아래로 누른다. 10~20을 세는 동안 지속적으로 힘을 가한다.

③ 마비된 다리를 양손으로 받쳐서 서서히 벌려 고관절을 바깥쪽으로 벌어지게 한다. 30도로도 충분하기 때문에 그 이상이 되지 않게 한다. 성한 다리는 모래주머니로 고정시킨다. 이상의 운동을 하루에 여러 번, 매일 5~10회씩 행한다.

발가락이 굳는 것을 막는다

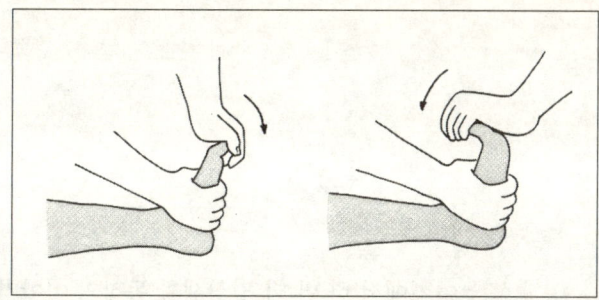

발가락도 굳기 쉬우므로 앞뒤로 충분히 구부리고 펴 준다. 이때 족관절을 위쪽으로 충분히 향한 상태에서 해야 한다. 하루에 여러 번, 매일 10~20회씩 행한다.

5. 일상생활에서의 동작 과정
혼자서 일상생활을 할 수 있도록…

여기에서 한 번 더 일상생활 동작의 이야기로 들어가자.

재활은 '잃어버린 기능'의 회복뿐 아니라 '인간답게 사는 권리'의 회복을 지향하는 것이라는 것은 처음에 이미 언급했다. 그렇다면 우선 일상생활에서의 자립이 무엇보다도 중요하게 된다.

'아침에 일어나 세수를 한다, 화장실에 간다, 의복을 입는다, 식사를 한다, 일이나 집안일을 한다, 목욕을 한다'는 등 혼자서 할 수 있는 훈련을 하지 않으면 안 된다.

구체적인 일상생활 동작의 연구에 대해서는 87~93쪽을 참조하자.

| 식사를 한다 |

입 주변의 근육에 마비가 있는 경우에 음식물을 입에서 떨어뜨린다든지 마비된 입 안에 음식물을 남긴다든지 한다. 이러한 경우에는 식사용의 앞치마를 이용하면 좋다. 몸가짐에도 신경을 써서 입 주변이 더러워지지 않았는지 식후에도 체크한다.

| 세면과 양치질 |

우선 침대에서 젖은 타올로 얼굴을 닦아 주는 것부터 시작한다. 휠체어를 타거나 걸어서 세면대까지 갈 수 있게 되면, 한 손으로 얼굴을 씻고, 이를 닦고, 머리를 빗고, 면도나 화장 등도 한다.

| 의복을 갈아입는다 | 휠체어에 탈 수 있게 되면, 낮에는 잠옷을 입고 있지 말고 평상시의 옷으로 갈아 입는 습관을 갖도록 한다.

| 화장실에 간다 | 병동의 화장실까지 걸어가는 훈련과, 화장실 내에서의 배설 동작 훈련이 필요하다.
배설 동작은 의외로 복잡한데, 바지와 속옷을 내린 다음 용변 자세를 취하고 뒤처리를 하며 복장을 정리하는 일련의 동작을 하지 않으면 안 된다.

| 목욕탕에 들어간다 | 욕실 내에서는 골절이 일어나기 쉽다. 그러므로 손잡이를 장치하거나 마루판 등으로 세면장의 바닥을 높이기도 하여 서 있는 상태의 불안정한 자세에서도 욕조를 출입할 수 있도록 궁리한다.

| 문자를 쓴다[1] | 처음에는 그림이나 문자가 선으로 그려져 있는 부분을 까맣게 칠

■ 자주 사용하지 않던 서툰 손으로 글씨 쓰는 연습

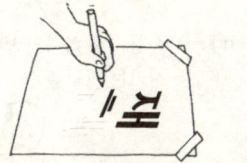
① 미리 씌어 있는 문자나 그림을 진하게 칠하는 연습을 한다.

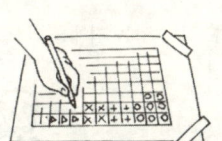
② 직선과 곡선의 연습을 한다.

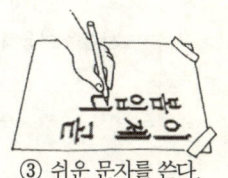
③ 쉬운 문자를 쓴다.

---

1) 갑자기 보통의 문자를 쓰는 연습을 하는 것이 아니고, 뒤쪽의 그림에서처럼 순서대로 행하면 효율적이고 능숙하게 쓸 수 있게 된다.
우선 연필의 압력을 강하게 하는 훈련을 행하는 것이 빠른 시일 내에 깨끗한 글자를 쓸 수 있게 되는 기본이 된다.

하는 연습을 하여 연필의 압력을 강하게 한다. 다음으로 직선이나 곡선 긋는 연습을, 이어서 ㄱ, ㄴ, ㄷ, ㄹ과 간단한 단어로 진행하고, 점점 복잡한 문장으로 도전해 간다.

> 집안일을 한다

한쪽 손을 쓸 수 없더라도 생각해 보면 집안일을 조금씩은 할 수 있다. 예를 들면 아래의 그림처럼 작은 판에 못을 두 개 박아 거기에다 무나 당근 등을 찔러 고정시키면, 한쪽 손만으로도 껍질을 벗기거나 썰 수도 있다.

■ 한 손으로 음식을 만들기 위한 도구

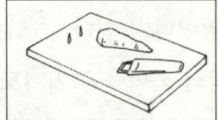
작은 판(뒤에서 못을 두개 박아 만든다)

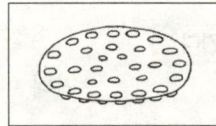
고무제제 흡판(접시 등을 고정시킨다)

■ 집안일을 하기 위한 고안

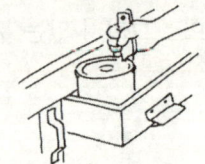
서랍을 이용해 그릇을 연다.

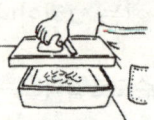
깎는 기계를 몸으로 고정시킨다.

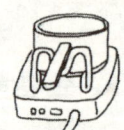
손잡이가 하나인 냄비를 고정시키는 기구를 사용한다.

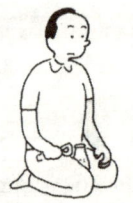
바르게 앉아 다리 사이에 물건을 끼우고 마개를 열고 닫는다.

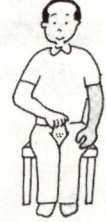
양 무릎에 끼우고 뚜껑을 연다.

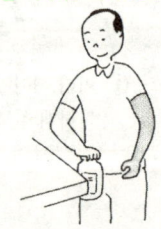
몸과 가구 사이에 끼우고 고정시켜 뚜껑을 열고 닫는다.

일상생활 동작의 연구

1) 의복 갈아입기

■ 단추가 앞에 있는 웃옷 입는 방법

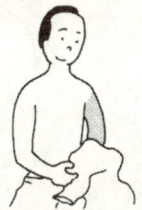 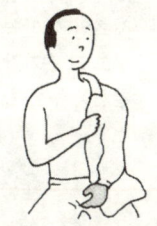 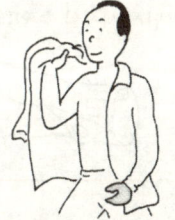

마비된 팔을 먼저 끼운다.   어깨까지 옷을 충분히 끌어   성한 팔로 옷을 뒤로 돌려
                         올린다.   입는다.

■ 단추가 앞에 있는 웃옷 벗는 방법

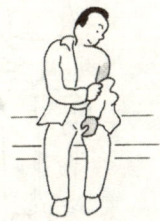 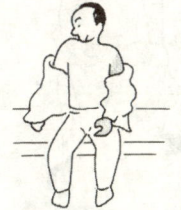 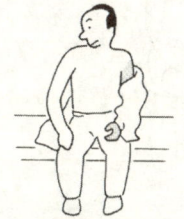 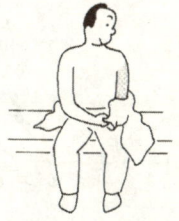

우선 마비된 어깨의   성한 어깨의 옷을 벗   성한 팔의 옷을 벗는다.   마지막에 마비된 팔
옷을 벗는다.   고 그 옷자락을 엉덩   의 옷을 벗는다.
                    이로 내린다.

■ 단추 없는 웃옷 입는 방법(벗는 방법은 이와 반대)

처음에는 어려우므로 가능한 한 앞에 단추가 있는 옷이 이상적이다

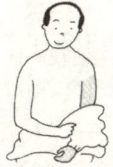 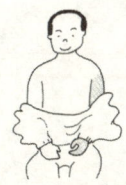 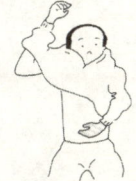

마비된 팔에 옷을 끼운다.   성한 팔에 옷을 끼운다.   옷을 머리부터 뒤집어쓴다.
                                                마비된 어깨에 주의한다.

■ 갈아 입는 옷을 위한 고안

● 매직 테이프의 이용

성한 쪽 소매에 단추 대신 매직 테이프를 붙여 놓으면 간단히 사용할 수 있다.

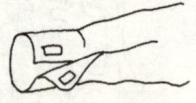

● 스냅타이의 이용

한쪽 손으로 클립을 세우고 검지를 클립에 끼워 셔츠의 깃 안쪽에 집어 넣고 그 손가락으로 클립을 누른다.

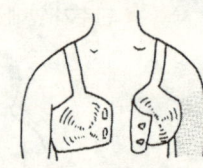

● 앞잠그기 브레지어의 사용

■ 바지 입는 법(벗는 법은 이와 반대)

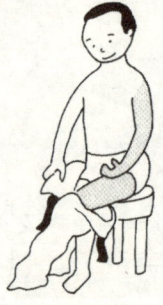

마비된 다리에 바지를 먼저 끼운다.

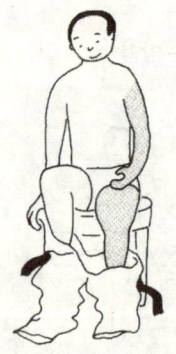

이어서 성한 다리에 바지를 끼운다.

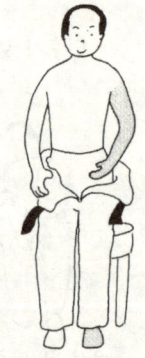

일어서서 당겨 올린다. 서는 자세가 불안정하면 침대에 누워서 올린다.

■ 양말 신는 법

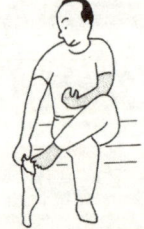

마비된 다리를 성한 다리 위에 얹어놓고 신는다. 성한 다리도 같은 방법으로 신는다.

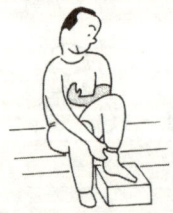

다리를 꼴 수 없을 때에는 받침대 위에 마비된 다리를 얹어놓고 신는다.

2) 식사

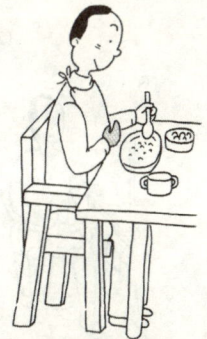

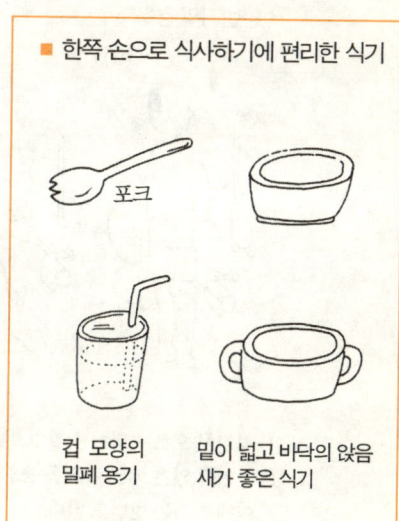

■ 한쪽 손으로 식사하기에 편리한 식기

포크

컵 모양의 밀폐 용기

밑이 넓고 바닥의 앉음새가 좋은 식기

의자의 경우 깊숙이 걸터앉고 상반신을 가능한 한 똑바르게 한 다음 무릎이 벌어지지 않도록 베개 등을 무릎 바깥쪽에 대준다. 식기는 가능한 한 낮고 넓어 안정감있는 것을 사용하고, 흘리는 것이 문제인 사람은 앞치마를 사용한다.

3) 세면

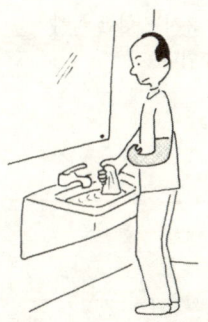

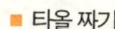
■ 타올 짜기

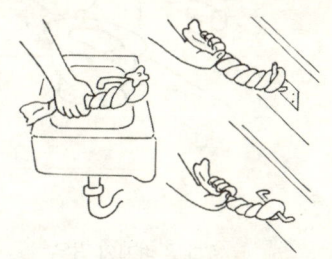

일어서서 세수하는 것이 불안정한 경우에는 세면대에 복부를 기댄다. 옆의 벽에 기대도 좋다. 그림은 수건을 이용해 얼굴을 닦는 모습.

타올을 수도꼭지나 고리 등에 엮어 비틀어 짠다. 작은 타올을 한 손으로 손바닥 가운데에 놓고 꼭 쥐어 짤 수도 있다.

4) 화장실

■ 양변기의 경우

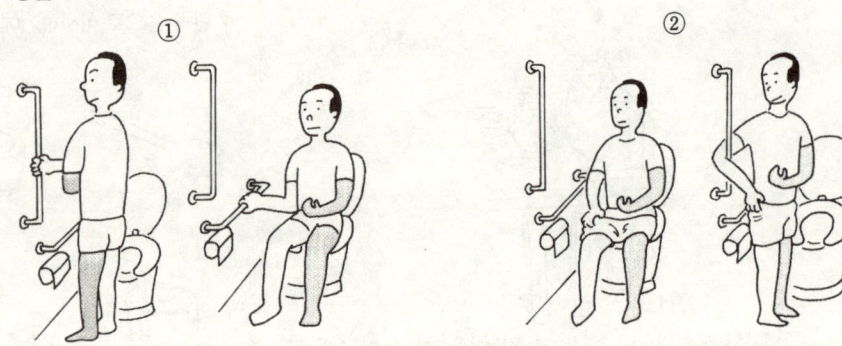

① 성한 손으로 손잡이를 잡고 반회전하여 변기에 걸터앉는다.
② 변기에 앉은 채로 속옷을 조금씩 아래로 내린다. 또는 선 채로 팔을 손잡이에 끼고 내린다. 벽과 손잡이에 기대는 방법도 있다.

■ 손잡이 붙이는 법

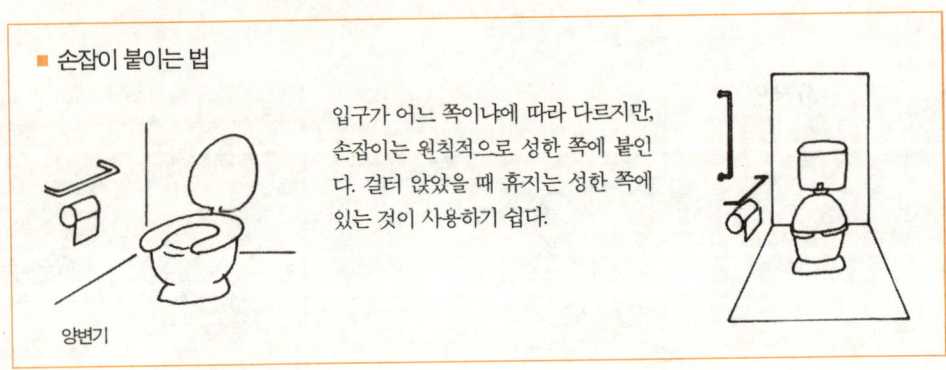

입구가 어느 쪽이냐에 따라 다르지만, 손잡이는 원칙적으로 성한 쪽에 붙인다. 걸터 앉았을 때 휴지는 성한 쪽에 있는 것이 사용하기 쉽다.

■ 휴대용 변기의 경우

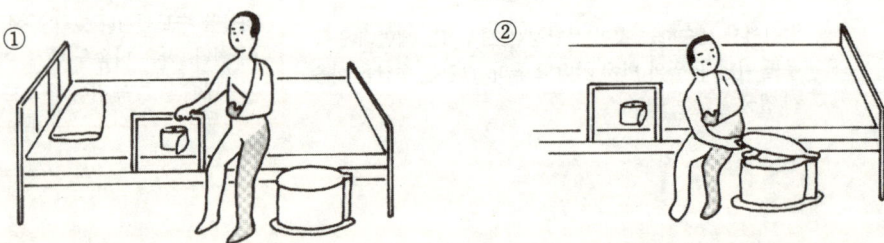

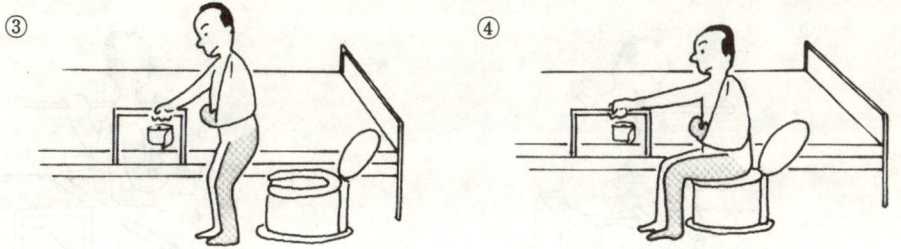

① 침대 손잡이를 잡고 일어서서 가장자리에 걸터앉는다. 미리 휴지를 손이 닿는 위치에 놓아 둔다.
② 변기의 뚜껑을 열고 하의를 내린다.
③ 침대 손잡이를 잡고 일어서서 몸을 조금 회전시켜 변기에 등을 향하는 자세를 취한다.
④ 앉아서 배설하고 엉덩이를 한쪽으로 비켜 휴지를 사용한다. 침대에 걸터앉아서 바지를 올린다.

■ 화장실의 개조

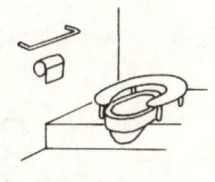

기차형 변기

수세식 변기나 기차형 변기는 쭈그린 자세를 취해야 하므로 배설이 끝나고 나서 일어서기가 어렵기 때문에, 다리 달린 변기를 이용하거나 걸터앉을 수 있는 식으로 바꾸는 경우도 있다. 또 어떤 형태든 벽면의 적당한 높이에 손잡이를 붙이는 것이 안전하다.

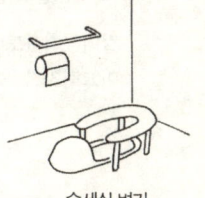

수세식 변기

5) 목욕

■ 의자를 이용한 목욕법

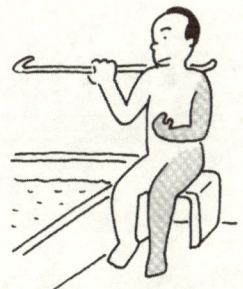

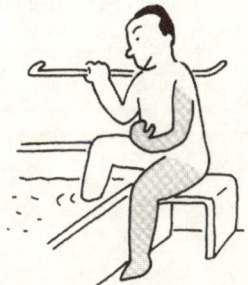

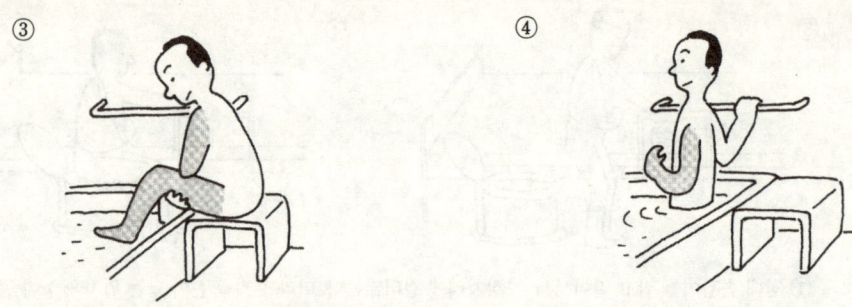

① 욕조 옆에 그 가장자리와 같은 높이의 의자를 놓고서 성한 다리가 욕조쪽으로 오도록 걸터앉는다.
② 우선 성한 다리부터 욕조에 넣는다.
③ 다음으로 마비된 다리를 팔로 감듯이 하여 욕조에 넣는다.
④ 성한 손으로 손잡이나 욕조 가장자리를 잡고 일어서서 손을 놓치지 않게 하면서 몸을 담근다.

■ 뚜껑을 이용한 목욕법

걸터앉더라도 부러지지 않을 정도의 튼튼한 뚜껑을 욕조에 걸쳐 두고, 뚜껑 안쪽에는 뚜껑이 욕조에서 미끄러지지 않도록 가로대를 단단히 붙여 둔다. 손잡이도 달아 둔다.

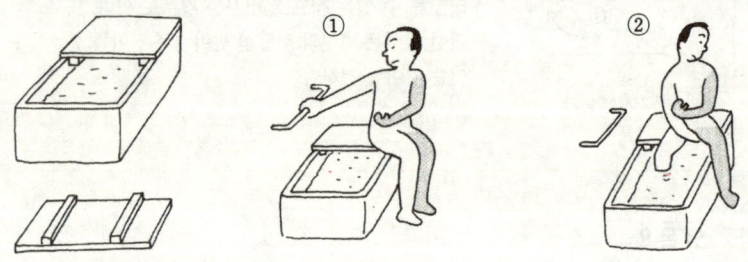

① 성한 다리를 욕조쪽으로 오게 하고 뚜껑 위에 걸터앉는다.
② 성한 다리를 욕조에 넣고, 성한 손으로 마비된 다리를 감듯이 안아 욕조에 넣는다. 그 후의 동작은 '의자를 이용한 목욕법'의 ④와 같다.

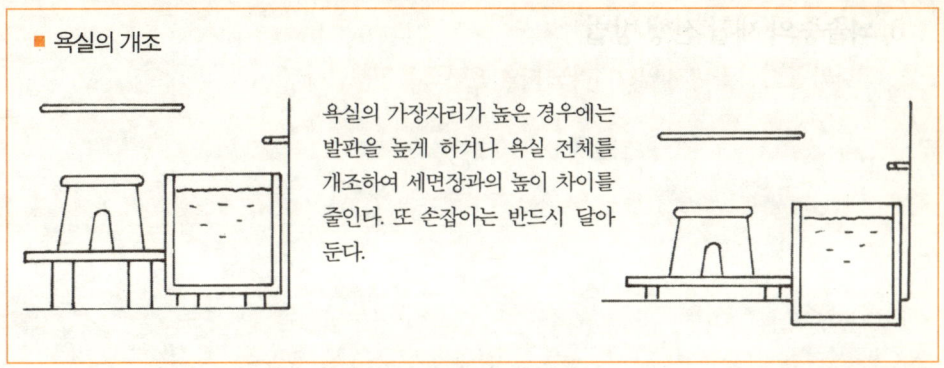

■ 욕실의 개조

욕실의 가장자리가 높은 경우에는 발판을 높게 하거나 욕실 전체를 개조하여 세면장과의 높이 차이를 줄인다. 또 손잡이는 반드시 달아 둔다.

6) 외출

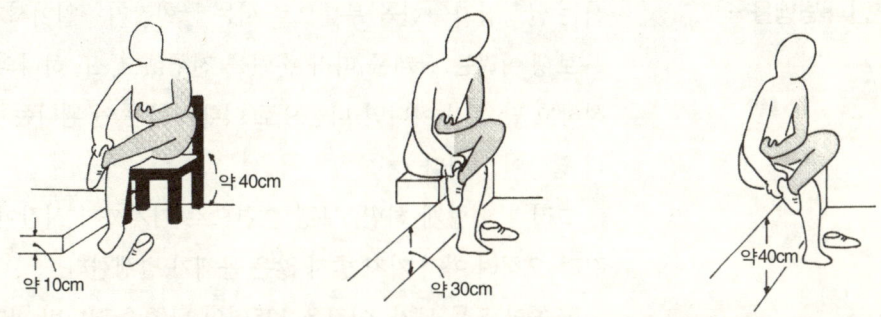

현관의 높이에 맞추어 의자나 발판을 놓아 이용하기 쉬운 높이로 한다. 다만 훈련을 확실히 한다면, 선 채로 구두나 보조기를 신는 것이 그다지 어렵지 않다.

6. 뇌졸중의 재활 진행 방법
하나의 훈련이 끝나지 않았더라도 다음 훈련으로 진행한다

● 경사 · 병렬 방식

하나의 훈련이 어느 정도 진행되었다면, 다음 훈련과 병행을…

기본 재활에 관하여 여러 가지 훈련을 소개했지만, 이러한 것들은 순서를 따라서 하지 않아도 되는 것이었다.

이제까지 일부에서는 '앉은 자세에서의 균형잡기→양 무릎으로 서는 균형잡기→한쪽 무릎으로 서는 균형잡기→일어서기 균형잡기→보행'이라는 단계를 따라 훈련을 진행했고, 또 하나의 훈련을 완성하고 난 후가 아니면 다음으로 이행해서는 안 된다는 '직렬 방식'의 경향이 있었다.

그러나 이렇게 하면, 보행 훈련으로 가기까지 시간이 너무 많이 걸려 오히려 여러 가지 좋지 않은 문제가 발생한다.

96쪽의 표를 보자. 이것은 125명의 뇌졸중 편마비 환자들에게 32종의 전신 자세 · 동작을 하게 하여 안정된 자세 유지나 자연스러운 동작을 할 수 있는지 여부를 평가한 결과를 정리한 것이다.

이것을 보면, 예를 들어 한쪽 무릎으로 서는 균형잡기와 보행은 같은 정도의 어려움이 있고, 한쪽 무릎을 세워서 일어서는 동작은 보행보다도 더 어렵다는 결과가 나와 있다. 또 다른 연구에서는 앉은 자세나 선 자세에서의 균형잡기라 하더라도 시작할 때와 완성의 단계에서는 상당한 차이가 있는 것을 알 수 있었다.

따라서 이러한 난이도에서는 양 무릎으로 서는 균형잡기 훈련이나 한쪽 무릎으로 서는 균형잡기 훈련이 그다지 필요하지 않고, 또 '하나의 자세나 동작이 완성되는 것을 기다려 다음 단계로 나아간다'고 할 필요는 없다는 것을 알 수 있다. 오히려 환자의 상태를 관찰해 가면서 하나의 훈련이 어느 정도 진행되면, 다음의 훈련으로 들어가게 하는 것처럼 '여러 가지 훈련을 조금씩 겹치게 해서 병행해 간다'는 쪽이 빨리 걸을 수 있게 되었다는 것이다.

이러한 방법을 '경사·병렬 방식'이라고 한다(아래의 표 참조).

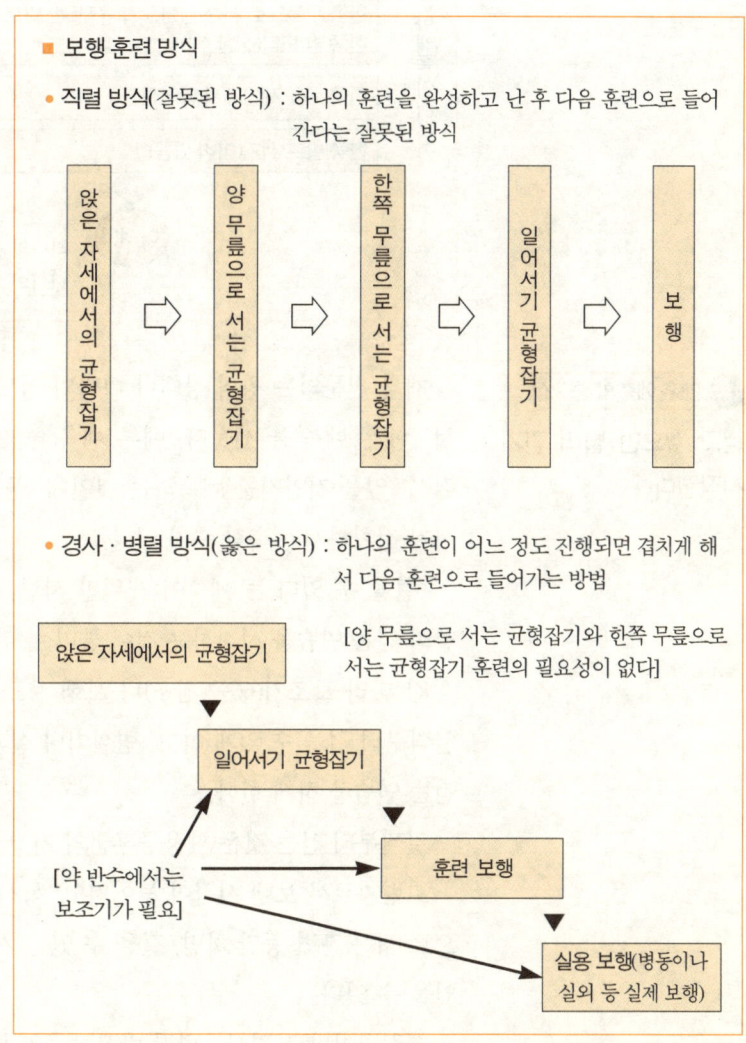

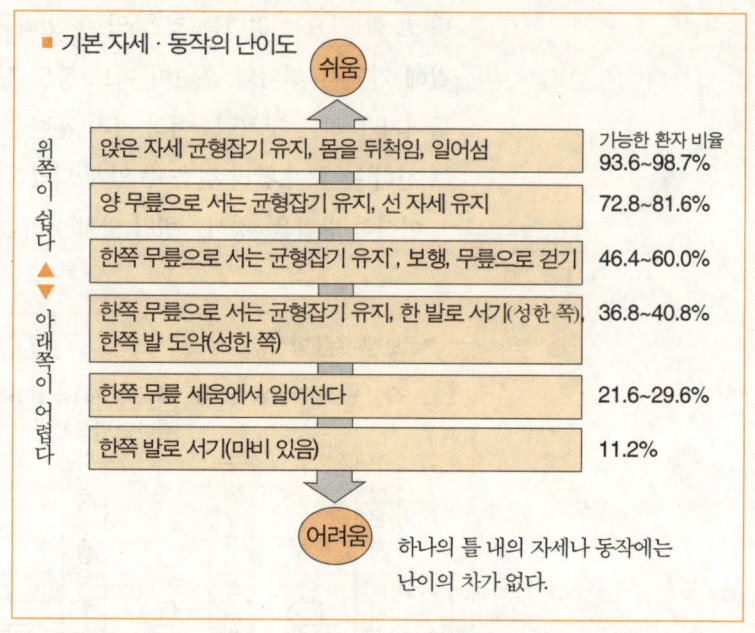

예후 예측의 중요성

걷고 싶으면 빨리 걷기 시작한다

재활 전문의는 병의 상태나 마비의 정도 등을 종합적으로 판단해서 '예후 예측'을 세운다. 예후 예측(豫後豫測)이란 어디까지 좋아질 수 있을 것인지를 예측하는 것인데, 물론 폭은 있지만 어느 정도까지 정확하게 예측할 수가 있다.

'걸을 수 있다'는 예측이 세워진 사람, 특히 고령자는 가능한 한 빨리 걷는 연습을 시작하는 것이 좋다.

긴 다리 보조기(66쪽 참조)나 보행 보조기(71쪽 참조)를 이용하여 일찍부터 걸을 수 있게 하고, 병실이나 실외에서도 그것을 이용하여 걷는 연습을 하게 한다.

일찍부터 걷는 것은 폐용증후군의 가장 좋은 예방법이 된다.

고령자로서 보행 시작이 늦어지고, 특히 '직렬 방식' 등으로 무릎으로 서는 훈련 등만 하면, 걸을 수 있는 기회를 놓쳐 버리는 경우도 있을 수 있다.

고령자야말로 경사·병렬 방식이 중요한 것이다.

7. 손의 마비가 있을 때
성한 손의 훈련을 적극적으로 진행시키자

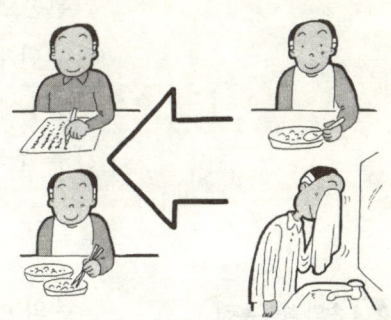

● '주로 잘 쓰는 쪽의 팔 바꾸기'라고 하는 사고 방식

마비된 쪽의 훈련과 '동시에 시작할 것

뇌졸중에서 손에 마비가 일어나면 손가락의 세세한 움직임을 되찾는 데는 시간이 걸리고, 여간해서 원래대로 완전하게 되돌아가지 않는다.

따라서 마비된 손의 기능 회복을 도모하고 성한 손의 기능 증진을 도모하기 위해 적극적으로 훈련을 시작할 필요가 있다. 이것은 마비된 쪽에 기능 회복의 가능성이 없는 것을 알고 난 후 시작하는 것이 아니고, 처음부터 동시에 병행해 가는 것이 중요하다.

이것을 '주로 잘 쓰는 쪽의 팔 바꾸기'라고 한다. 손에 마비가 일어난 경우, 약 8할 정도의 환자는 '주로 잘 쓰는 쪽의 팔 바꾸기'가 필요하게 된다.

'주로 잘 쓰는 쪽의 팔 바꾸기'라면 보통 왼손으로 젓가락을 사용하거나 글자를 쓰는 것뿐이라고 생각하는 경향이 있지만, 사실은 성한 손에 의한 일상생활 동작에서부터 이미 이것은 시작되고 있는 것이다.

수저나 포크로 식사를 하고, 한쪽 손으로 세면이나 양치질을 하며, 한쪽 손으로 의복을 입거나 벗는 것은 쓰지 않았던 손을 잘 사용하는 좋은 훈련이 된다(87~93쪽 참조).

계속해서 마비가 조금씩 회복되면 마비된 손을 잘 유지 보존하며 사용하는 연습으로 옮기지만, 이것은 동시에 마비되지 않은 쪽에서는 더욱더 복잡한 동작을 하는 연습이 된다.

왼손으로 젓가락을 사용해 식사를 하는 것과 글자를 쓰는 것은 이러한 단계를 밟아 온 최후의 결과라고 해도 좋을 것이다.

경우에 따라서 직업에 도움이 되는 '주로 잘 쓰는 쪽의 팔 바꾸기'를 우선 연습하는 경우도 있다.

● 손의 회복 훈련
구부리는 것보다 펴는 것이 어렵다

손의 마비가 회복된 경우에도 일반적으로 팔꿈치·손목·손가락 등을 구부리는 것은 비교적 쉽지만, 펴는 것은 여간해서 잘 되지 않는다.

그렇다고 구부리는 연습만 하면 펴는 것이 점점 더 어렵게 된다.

환자 중에는 회복되고자 하는 일념으로 자기 나름의 훈련을 하여 구부릴 수 있는 힘은 얻었으나 펴는 것을 전혀 할 수 없게 된 사람도 있다.

뇌졸중의 마비는 단지 근력이 약화된 것만이 아니고, 팔다리의 운동을 조절하는 뇌의 기능에 이상이 있는 상태이다. 그러므로 근력을 회복하더라도 문제 해결이 되는 것은 아니다.

아직 손을 구부릴 수도 펼 수도 없는 시기라면 구부리는 연습도 해야 하지만, 그 시기가 지났으면 불균형이 일어나는 것을 막기 위해 오히려 펴는 것, 예를 들면 물건 누르기와 같은 훈련에 중점을 둘 필요가 있다.

큰 움직임이 어느 정도 가능하게 되면 손가락의 세세한 움직임에 맞는 훈련으로 진행해 간다.

우선 잡기 쉬운 물건을 잡았다 놓는 연습을 한다. 다음으로 손을 크게 펴지 않으면 잡을 수 없는 물건이나, 작아서 손끝으로 잡지 않으면 안 되는 물건으로 바꾼다.

작업 치료시에는 물건 만드는 것을 즐기면서 손가락의 훈련을 진행해 간다.

■ 손가락 굴근(屈筋)의 긴장을 줄인다

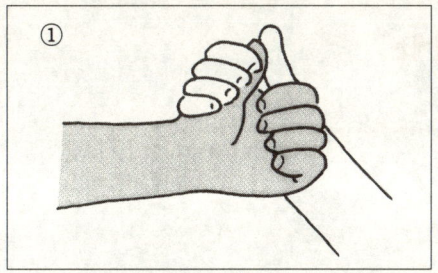

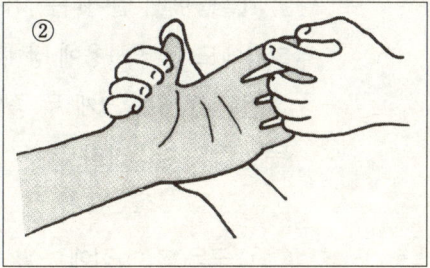

손 운동을 하기 전 준비 운동이다. 우선 환자의 엄지손가락을 충분히 편다. 이때에 ① 엄지손가락의 연결 부위의 마디를 쥐고, 엄지손가락의 연결부로부터 곧게 펴는 것이 중요하다. 4~5초 정도 이렇게 하면 엄지손가락이 풀어지면서 부드럽게 되며, 나머지 4개의 손가락도 천천히 풀어진다. ② 엄지손가락은 편 채로 다른 4개의 손가락을 천천히 펴서 완전하게 펴져 있는 형태를 수 초 동안 유지한다.

8. 언어 장애가 있을 때

발음의 장애가 있을 때나 낱말의 이해와 표현이 곤란할 때에는…

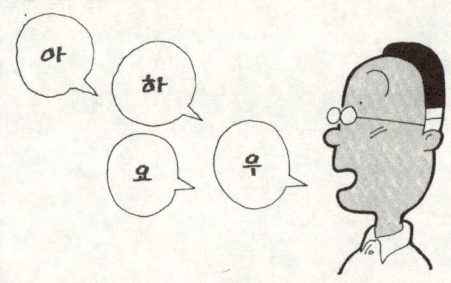

뇌졸중에서 일어나는 가장 큰 장애는 팔다리의 한쪽 마비이지만, 그밖에도 언어 사용에 장애가 일어나는 것이다.

언어 장애는 크게 두 종류로 나눌 수 있는데, 종류에 따라 대응하는 방법도 달라진다.

① 구음(構音) 장애 : 팔다리의 마비와 같은 형태와 혀·입술·목 등 말이 형성되어 나오는 근육에 마비가 일어나 제대로 발음하는 것이 불가능하게 된 상태.

② 실어증 : 뇌의 왼쪽에 있는 언어 중추가 손상되어 말을 이해하거나 자기의 기분을 말로 표현하는 것이 곤란하게 된 상태.

● **구음 장애가 있는 경우**
하나하나의 말을 천천히 분명하게

우리들이 말을 하려면, 우선 호흡을 조절하여 목의 성대를 울리고, 거기에서 발생한 음파를 입 안에서 공명시켜 모음을 만들기도 하고, 입술이나 혀를 사용하여 자음을 만들기도 한다.

그런데 성대·입술·혀 등에 마비가 있으면 말의 발성과 발음을 잘 할 수 없게 되고, 혀가 잘 돌아가지 않게 된다.

다행히 입술과 혀는 팔·다리와 달라서 좌우의 뇌가 공동으로 지배하고 있기 때문에, 뇌의 한쪽에 이상이 일어나도 완전히 마비되는 경우가 적어 심한 발음 장애는 드물다.

그러면 구음 장애가 일어난 경우 어떤 재활이 필요할까?

우선, 바르게 발음하는 연습을 해야 한다. 하나하나의 음을 의식하여 천천히 발음하면 알아듣기 쉽다. 의식적으로 이야기하는 속도를 늦추어 천천히 분명하게 이야기하는 것이 중요하다.

또 실제 생활 환경에서 발음하기 어려운 음은 가능한 한 사용하지 않도록 하고, 자연스러운 회화가 될 수 있도록 염두에 둔다.

● 실어증이 있는 경우
말에 관한 부분만 부자연스럽게 된다

실어증의 경우는 보다 고차원적인 뇌 기능의 장애가 원인이기 때문에, 입의 근육을 올바르게 사용하는 훈련을 하더라도 문제가 해결되지 않는다.

뇌 기능의 장애라고 하면 치매나 지적 장애를 연상하는 사람이 많겠지만, 실어증은 말에 관한 부분만이 부자연스럽게 된 것뿐이며 다른 지적 활동에는 지장이 없다.

말에 의한 의사 소통이 안 된다고 해서 환자를 어린아이로 취급해서는 안 된다. 환자에게는 갑자기 자기 나라 말이 외국어처럼 되어 버리기 때문이다.

실어증에는 여러 형태[1]가 있고 정도의 차이도 있기 때문에, 훈련은 의사나 언어치료사의 지도 아래 행해지지 않으면 안 되지만 가족이나 친구 등 주변 사람들에 의해서도 가능하다. 실어증 환자와 능

---

[1] 가장 기본적인 형으로는 다음 네 가지가 있다.
  ① 운동성 실어 : 말을 듣고 이해하는 것은 잘할 수 있지만 자신의 의사를 말로 표현하는 것이 곤란한 경우.
  ② 감각성 실어 : 주로 듣고 이해하는 능력이 손상되어 말하는 것도 부정확하게 된 경우.
  ③ 전실어 : 말을 이해하는 것도 말로 표현하는 것도 곤란한 경우.
  ④ 건망 실어 : 듣고 이해하는 것에는 거의 문제가 없지만 지극히 일상적인 것의 이름도 잊어 버리는 경우.

숙하게 접하기 위한 마음가짐을 아래에 정리했으므로 참고해 보자.

어떤 경우이든 언어에 장애가 있는 경우 장기적인 안목으로 환자를 따뜻하게 보살펴 주는 것이 중요하다.

■ 실어증 환자를 능숙하게 대하기 위한 열 가지 조건

① 짧은 문장으로 천천히 분명하게 말을 붙인다.
② 익숙하게 사용되는 말이나 표현으로 말을 붙인다.
③ 환자가 현재 관심을 가지고 있는 구체적인 사항을 화제로 한다.
④ 말에만 의지하지 말고 몸짓이나 손짓을 이용한다든가 실제로 물건을 보여 주기도 하고 문자를 사용하기도 하여 회화를 알기 쉽게 한다.
⑤ 한 번 말을 해서 통하지 않을 때에는 다시 한 번 천천히 반복하거나 다른 표현으로 바꾸어 말한다. 환자는 귀가 먼 것이 아니기 때문에 큰소리를 낼 필요는 없다.
⑥ 하나의 화제를 이해했다는 것을 확인하고 나서 다음 화제로 이행한다.
⑦ 말이 잘 되지 않는 환자에게는 '예'나 '아니오'로 회화가 성립될 수 있는 질문을 연구한다.
⑧ 환자의 이야기는 도중에 끊지 말고 끝까지 신중하게 듣는다.
⑨ 환자에게 말하도록 무리하게 강요하거나 잘못을 지적하여 고쳐 말하지 않는다.
⑩ 환자가 말을 잘하든가 이해를 잘했을 때에는 함께 기뻐해 준다.

9. 행위나 인식에 장애가 있을 때
회복하는 데는 시간이 걸리지만 반드시 증상은 호전된다

뇌졸중에는 언어 장애와 같이 뇌¹⁾의 손상된 장소에 따라, 정신 기능 중의 일부가 부분적으로 결손될 수 있다. 다른 대부분의 기능은 정상적인 상태에서 이런 결손이 일어나는 경우는, 건강한 사람에게서는 좀처럼 보기 어려운 일이다.

예를 들면, 어떤 특정 행위만을 전혀 할 수 없게 되거나(失行), 어느 특정의 사항만을 인식할 수 없게 되는(失認) 경우 등이다.

여기에서는 일어나기 쉬운 몇 가지 경우를 정리하고, 어떤 마음가짐으로 이에 대처하면 좋을지를 설명하려고 한다.

---

1) 뇌는 대뇌·소뇌·뇌간으로 구성되고, 대뇌는 좌우 대칭의 대뇌반구로 나뉜다. 대뇌의 표면 3mm 정도 두께의 부분을 피질이라고 하며, 약 130억 개의 신경세포가 밀집되어 있고, 고도의 기능을 담당하고 있다. 그 움직임은 장소에 따라 다르고, 그림처럼 운동·감각·시각·청각·언어(말하는 기능과 이해하는 기능)·종합 기능 등의 중추가 피질 전체에 분포되어 있다.

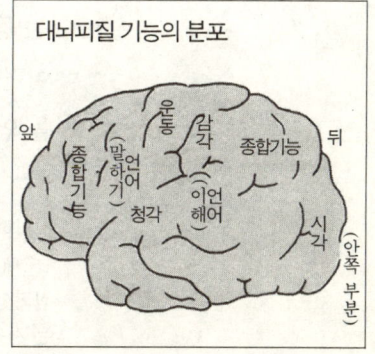

대뇌피질 기능의 분포

● **실행**(失行)·**실인**(失認)

왼쪽에 마비나 기능 장애가 일어나는 경우가 많다

왼쪽에 마비가 일어나는 것은 뇌의 오른쪽에 장애가 있기 때문이다. 우뇌에는 어떤 공간에서 자신의 위치를 직감적으로 알아차린다거나, 물건의 위치 관계를 파악한다거나, 또는 자신이 놓여 있는 상황에서 적절한 행위를 취하는 기능이 있다.

그러므로 우뇌가 침범되면 팔다리의 한쪽 마비뿐 아니라 '좌반측 공간 실인'이라고 해서 왼쪽 부분의 공간을 무시하거나 경시하는 증상이 나타나기도 하고(106쪽 참조), 자신이 현재 놓여 있는 상황을 확실히 인식할 수 없어 현실과 동떨어진 성격[2]이 되기도 한다.

또 '옷 입는 행위를 잊어버리는 것'이라고 해서 옷 입는 방법을 모르게 되는 경우가 발생할 수도 있다.

그러나 이러한 증상이 나타나더라도 결코 당황하지 말고, 의사나 물리치료사·작업치료사 등의 전문가를 신뢰하고 치료를 계속한다. 회복하는 데에는 시간이 걸리더라도 반드시 증상은 호전된다.

주의해야 할 점은 증상이 없어진 듯이 보이고 난 후의 단계이다. 표면적으로는 상태가 좋아진 듯이 보여도 잠재적으로는 장애가 남아 있어서 돌이킬 수 없는 사태를 초래하게 될지도 모르기 때문이다.

예를 들면, '좌반측 공간 실인(失認)'이 잠재화해 있으면, 어떻든 간에 왼쪽의 공간에 대한 주의가 산만하게 된다. 그래서 '왼쪽에서 오는 자동차를 알아차리지 못해 사고를 당한다', '숫자를 한자리수 누락시킨다', '부엌에서 왼쪽 가스레인지의 불 끄는 것을 잊어버린다'는 등의 사태가 자주 발생한다.

이런 증상이 한 번 나타난 환자는 자신에게 그러한 경향이 있다는 것을 인식하고, 주위 사람도 의식적으로 주의를 기울일 필요가 있

---

[2] 정확하게 판단하는 기능에 결함이 있기 때문에 현재 놓여 있는 상황을 한편으로는 태평스럽고 밝아진 듯하게 느끼게 된다. 그러나 이야기를 해보면 무책임하고 신뢰할 수 없는 내용일 경우가 많다. 오른쪽 마비의 경우에는 반대로 억압적이 되는 경우도 자주 있다.

다. 또 옷 입는 행위를 잊어 버리는 증상[3]이 있었던 환자에게는 증상이 호전되더라도 어딘가 복장이 단정하지 못한 느낌이 남는다. 주위의 사람들은 그러한 것을 나무라지 말고 증상의 하나로서 이해해 주는 것이 중요하다.

특히, 환자의 성격이 변해 버린 경우에 가족들은 불안한 생각이 들겠지만, 너무 많은 말을 하지 말고 병 때문이라고 딱 잘라서 이해하도록 한다. 다만 중대한 결단을 맡기는 것은 피해야만 한다.

여러 가지 언급해 왔지만, 이러한 증상이 초기 단계에서 나타나지 않다가 후에 나타나는 경우는 없으며, 증상이 나타났더라도 반드시 호전된다. 환자나 주변 사람들이 항상 긍정적인 면을 보도록 하고, 조금이라도 좋아진 것에는 기뻐하며 재활을 계속해 나가는 것이 중요하다.

---

3) 이것은 옷 입는 것에 대해 올바르게 인식할 수 없기 때문에 일어나는 상태이다. 의복의 상하 좌우나 겉과 안, 어디에 무엇을 어떻게 입어야 할지 모르고, 상하를 거꾸로 입기도 하고, 바지의 한쪽에 양다리를 넣기도 한다.

■ 좌반측 공간 실인 환자의 도형 인지(상상도)

아래 그림과 같은 경우를 보면 좌반측(左半側) 공간 실인(失認) 환자는 그림자 부분을 거의 인식할 수 없다. 왼쪽을 크게 간과할 뿐 아니라 오른쪽에 보이는 부분에서도 각 물건의 왼쪽 부분을 그냥 지나쳐 버린다.

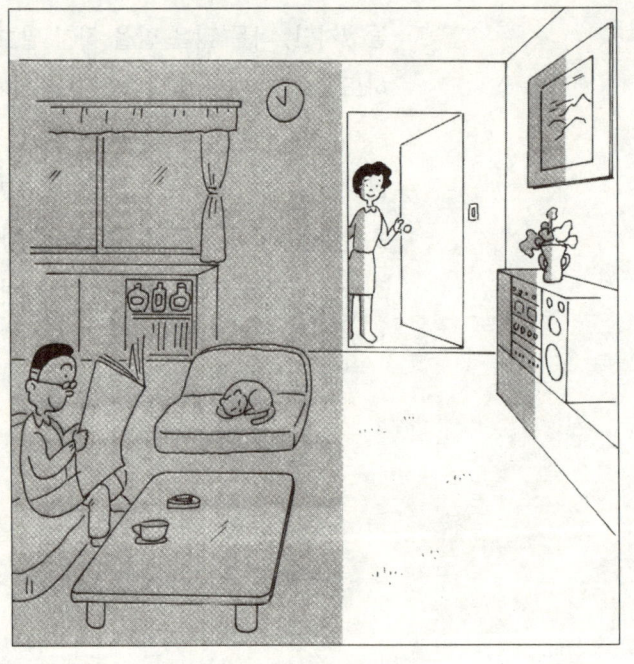

10. 사회 복귀
재활은 평생 계속한다

● 퇴원 시기
입원 기간이 길어지면 존재감이 희박하게 된다

아직은 재활이라고 하면 입원해서 행하는 것으로만 알고 있는 이른바 '입원 재활지상주의'라고 할 정도의 사고 방식이 뿌리 깊게 남아 있다. 특히 기능·능력의 향상을 목적으로 하는 회복적 재활은 입원해서 하는 것이고, 외래 재활은 일단 향상된 기능·능력의 유지를 위해서 있는 것으로 생각하는 경향이 있다.

그러나 그것은 자기 집 가까이에 전문 시설이나 재활과가 없어서 재활 치료를 위해 멀리까지 나오지 않으면 안 되는 지역의 경우에만 해당된다. 본래 재활은 생활의 장에서 행해져야만 한다.

입원해서 행하는 재활은 환자가 퇴원하여 집으로 돌아갈 때 가정 생활에서의 장애를 줄이고, 지역 사회에서 생활하는 데 필요한 능력을 최대한 유지하려는 것을 목적으로 하지 않으면 안 된다.

기능 장애의 회복만을 중시한 재활을 계속하면 자칫 환자의 실생활이나 사회와의 관계가 잊혀지고, 환자는 가정이나 지역 사회로부터 멀리 격리되는 상황이 발생하게 된다.

환자가 능숙하게 사회 복귀를 하기 위해서는 적절한 퇴원 시기라는 것이 있고, 언제까지나 입원 생활을 계속해서는 안 된다. 입원 기간이 길어지면 길어질수록 환자는 가정이나 지역 사회에서의 역할이나 존재 의식이 조금씩 희박해지게 된다.

■ 사회 복귀의 여러 가지 목적

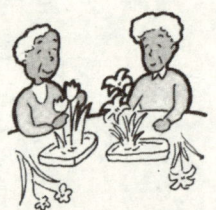

- **시설 내 자립**
  특별 양호(養護) 노인 홈이나 양호 시설 등에서 시행하는 재활을 하면서, 취미·오락·교우 등의 활동을 통해 생기 있는 생활을 구축하는 것.

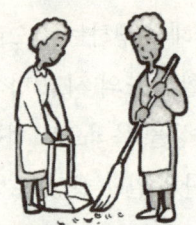

- **가정 내 자립**
  가정 내에서 가족과 함께 생활하고 가족의 일원으로서의 역할을 달성하면서, 지역 사회 활동에 참가하여 사는 보람이 있는 인생을 구축하는 것. 장애 연금 등이 도움이 된다.

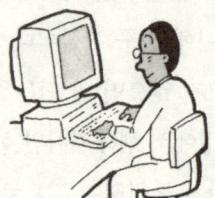

- **재택 작업**
  재택 자영업의 경우에는 일을 하면서 자립된 생활을 할 수 있다. 재택 고용(컴퓨터 입력 등)도 보급되고 있다.

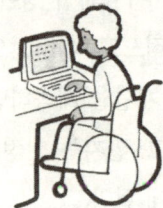

- **직업 복귀(보호 고용)**
  복지 공장·복지 작업소 등에서 활동하는 경우도 있다. 기숙사나 통근 버스가 있는 경우가 많고, 직종도 장애에 따라 선택할 수 있다.

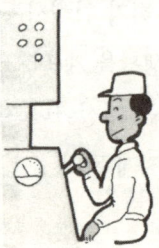

- **직업 복귀(일반 고용)**
  보통의 사회에 복직하거나 새롭게 취직하는 것이다. 장애자 고용 촉진법에 의한 고용률(雇用率) 제도가 도움이 된다.

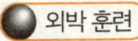
외박 훈련

자택에 외박하는 것으로 사회 복귀를 준비한다

조기에 가정이나 사회로 돌아가기 위해서는, 예를 들어 장애의 회복이 충분하지 않더라도 의사가 퇴원해도 좋다고 판단했을 때에는 그 판단에 따라 외래 재활 치료로 이행하는 것이 중요하다.

환자나 가족은 불안하게 생각할지 모르지만, 병원에서의 물적·인적 환경은 실제 사회와는 크게 다르다. 병원에서의 생활에 숙달되었더라도 그것이 퇴원 후 생활 능력의 향상으로 직결되지 않는다.

그래서 입원중에 일시적으로 자택에 외박으로써 집으로 돌아가면 어떤 문제점이 있는가를 확인하기도 한다. 이것이 '외박 훈련'이다.

이때 구체적인 지도를 받게 되는 것이다. 외박시의 행동을 상정해서 사전에 '이것에 관해서는 이렇게 한다, 저것에 관해서는 저렇게 한다'는 세세한 지도를 받으면서, 결과가 어떻게 되었는지 하나하나 체크하여 개선해 가는 것이다.

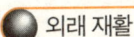
외래 재활

실생활에 필요한 훈련이나 지도를 받는다

외래 재활에서는 환자의 실생활에 필요한 훈련을 할 수가 있다. 그렇기 때문에 환자는 자택에서 어떤 생활을 하고 싶은지를 명확히 하고, 그 생활을 향상시키기 위해서의 훈련이나 지도를 받는 것이 중요하다.

생활상의 불편함이 개선되면 장애를 심리적으로 받아들이기 쉽고, 보다 적극적으로 살아갈 수 있게 된다. 가정에서의 일상생활에 여유가 생기면 사회 생활을 보내기 위한 여력도 생기게 되고, 직업 복귀와 새로운 취미의 발견 등 여러 가지 욕구도 생기게 된다.

외래 재활은 환자의 가능성을 넓히는 것뿐 아니라, 그러기 위해서는 어떤 훈련이 필요한가, 어떠한 환경을 조성하지 않으면 안 되는가와 같은 구체적인 지도를 할 수가 있다.

뇌졸중 재활의 효과를 최대한으로 살리기 위해서는 입원과 외래 재활의 조화가 중요하다.

제3장 이런 질환도 재활의 대상이 된다

1. 심근경색·협심증의 재활 ……………………… 113
2. 파킨슨씨병의 재활 ……………………………… 123
3. 노년기 치매의 재활 …………………………… 127
4. 만성 류머티즘 관절의 재활 …………………… 132
5. 척수 손상의 재활 ……………………………… 138
6. 뇌성마비의 재활 ……………………………… 144
7. 절단 환자의 재활 ……………………………… 150

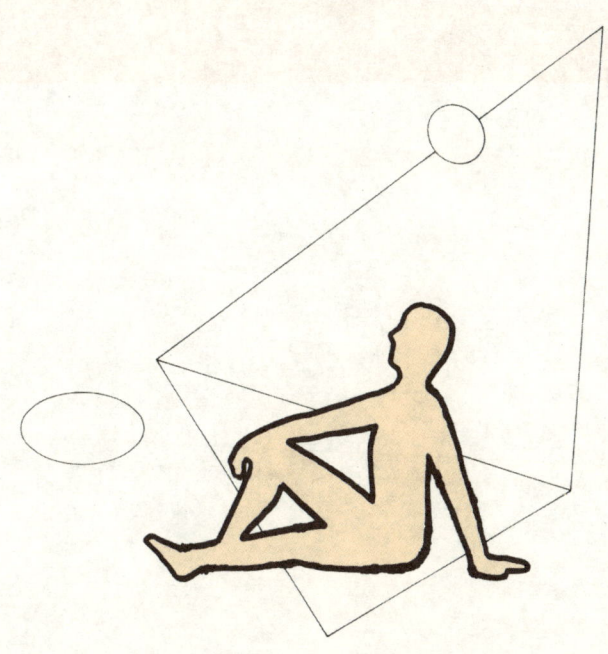

예방·치료에 이어 '제3의 의학'으로도 일컬어지는 재활은 장애를 받은 환자에 대한 의료로서 빠뜨릴 수 없는 주요 부분이며, 뇌졸중뿐만 아니라 많은 질환이 그 대상이 되고 있다.

1. 심근경색 · 협심증의 재활

퇴원 후 사회 복귀 때까지 1일 6km를 산보하고, 복귀 후에도
적극적인 운동을…

● 절대 안정으로 인해
　　회복이 늦어진다
조기에 침대에서 벗어나 적극적으로 몸을 움직인다

　심장의 근육(심근)에 산소와 영양을 보내는 혈관을 관상동맥[1]이라고 한다. 이 혈관에 동맥경화(동맥의 벽이 변형 · 경화된 상태)가 일어나면 혈관의 내공이 좁아지거나[2] 막혀서 혈액의 흐름에 장애가 일어난다. 따라서 심근에 산소나 영양의 공급이 부족하게 되어 심근의 움직임에 이상이 생기기도 하고, 근육의 일부가 완전히 죽어 버려 원래대로 되돌아올 수 없게(괴사) 되는 경우도 있다.

　이 때문에 심한 통증을 느끼고 때에 따라서는 생명에 지장을 주는 경우도 있다. 이것을 '허혈성 심질환'이라고 한다. '허혈'이라는 것은 국소성 빈혈을 의미한다. 허혈성 심질환을 주체로 하는 심장병은 최근 급격하게 증가하고 있고,[3] 주요 사망 원인이 되고 있다. 허혈

---

1) 심근은 심장 안에 있는 혈액에서 직접 산소나 영양을 취할 수는 없다. 심근을 움직이게 하기 위해 필요한 산소와 영양은 관상동맥을 흐르는 혈액에서 공급되고 있다. 관상동맥에 경화가 일어나 그 혈관 내공(內腔)이 좁아지면, 심근에 충분한 혈액이 공급되지 않게 되고 그 결과로 협심증이나 심근경색의 발작이 일어나게 된다.
2) 혈관의 내공이 좁아지거나 관상동맥의 내공이 반 정도 좁아져도 혈액의 흐름에는 거의 영향을 받지 않는다. 그러나 결국 협착이 진행되어 내공의 4분의 1 정도가 막히게 되면, 혈액의 흐름은 급속히 나빠져 혈액의 양은 정상시의 반 정도가 되어 버린다. 결국 동맥경화가 상당히 진행된 상황이 아니면 협심증 등의 증상이 일어나지 않는 것이다.
3) 일찍이 일본에는 관상동맥에서 동맥경화증이 서양인에 비교하여 그 정도가 가볍고, 허혈성 심질환이 일어나는 빈도도 현저하게 낮았었다. 그러나 식생활의 서구화에 따라 그 빈도가 높아지고 있다.

성 심질환 중에서 혈관이 약간 좁아지거나 막혔다가 바로 다시 열려 심근이 괴사되지 않는 경우를 '협심증'이라고 하고, 혈관이 막히고 심근의 일부가 괴사된 경우를 '심근경색'이라고 한다. 그러나 협심증과 심근경색은 본질적으로 같은 병이다.

바로 얼마 전까지는 이러한 허혈성 심질환의 발작으로 입원하게 되면 '절대 안정'이 원칙이었고, 치료 시작 후 6주가 지나지 않으면 심근에 생긴 손상이 치료되지 않는다는 생각에서 몸을 적극적으로 움직이는 것을 금하였다.

그러나 최근에는 이러한 안정에 의해 신체 전반의 회복이 느려진다는 것을 점차 인식하게 되었고, 뇌졸중 환자에서와 같이 가능한 한 빨리 침대에서 일어나게 하여 적극적으로 몸을 움직이게 하는 것이 회복에 좋은 영향을 끼친다는 것이 알려지기 시작했다.

응급 상태가 해결되고 1주일 정도 지나면 상태는 안정되고, 초기 장애가 다소 남더라도 의사의 지시에 따라 재활을 시작해야 한다.

그렇게 함으로써 입원 기간도 단축하고 직장에의 복귀도 빠르게 할 수 있다.

● **재활을 시작하는 시기**
의사가 중증도를 판정하여 **결정한다**

심근경색이나 협심증의 재활은 다음 세 시기로 나누어 실시된다.

① 입원기
② 퇴원 후 체력을 회복하여 사회 복귀를 할 때까지의 시기
③ 사회 복귀 후에도 체력을 증진하고 유지하는 시기

심근경색을 일으켜 응급 입원을 하면 ICU(중환자실) 또는 CCU[4]

---

[4] '관상동맥질환 전용의 중한자실', 결국 심근경색이나 협심증의 환자를 수용하는 특별 병실이다. 심전도·혈압·심박수를 시작으로 심장의 여러 기능이나 오줌의 배설 상황 등이 전자기기 등에 의해 24시간 지속적으로 감시되어 필요한 치료가 신속

(관상동맥 질환을 위해서 특별히 설비된 심질환 중환자실)에서 치료를 받게 되는데, CCU에 입원해 있는 기간은 길어야 4~5일이다.

각각의 경우에 따라 다르지만, 심근경색이 발병하여 입원한 환자는 CCU 등에 입원되어 있는 단계에서 중증도가 판정된다.

같은 심근경색이라도 중증도가 여러 가지이기 때문에, 의사는 환자의 연령·성별·합병증·과거 병력 등을 포함하여 종합적으로 중증도를 판정하고 언제부터 재활을 시작하면 좋을지를 결정한다.

● 입원중의 재활
자기 주변의 일은 스스로 할 수 있도록…

입원중의 재활은 자기 주변의 일은 본인 스스로 할 수 있을 정도로 체력을 회복하는 것을 목표로 한다. 2주일 안에 퇴원할 수 있는 경증 환자의 입원중 재활 경과는 다음과 같다.

① 식사 : 발병 후 수일 내에 침대 위에서 일어나고, 이어서 의자에 앉아 스스로 식사한다.
② 깨끗하게 닦는 것 : 깨끗하게 닦는다는 것은 목욕할 수 없는 환자의 몸을 뜨거운 타올로 닦는 것이다. 발작 후 5~6일째에는 침대 위에 앉아서 본인 스스로 시작한다.
③ 화장실 : 급성기에는 침대 위에서 행하지만 5일째경부터는 도움을 받으면서 침대 옆의 휴대용 변기를 사용하고, 병실 내 보행이 가능하게 되면 실내 화장실을 사용한다.
④ 독서 : 4일째경부터 앉아서 등을 기대고 독서를 한다.
⑤ 보행 : 5일째경부터 1일 2회 도움을 받으면서 실내 보행을 시작하고, 복도에 나갈 수 있게 되면 5~10분 정도를 대합실 등에서 보내 본다. 점차 그 거리나 시간을 연장하여 9~10일째에는 대합실

하게 행해지고 있다. CCU의 설치에 의해 심근경색의 사망률도 현저하게 낮아지고 있다.

까지의 보행을 도움없이 행할 수 있도록 하고 보내는 시간도 10~20분으로 연장한다.

⑥ 목욕 : 13일째경에 42~43℃의 더운 물에 짧은 시간 들어간다.
⑦ 의복 : 13일째경에는 환자복이나 잠옷을 벗고 평상복을 반나절 정도 입고 있고, 다음날에는 하루종일 평상복을 입고 있는다.
⑧ 계단 : 10일째경에는 한 층 아래까지 계단으로 내려가고 돌아올 때에는 엘리베이터를 이용한다. 13일째경에는 두 층 아래까지 내려가고 돌아오는 것은 역시 엘리베이터를 이용한다. 14일째에는 한 층 위를 계단으로 올라가 조금 쉰 후 계단으로 내려온다.

이상은 표준적인 프로그램이지만, 여기까지 회복하고 나서 운동부하시험[5]을 받아 통과하면 퇴원하게 된다.

그런데 우리가 생활을 해나갈 때 여러 가지 동작이나 운동을 하는데 필요한 에너지를 측정하는 단위의 하나로서 METS라는 것이 있다. 이것은 운동할 때 신체가 소비하는 산소량을 나타낸 단위인데, 안정시의 산소량을 1METS로 한다.

이 단위에 의하면, 보통 속도의 보행에서는 약 2METS, 가벼운 조깅에서는 약 4METS, 농구 등의 운동에서 약 8METS가 된다.

주변의 일을 스스로 하는 데는 보통 3METS의 체력이 필요하기 때문에, 퇴원 전의 운동부하시험에서 3METS의 수준으로 검사가 행해진다.

이 검사에 합격하면, 퇴원 후 주변 생활에 우선 걱정은 없게 된다.

---

5) 환자에게 일정량의 운동을 시켜 심장에 부하를 건 다음 심전도·혈압·심박수의 변화를 조사해서 심근에서의 산소 공급 부족 상태(허혈)나 펌프 기능을 평가하는 검사법이다. 이전에는 2단계의 발판을 리듬기에 맞추어 올라가고 내려가는 'master법' 이 행해졌지만, 최근에는 conveyerbelt 위를 걷는 'Treadmill법' 이나 자전거의 페달을 밟아 다리를 구부렸다 펴는 'Ergometer법' 이 주로 행해지고 있다. 안정시의 심전도가 정상이라도, 이러한 운동의 부하를 걸면 이상 소견이 출현하는 경우도 있다.

좌우에 두 줄기 있는 관상동맥

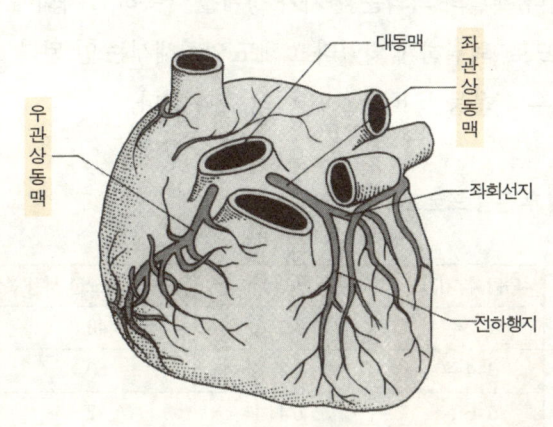

■ 관상동맥

관상동맥은 심장의 근육에 영양분을 공급하는 혈관이고, 대동맥에서부터 좌우에 한 가지씩 갈라져 있다. 좌관상동맥은 대동맥판의 위에서 나오고, 다시 두 갈래로 나뉜다. 두 줄로 나뉜 좌관상동맥 중 심장 왼쪽 앞면으로 내려오는 것을 '전하행지(前下行枝)', 왼쪽 심장의 측벽에서 뒤로 가는 것이 '좌회선지(左回旋枝)'이다. 우관상동맥도 대동맥판의 위에서 나와 있는 굵은 혈관이고, 이것은 좌심장의 후하벽(後下壁)으로 영양분을 공급하고 있다.

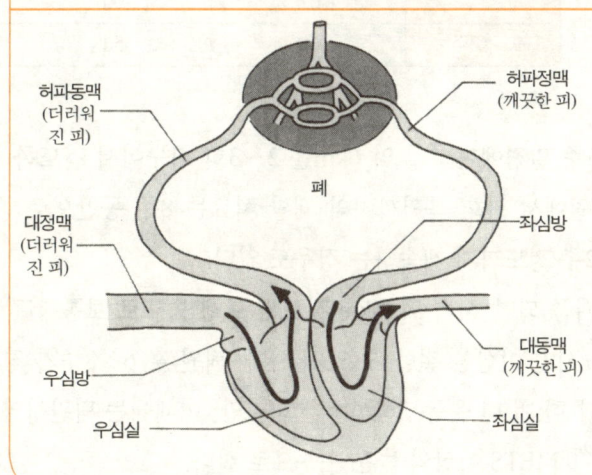

■ 심장의 구조

심장의 내부는 4개의 방(2개의 심방과 2개의 심실)으로 나뉘어 있다. 폐에서 보내 온 동맥혈은 폐정맥을 통해 좌심방으로 들어가고, 좌심실에서 대동맥으로 보내져 몸의 순환을 마치고 우심방으로 돌아와 우심실에서 폐동맥을 통해 폐로 보내진다. 이 심장 내부의 혈액은 심장의 형태를 만드는 심장벽에는 직접적으로 영양분을 공급하지 않는다.

● **퇴원 후의 재활**

시속 5km의 속도로 걸을 수 있다면 우선 안심이다

퇴원한 후의 재활은 퇴원하고 나서 사회 복귀를 할 때까지의 기간과, 복직 후 체력의 유지·증진의 시기로 나뉜다.

퇴원한 후의 운동에서는 산보가 주체가 된다. 주치의로부터 받은 프로그램에 따라 차츰 운동량을 증가시켜 간다. 최소한 퇴원 전의 활동 수준을 계속 유지할 수 있게 하고, 서서히 활동 수준을 높여 간다.

'입원중에 재활은 받았지만 퇴원하면 끝이다'라고 하는 환자가 많다. 그러나 재활의 의의는 환자가 장애를 극복하고 사회에 복귀하는 데 있으므로, 퇴원하게 되었다고 해도 안심해서는 안 된다.

퇴원 후의 운동 목표를 보면 아래 표와 같다.

■ 퇴원 후 운동 프로그램의 예

퇴원 후 기간	산보 거리(km)	산보에 필요한 시간(분)
1~2주	3.2	40
3~4주	4.8	60
5~6주	6.4	72
7~9주	6.4	60
10~12주	6.4	56

제6주 말경에는 1일 약 6km를 2~3회 나누어서 걷도록 한다. 보통 퇴원에서 사회 복귀까지의 재활 치료는 8주 동안으로 종료되지만, 12주 정도까지 계속하는 경우도 있다.

이때쯤 되면 시속 5~6km 정도의 보행 속도로 보통 건강한 사람처럼 1시간 이상을 걸을 수 있게 된다. 퇴원 후 6~8주가 경과한 단계에서 한 번 더 운동부하시험을 하지만, 이때에는 퇴원시와는 다르게 6~9 METS 이상의 높은 수준으로 한다.

이것에 합격하면, 이제 보통 사무 계통의 일이라면 업무에 돌아가도 지장이 없다. 스포츠를 서서히 시작해도 좋다. 평소에 하던 일상생활은 대부분 지장없이 행할 수 있다.

육체를 사용해야 하는 일인 경우에는 일의 내용에 따라 달라지기 때문에 주치의와 상담해야 한다.

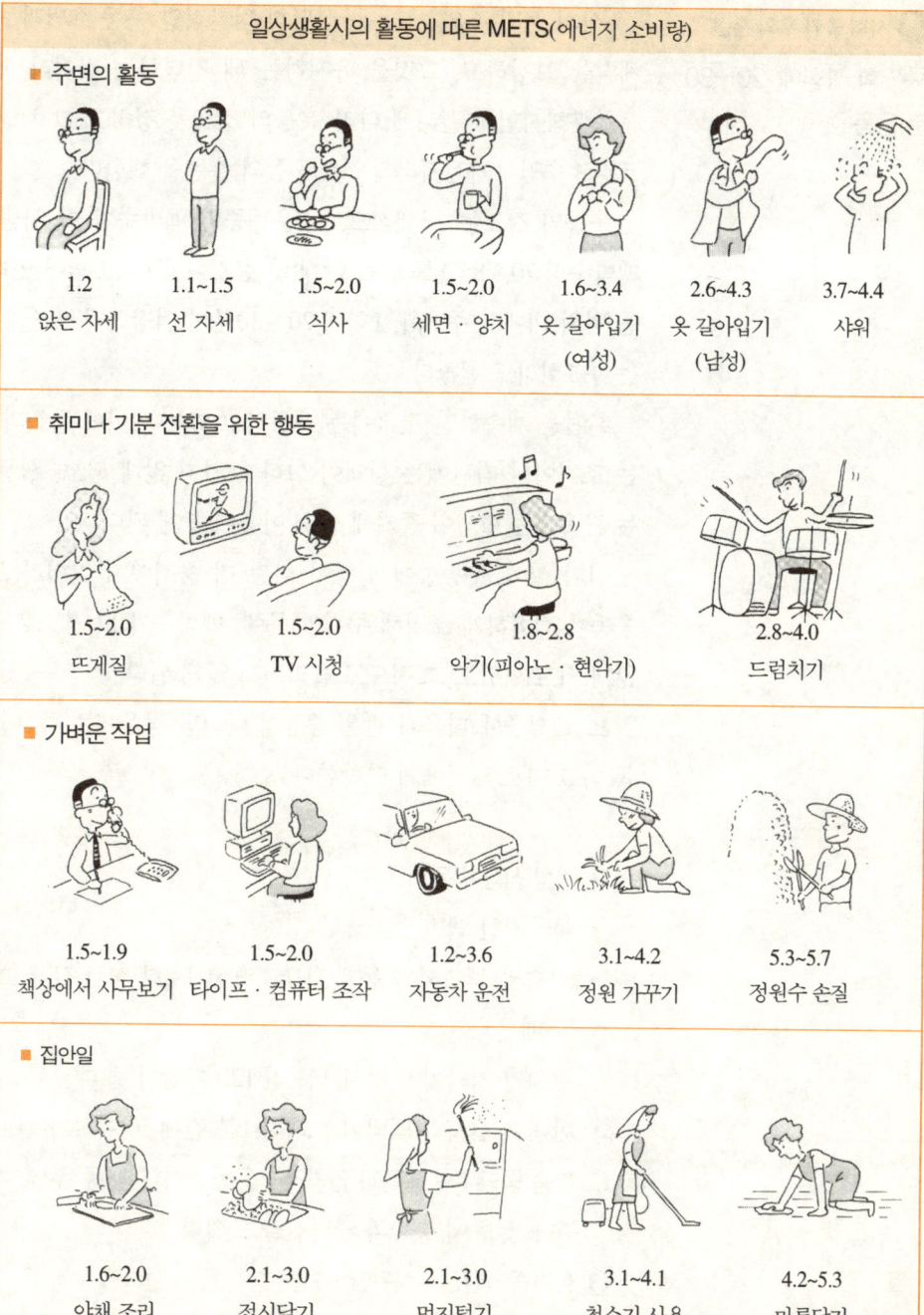

● 사회 복귀 후의 훈련
주 3회, 1회에 20~30분 운동을…

'사회 복귀 후의 재활'은 상당히 적극적인 운동 요법과 스포츠로 체력을 보강하고, 그것을 유지하는 데 전념하는 것이다. 전문의는 운동부하시험의 결과에 따라 운동의 강도를 정하고 그 처방에 의해 조깅·수영·자전거타기·유도 등의 훈련을 행한다.

운동의 강도는 구체적으로 '운동중의 맥박수가 그 사람의 본래 맥박수의 70~85%를 넘지 않게 하는 것이 좋다'고 되어 있다. 이 운동 범위 내에서 주 3회, 1회에 20~30분이 적당하다. 노인의 경우에는 주 1회라도 괜찮다.

훈련을 계속하면 결국에는 운동하고 있는 사이에 운동과 관계 없는 조직이나 기관에는 혈액이 그다지 가지 않게 되고, 활동하고 있는 근육에는 혈액이 증가해 산소 이용이 좋게 된다.

이와 같이 운동중에 심장이 한층 더 움직이지 않더라도 신체가 운동에 적합하게 조절해 주기 때문에, 맥박수가 그 정도로 증가하지 않게 되고 혈압도 그 정도로 올라가지 않게 된다.

또 재활중에 다음과 같은 증상이 나타난 경우에는 즉시 중지하도록 하고 바로 의사에게 연락한다.

① 이상 심장 박동
- 불규칙한 맥박
- 가슴과 목에서의 동계(動悸 : 평상시보다 심한 심장 고동)를 느낄 때
- 갑자기 맥박이 빨라져 1분 간 120 이상이 될 때
- 반대로 갑자기 맥박이 느려져 1분 간에 50 이하가 될 때

② 가슴 중앙부의 통증과 압박감 : 운동중이나 운동 후에 가슴 중앙부나 팔 등에 통증과 압박감을 느낀다.

③ 현기증·실신·식은땀·안면 창백 등

④ 심박수의 상승 : 운동 후 5~10분 지나도 맥박이 안정되지 않고

1분 간에 100 이하로 내려가지 않을 때
⑤ 관절염이나 통풍 증상의 악화

이러한 점에 주의하면서 안심하고 운동하도록 격려한다.

또 여기서는 몸의 움직임에 의한 운동 효과를 강조했지만, 심근경색 등 허혈성 심질환에서는 일상의 생활 습관, 즉 금연이나 음주의 제한, 비만·당뇨병·고지혈증을 개선하기 위한 식사 요법과 같은 세심한 주의도 필요하다. 이러한 것을 전부 포함해서 재활이라고 해야만 할 것이다.

본인의 일상생활이 어느 정도 협심증이나 심근경색증의 발병에 이어지기 쉬운가를 다음 표에서 한 번 더 점검해 본다.

동맥경화의 자가 진단법

'심장병 예방 클리닉'(미국)에서 사용되고 있는 것. 12종의 위험 인자에 대해서 스스로 채점을 하여, 본인의 위험도를 조사한다. 동맥경화가 되기 쉬운 생활을 하는 사람일수록 협심증이나 심근경색증의 발작도 일어나기 쉽다고 할 수 있다.

1	담배		
	1일 2갑 이상		7점
	1일 1~2갑		6
	1일 1갑 미만		5
2	고혈압(최고 150 이상 또는 최저 90 이상)		5
3	고콜레스테롤(단위 mg/dl)		
	350 이상		7
	300~350		6
	250~300		5
	225~250		3
4	가족력(55세 이전에 관상동맥질환이 있었는가)		4
5	비만(비만도 15% 이상)		3
6	고중성지방(단위 mg/dl)		

		300 이상	5
		150~300	3
7	당뇨병		3
8	A형 성격*		2
9	심전도 이상		2
10	흉부 X선에서 심장 비대		2
11	산소흡수능력의 저하(수영·달리기·사이클을 할 수 없다)		3
12	운동부하 심전도의 이상		17

[채점] 5점 이하   지극히 드물다
        6~10점   위험도가 낮다
        11~15점   만족할 수는 없으나 평균적인 정도
        16~20점   분명하게 위험성이 있다
        21점 이상   극히 위험한 상태이다

* **A형 성격**
협심증·심근경색증 발작을 일으키기 쉬운 성격. 미국의 정신과 의사 프리드만이 제창한 것인데, 'A형 성격'의 사람은 경쟁심이 강하고 공격적인 야심가. 그리고 일하는 태도에서는 끊임없이 노력하며 쌓아 가는 타입이다. 비교적 말을 빨리 하고 식사의 속도도 빠르며 안달복달한다.
이에 비해 'B형 성격'의 사람은 이른바 유유자적한 형이고, 실패를 해도 좌절하지 않고, 시간에도 구애받지 않는 태평한 성격이다. 성격 자체가 발작과 관련이 있는지는 불분명하지만, A형 성격의 일상생활은 긴장의 연속이기 때문에 그것이 심장 발작의 요인으로 작용되는 것이 아닌가 생각되고 있다.

2. 파킨슨씨병의 재활
체력의 저하를 막기 위해 적극적으로 몸을 움직이도록

● 신경계통의 병
근육을 긴장시키거나 움직임을 능숙하게 조절할 수 없다

신경 계통 중에 근육의 긴장이나 운동을 무의식적으로 조절하는 일을 하고 있는 뇌의 '추체외로계'가 침범되어 일어나는 병이다. 근육을 긴장시키거나 움직임을 능숙하게 조절할 수 없기 때문에 동작이 완만하게 느려지고(움직임이 거의 없거나 적고) 근육이 굳어 상반신을 앞으로 구부린 모습이 되고 손발을 떠는 등의 증상이 나타난다.

그 원인이나 근본적 치료법에 대해서는 아직 완전히 알 수 없는 '난치병' 중의 하나이다. 난치병 중에 가장 환자 수가 많으며, 발병률은 인구 10만 명당 50명 꼴이다.

난치병이라고는 하지만 요즈음에는 의사의 지시대로 약을 복용하고 재활 치료를 지속적으로 받으면서 일상생활을 가능한 한 활발하게 하도록 하는 것만 주의한다면 병의 진행을 어느 정도는 조절할 수 있게 되었다.

● 정기적인 진찰을
정확한 용량의 약을 복용하는 것이 중요

파킨슨씨병은 중뇌에 있는 '흑질' 신경세포의 움직임이 저하되고, 거기에서 만들어져 뇌 전체에 공급되고 있는 '도파민(dopamin)'이라는 신경전달물질(신경에서 신경으로 신호를 보내는 물질)이 상당히 감소함으로써 발생하는 것으로 알려져 있다.

그 때문에 L 도파민이라는 도파민의 원료를 공급하여 그것이 뇌

내에서 도파민으로 바뀌어 부족함을 보충하도록 하는 것이 치료법의 기본이다. 매일 정제를 먹는 것만으로도 상당히 좋은 효과가 있으며, 증상이 완전히 없어지는 경우도 있다.

다만 약을 복용하기 시작할 때 그 사람에 맞는 적정량을 정하는 데 시간이 걸린다든가, 약의 효과가 떨어져 용량을 늘리지 않으면 안 되는 경우가 있다. 그러므로 전문의에게 정기적으로 진찰받는 것이 절대적으로 필요하다.

약의 양이 지나치게 많으면 입 주변에 불수의(不隨意) 운동(말을 할 때 우물우물하는 모양)이 일어나기도 하고, 정신 증상(환각 등)이 나타나기도 한다. 반대로 지나치게 적으면 동작이 완만해지는 등 파킨슨씨병 본래의 증상이 나타난다.

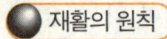

재활의 원칙

폐용과 안정의 악순환을 없애자

이와 같이 적정량의 약을 복용할 때 증상이 거의 없는 상태에서 살아갈 수 있기 때문에 약에 의한 조절을 잘해 나가는 한 재활이 특별히 필요하지는 않을까라고 생각할지도 모른다.

그러나 결코 그렇지 않다. 파킨슨씨병의 증상은 서서히 나타나기 때문에 증상이 나타난 때로부터 약을 복용하기 시작할 때까지, 또 적정량의 약이 정해져 증상이 없어질 때까지는 보통 상당한 시일이 경과된다.

그 동안에는 동작의 완만함과 같은 증상이 계속되고 있기 때문에, 폐용증후군이라고 해서 근육의 힘이 약해지거나 심장의 기능이 저하되어 전체적인 '체력'이 저하되는 경우가 많다.

L 도파민에 의해 신경 증상이 없어졌다고 해서, 약이 체력 저하에까지 효력을 발휘하는 것은 아니다. 의식적으로 활발한 활동을 하고 체력을 회복시키려는 노력을 하지 않으면 안 된다.

그렇게 하지 않으면 폐용에 의한 체력 저하→그 때문에 조금만 움직여도 피곤하다→누워서 쉰다→한층 더 진행한 폐용→한층 더 진행된 체력 저하라는 악순환이 진행되는 것이다.

그렇게 되면 약을 복용하여 겨우 증상이 없어졌는데도 점점 활동을 활발하게 하지 않게 되고, 그 결과로 체력과 기력도 떨어져 '계속 자리보전하고 누워 있는' 상태로 가게 된다.

● 낮에는 절대로 눕지 않도록
1주에 3번 이상, 5,000걸음 이상 걷자

폐용과 안정의 악순환을 방지하기 위해서 다음 주의 사항을 지켜야 한다.
1. 낮에는 절대로 눕지 않는다.
2. 아무리 피곤해도 의자 · 소파 등에 앉아서 쉰다.
3. 매일 외출하여 걷는다. 보행량은 최저 주 3회 이상, 5,000걸음 이상으로 한다. 만보기를 부착하고 매일 걸은 수를 기록한다.
4. 간단한 산보만으로는 오래 걸을 수 없기 때문에 외출의 목적을 만든다(일 · 취미 모임 · 백화점 쇼핑 등).
5. 집안일을 적극적으로 해서 부지런히 몸을 사용하며 생활 전체를 활발하게 한다.

● 앞으로 굽어지는 경향
거울을 보고 자세를 바르게 한 후 다리를 크게 벌리며 걷자

약에 효과가 없는 파킨슨씨병 환자는 전굴(前屈) 자세라고 해서 등을 구부려 앞으로 상반신을 기울이는 자세를 취하고, 걸을 때에도 이와 같은 자세로 걷는 경향이 있다.

약에 효과가 있게 되면 이러한 증상은 없어지게 되지만, 약을 복용하기까지의 기간이 길었던 사람은 전굴 자세가 습관화되어 남게 되는 경우도 있다.

큰 거울로 본인의 신체를 비추어 보고 전굴 자세를 취하고 있는지 어떤지를 체크해 보자.

가슴을 펴고 배에 힘을 주어 당겨 등의 근육을 펴서 바른 자세를 잡은 다음 그 감각을 기억해 두자.

또 약에 효과가 없을 때의 보행에는 종종거리며 걷는 경향이 있고, 약에 효과가 있더라도 그 버릇이 남게 되는 경우도 있다.

가능한 한 큰 걸음으로 가슴을 쭉 펴고 걸을 수 있도록 항상 명심해야 한다.

3. 노년기 치매의 재활
훈련을 하는 것이 아니고 가족이 환자를 어떻게 받아들이는가가 중요하다

● '노망'도 하나의 병
치매는 단순한 '건망증'과는 다른 것

노인이 뇌졸중이 된 경우 일부에서는 정신 기능 전반의 저하, 이른바 '노망'이 일어나는 경우가 있다. 그러나 '뇌졸중은 반드시 노망을 일으킨다'는 것은 결코 아니다.

누구라도 나이를 먹으면 건망증이나 깜빡 잊어버려 좀처럼 떠오르지 않는 일이 쉽게 일어나고 부주의하게 되는 경향이 있지만, 이것은 '치매'와는 다른 것이다.

'노망'을 의학적으로는 '치매'라고 하지만, 이것은 뇌에 어떤 변화가 일어난 병적인 상태이다. 이때 지적 기능의 저하뿐 아니라 '지(知)·정(情)·의(意)'라는 정신 기능 전반의 기능 저하가 일어난다.

결국 지적 저하에 따라 감정이 둔하게 되거나 조절할 수도 없게 되거나 의욕이 저하되어 혼자서는 무언가를 적극적으로 하지 않으려는 성격의 변화가 동시에 일어난다.

● 노년 치매의 두 형태
뇌혈관성 치매와 '알쯔하이머 치매'

노년기에 일어나는 치매는 '뇌혈관성 치매'와 '알쯔하이머(Alzheimer)형 치매'의 두 가지로 크게 나뉜다.

뇌혈관성 치매는 '다발성 뇌경색', 즉 뇌의 지적 기능을 담당하는 부분에 작은 뇌경색이 많이 생김으로써 일어나는 것이 보통이다. 따라서 상세히 보면 양쪽 손발에 가벼운 마비를 동반하고 있으며, 동작도 부자연스러운 경우가 많다.

뇌경색 부위의 기능이 특히 손상되었더라도 기타의 부위는 우선 상태가 좋기 때문에, 치매라고는 해도 모든 정신 기능이 일률적으로 저하되는 것이 아니고, 좋지 않은 기능과 좋은 기능이 섞여 있기 때문에 '얼룩 치매'로도 불린다.

또 치매의 진행 방법은 '단계상(段階狀)'이라고 한다. 이는 뇌경색이 일어났을 때 어떤 정신 기능이 갑자기 나쁘게 되었다가 조금 지나면 다소 회복하고, 당분간 그 상태가 지속되다가 또 다음의 뇌경색이 일어나면서 더욱더 나쁘게 되는 식으로 진행한다.

그렇기 때문에, 어느 시기에는 전혀 진행하지 않을 수도 충분히 있다. 또 혈압 조절이나 약으로 어느 정도 진행이 늦어지게 할 수도 있다.

● 원인 불명의 노년기 치매
알쯔하이머형 치매는 진행성이다

뇌혈관성 치매에 비해 알쯔하이머형 치매는 뇌의 신경세포가 서서히 붕괴하고 뇌 전체가 조금씩 위축해 가는 병이다. 이 병에서는 지(知)·정(情)·의(意)의 모든 부분에 거의 같은 정도의 기능 저하가 일어난다. 진행 방법도 단계적이지 않고 천천히 그러나 연속적으로 진행해 간다.

신경세포에 여러 가지 특징적인 변화가 일어나는 것은 잘 알려져 있고, 어떤 단백질에 이상이 생김으로써 발생한다는 것까지는 알려져 있지만, 근본적인 원인이나 치료법에 대해서는 알려져 있지 않다.

● 치매도 재활이 가능
가족이 환자를 받아들이는 것이 중요하다

두 종류의 치매 중 어느 쪽이든 지금까지는 근본적인 치료법이 없고, 본인은 물론 주변의 사람에게도 여러 가지 곤란한 문제를 일으킨다는 점에서는 공통된다. 특히 가장 좋지 않은 영향을 받는 사람들은 직접 간호를 하게 되는 가족이다.

이러한 치매도 재활은 가능하며 필요하다. 이렇게 말하면 무언가 특별한 '머리의 훈련' 방법이 있고, 그것을 행하면 치매가 좋아진다고 생각할지도 모른다.

확실한 것은 정신 기능에도 폐용증후군이 일어나기 때문에, 치매라고 하여 머리를 전혀 사용하지 않으면 점점 더 빠르게 치매가 진행되기 때문에 적절한 지적 활동이 필요하며, 산보나 적절한 운동과 같은 신체적 활동이 정신 기능을 자극하기도 한다.

그러나 훈련에 의해 '치매를 고친다'는 것은 가능한 일이 아니다.

여기에서의 재활이라는 것은 훈련을 하는 것이 아니라 '인간답게 살아가는' 것을 목적으로 한다는 것을 기억해야 한다. 그런 의미에서의 재활은 노년기 치매 환자에게도 필요한 것이다.

● 어느 노년기 초반 부부의 경우 ①
양쪽 모두가 안달복달하여 언쟁이 계속된다

내가 경험했던 알쯔하이머형 치매의 재활 예를 소개하겠다.

K씨는 56세의 기술계 회사원. 성실하고 꾸준하며 일을 열심히 하는 회사원이었지만 55세로 정년 퇴직을 한 후에 촉탁직으로 근무하기 시작하면서부터 일에서 착오가 늘기 시작하고 빈번하게 잊어버리는 일이 많아졌다. 결국에는 언어 장애가 나타나게 되고, 적절한 말이나 문자를 찾아보기 어려운 상황에까지 이르렀다. 그래서 대학 병원에서 진료받은 결과 알쯔하이머병이라는 진단이 내려졌다.

두드러지게 나타났던 증상인 실어증에 대해서 언어 치료를 하고자 재활의학과에 의뢰되었다. 증상의 진행은 완만했지만, 이미 자발적으로 회사를 그만둔 K씨는 매일 아침부터 밤까지 아무 것도 하지 않고 그저 멍하니 집에만 있었다.

일에 빠져 살아온 남편만을 보아 왔던 아내에게는 이것을 견딜 수 없는 일이었다. 결국엔 아이들에게 하듯이 잔소리를 심하게 하였고, 그것은 꾸짖는 식이 되었다. K씨(치매라고는 해도 자존심은 최후까지 남아 있기 때문에, 여러 가지 말을 들으면 기분이 좋지 않다)도 결국 언쟁을 벌이게 되었다.

싸움이 극에 달하면, K씨는 자전거를 타고 집에서 훌쩍 뛰쳐나갔다. 이미 그때에 방향 감각이 둔해져 가고 있던 K씨였다. 그러므로 남편이 길을 잃고 헤매며 돌아오지 못하는 것은 아닐까 하고 부인은 걱정했다.

그런데 그런 걱정은 아랑곳없이 해질녘 즈음이면 K씨는 적절한 운동을 한 후에 좋은 기분이 되어 돌아왔다. 이렇게 되면, 걱정을 하고 있던 부인은 점점 더 안달복달하게 되고, 모처럼 수습된 싸움이 또 재연되기 시작하는 것이다.

● 어느 노년기 초반 부부의 경우 ②
아내의 태도 변화로 모든 것이 '좋게 된다'

이런 형편으로 K씨 일가는 바야흐로 빠져 나오기 어려운 수렁에 빠져드는 듯한 상태가 되고 말았다.

이러한 부인의 고민이나 푸념을 들어 주는 역할을 하는 사람은 언어치료사(ST)였다. 언어치료사는 담당 의사와 상담한 후에 해결책으로 다음 세 가지 대책을 내놓았다.

첫째, K씨가 복직할 가망이 전혀 없으므로, 복지연금제도를 이용하여 경제적 안정을 꾀하게 하는 것이다. 복지연금제도에서는 정신장애자에 대해서도 장애 연금을 지급하기 때문에, 의사의 장애 진단서를 복지연금 사무소에 제출하였다.

둘째, 알쯔하이머라는 병의 본태(本態)를 부인이 충분히 이해해 주는 것이다. K씨의 언동에서 이상한 부분은 병 때문이다. 그래서 본인이 게으르지 않고 최선을 다하고 있는데도 비난하는 것은 좋지 않다는 것을 여러 가지 각도로 상세하게 설명했다.

이것은 '장애의 수용'이고, 또 K씨라는 장애를 가진 사람을 거절하지 않고 받아들이는 '장애자의 수용'이기도 한 것이다.

셋째, 부인이 종일 집에만 있지 말고 시간제 근무를 하는 일을 갖게 하는 것이다. 가계에 도움이 되기도 하고, 부인 자신의 정신 건강을 위한 일종의 작업 치료이기도 한 것이다.

K씨는 그 후에도 일과처럼 자전거를 타고 나가 길을 잃지 않고 3~4시간 이곳저곳을 돌고 나면, 아주 좋은 기분이 되어 돌아왔다. 그러는 동안에는 집에 있으면서 걱정을 하거나 안달복달해도 하는 수가 없었다.

이상의 세 가지 해결책은 전부 실현되었다. 그렇게 되자, 이제까지 남편과 기를 쓰고 싸움을 했던 자신을 객관적으로 바라볼 수 있는 여유가 생겼다. K씨의 언어 능력이나 지능검사 성적은 2년 정도 사이에 점차로 나빠졌지만, 부인은 '덕분에 최근에는 매우 좋아졌다'고 말한다.

'병은 나쁜 것이다'라고 생각하여 그 병에 대해 요란스럽게 말하던 것을 그만둔 것이다. 바뀐 사람은 부인이지만, 그것이 환자에게 좋은 영향을 주어 집안이 밝아졌다. 부인은 마음 깊은 곳에서부터 K씨가 좋아졌다고 믿고 있는 듯 '매우 좋아졌다'고 표현하게 되었다.

이 환자의 경우, 매일 자전거를 타고 적절한 운동을 해온 것도 좋았고, 무엇보다도 부인과의 인간 관계가 좋게 된 것이 가장 잘된 일이었다. 물론 모든 경우가 이런 경우처럼 잘되는 것은 아니다.

그러나 이 예는 여러 가지를 시사하기 때문에, 반드시 다른 사람의 경우에도 참고가 되리라고 생각한다.

중요한 것은 치매 환자도 인간이고 인간으로서의 긍지는 최후까지 잃지 않는다는 것이다. 그 긍지를 존중하면서 치매라는 병과 공존하는 것이 중요하다고 하겠다.

4. 만성 류머티즘 관절의 재활
통증을 참기 위해 좋지 않은 자세로 움직이지 않고 있으면 관절 변형이 일어난다

● **류머티즘이란**

관절에만 국한된 병이 아니고 전신 병이다

'류머티즘'이라는 병명은 일상언어에서도 잘 사용되는 말이다. 팔다리 관절의 통증이 여간해서 낫지 않는 듯한 경우에 '류머티즘 같아서…'라고 말한다. 그러나 관절 통증의 원인이 되는 병은 상당히 많기 때문에 류머티즘인지 아닌지는 전문의에게 상세한 진단을 받는 것이 필요하다.

더구나 '류머티즘'이라는 병명 자체가 지극히 애매한 말이다. 일찍이 전문학계에서도 혼란이 있었지만, 1957년에 세계 류머티즘 학회가 통일된 병명과 분류 방법을 제시하여 현재까지 이것을 적용하고 있다. 이 정의에 의하면, 팔다리에 통증이나 뻣뻣함이 있는 병을 넓게 '류머티즘성 질환'으로 부르고, 이것을 다음 표처럼 분류하고 있다.

이 중에서 '만성 관절 류머티즘'은 단지 관절의 병뿐만이 아니라 자기면역 질환[1])의 일종인 전신 질환이다. 전신 질환의 부분적 증상의 하나로서 관절 증상이 나타나는 병인 것이다.

또 노인에게만 나타나는 병이 아니라 30~40대의 한창 일할 나이의 사람에게도 나타나며, 여성 환자가 남성 환자의 3배 정도를 차지하고 있다.

치료하지 않고 방치해 두면, 전신의 관절이 경직되고 장애자가 될

---

1) 인간의 몸에는 면역이라고 해서 몸 밖에서 침입해 온 이물질을 배제하려는 움직임이 있다. 이 움직임이 무슨 이유에선가 이물(異物)에 대해서가 아니고 자기 신체에 대해 반응하는 것을 자기 면역(自己免疫)이라고 한다.

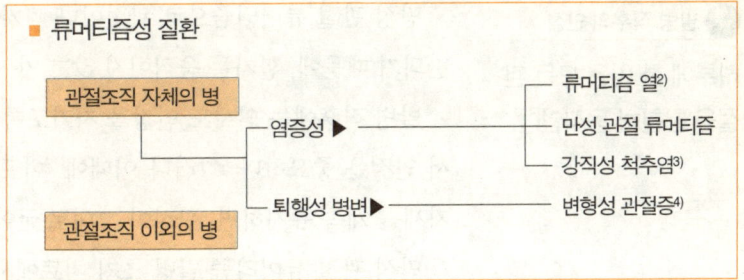

가능성이 크다. 그러므로 이것을 분명하게 인식하고 가정에서의 재활에 힘써야 한다.

일반인이 류머티즘이라고 하는 많은 경우는 '변형성 관절증'으로서 주로 국소적인 관절병이다.

'팔다리의 관절이 아프면 류머티즘'이라고 속단하여 변형성 관절증환자가 만성 관절 류머티즘에 효과가 있는 재활 훈련에 몰두한다면, 경우에 따라서는 오히려 악화될 위험성도 있기 때문에 올바른 진단을 받은 후에 재활을 시행해야 한다.

---

2) A형 용연균(溶連菌)이라는 세균의 감염에 의해 5~20세에 많이 생기는 알레르기성 질환. 감기나 편도염으로 용연균에 감염되면, 몸에서 이 용연균을 배제하려는 항체가 생겨 심장이나 관절의 조직과 반응을 일으키면서 류머티즘 열이 발병한다. 초기 증상으로는 발열·관절부종·통증 등이다. 그러나 증상이 진행될수록 심장이 침범받아 심장판막증이 남는 경우가 있으므로 주의할 필요가 있다.

3) 척추 관절의 뼈와 뼈가 융합하여 관절 사이의 틈이 없어지게 되어 척추 운동을 할 수 없게 되는 질환. 우리나라에는 적은 질환이지만 서양에서는 '류머티즘성 척추염'이라고도 불리는 흔히 볼 수 있는 질환이다. '강직'이라는 것은 관절이 어느 각도에선가 고정되어 움직일 수 없는 상태를 말한다.

4) 무릎 관절이나 고관절에 많이 생기는 관절의 염증. 이밖에 발·팔꿈치·손·손가락 등의 관절에서도 볼 수 있다. 노화 현상에 의한 연골의 마멸(닳아 없어짐), 비만에 의한 관절의 부담 증가·운동 부족 등이 원인이 되고, '장시간 서 있거나 걷거나 무거운 물건을 들거나 굽이 높은 신발을 신는' 등의 조건이 종합하여 발병한다.

● 발병 직후의 안정

하루에 한 번은 모든 관절을 천천히 움직인다

만성 관절 류머티즘으로 관절이나 뼈가 침범되면 강한 통증이 동반되기 때문에, 환자는 움직이지 않고 가만히 있는 경우가 많다.

발병 직후에는 의사도 안정을 지키도록 하고 있으므로, 이 시기에서 안정은 중요하다. 그러나 이때에 '아프니까'라고 해서 좋지 않은 자세를 계속 유지하면, 관절이 그대로 굳어 버린다.

만성 관절 류머티즘 발병 초기 치료에서는 관절의 안정과 고정이 일반적으로 행해진다. 그러나 고정하더라도 관절의 변형이나 구축을 막기 위해서 하루에 한 번은 모든 관절을 천천히 움직일 수 있는 최대한의 범위까지 움직이게 하지 않으면 안 된다.

관절이나 근육이 일단 굳어져 버리면, 기능 회복이 곤란해진다. 발병 직후의 안정 유지 방법이 이후의 치료 효과를 좌우한다고 생각해야 한다.

인간은 누구라도 손상받은 부위를 무의식중에 보호하려고 한다. 이것은 본능이라고 해도 좋다. 그 때문에 주의하고 있어도 자기도 모르게 좋지 않은 자세를 취하게 되는 경우가 많으므로 환자 자신은 물론이고 가족들도 충분히 신경을 써야 한다.

■ **간단한 조치로 관절의 부담을 줄여 준다**

만성 관절 류머티즘 환자가 집안일을 할 때에는 다음과 같이 고안된 것을 이용하도록 권한다.
- 냄비는 양손잡이로 한다.
- 세탁기는 전자동으로 한다.
- 수도꼭지는 레버형으로 한다.
- 스위치는 '돌리고 당기는 형'이 아니라 '누르는 형'으로 한다.
- 식기류는 손바닥에 얹어 양손으로 단단히 잡는다(손가락 관절에 부담을 주지 않는다).
- 프라이팬은 양손으로 잡는다.
- 깡통 따개는 전동식으로 한다.

제3장 이런 질환도 재활의 대상이 된다 **135**

- 방을 닦을 때에는 손이 아니라 팔 전체로 하도록 한다

집안일 이외의 집안 생활에서도, 예를 들면 문의 손잡이를 레버형으로 바꾸는 것만으로도 환자의 부담을 상당히 경감시킬 수 있다.

손가락 · 손목 · 팔의 운동(양쪽 모두 행한다)

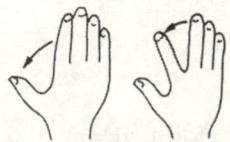
① 엄지손가락부터 하나씩 편다.

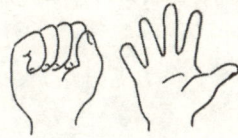
② 손가락을 가볍게 쥐었다가 쫙 편다.

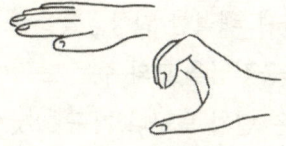
③ 손가락 끝을 조개 모양으로 구부린다.

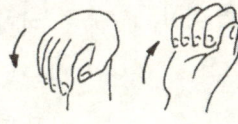
④ 손목을 앞뒤로 굽혔다 폈다 한다.

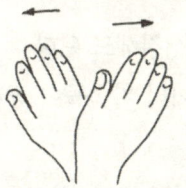
⑤ 손목을 좌우로 움직인다.
 (손가락에 힘을 넣지 않고)

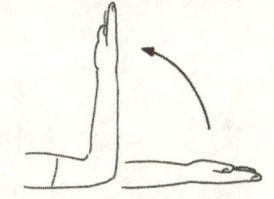
⑥ 팔꿈치를 굽혔다 폈다 한다.

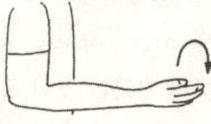
⑦ 손바닥을 위 · 아래로 뒤집었다 바르게 했다 한다.

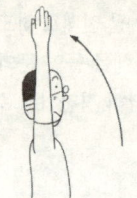
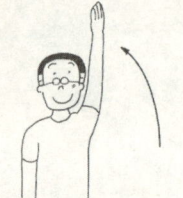

⑧ 팔을 펴고 그대로 앞에서 위로 올린다.   ⑨ 팔을 옆에서 위로 올린다.

하루에 한 번 각 운동을 2~3회 반복하고, 1주 후에는 각 10회 정도의 반복을 하루 두 번 시행한다.

● 보조 기구의
　　적극적인 이용

편리한 기구를 사용하여 쾌적한 생활을 하자

의료 행위로서 의사쪽에서 제공이 가능한 것으로는 위·아래에 착용하는 보조기가 있으며, 이밖에도 환자 자신이 구할 수 있는 다양한 보조 기구가 있다.

이것을 자유롭게 사용하여 쾌적한 일상생활을 보내도록 권장한다. 보조 기구는 '팔다리의 움직임을 도와 주는 도구'이다.

또한 보조 기구라는 말은 단지 도구나 기구 그것 자체를 가리키는 것뿐만 아니라 '스스로의 동작을 돕기 위한 아이디어나 방법'이라는 넓은 의미도 포함하고 있다.

따라서 스스로 여러 가지를 생각해도 된다.

경우에 따라서는 환자 본인이나 가족들이 궁리하여 만든 것이 사용하기 쉬운 경우도 있다.

이러한 보조 기구나 아이디어에 대해 '환자를 나태하게 하여 오히려 기능을 저하시킨다'고 걱정하는 사람도 있다.

보조 기구나 생활상의 연구는 환자를 게으르게 만들기 위해서가 아니라 고통스런 동작을 조금이라도 편안하게 하고 가능한 한 몸을 움직이도록 하여 악화를 방지하는 것이 목적이다.

'편리한 것을 적극적으로 사용하여 생활을 쾌적하게 하면서, 체력이나 기능의 저하를 방지하는 운동은 따로 착실하게 실시한다'고

하는 것이 올바른 생각이고 참된 재활의 모습이다.

■ 보조 기구의 예

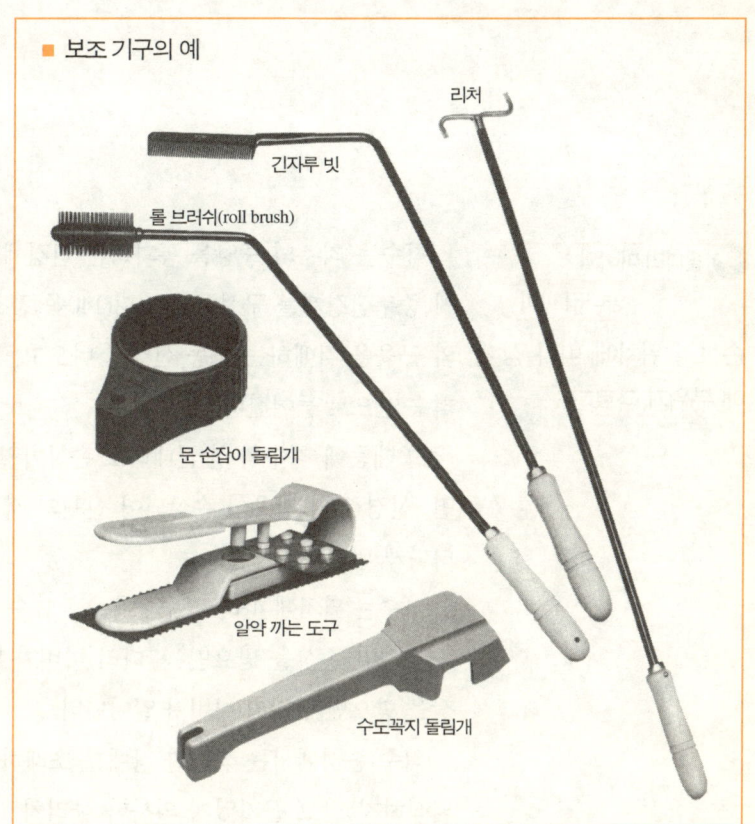

5. 척수 손상의 재활

신경마비가 일어나므로 합병증 예방에 세심한 주의와 노력을…

● 팔다리 마비와 양다리 마비
손상의 위치에 따라 장애 부위가 다르다

척수는 척추의 중앙을 통과하는 신경세포의 집합체인데, 뇌와 함께 중추신경계를 구성하고 있다(140쪽 참조). 여기에서 팔다리나 몸의 근육을 지배하는 운동 신경이 나오고, 또 반대로 지각 신경은 이 척수 안으로 들어간다.

그 때문에 척수의 한 군데라도 손상이 발생하여 그 기능이 중단되면, 신경 전달 작용이 손상되어 신체의 각 부분에 심각한 장애가 나타나게 된다.

척수는 위치에 따라 경수·흉수·요수·천수·미수로 나뉜다.

경수가 손상을 받으면, 팔다리 마비가 일어나고, 흉수 이하에 손상을 받으면 양다리 마비가 일어난다.

척수 손상에서는 심각한 장애를 초래하는 경우가 많기는 하지만, 낙심하지 말고 끈기있게 의사나 물리치료사가 지도하는 재활 치료에 몰두해야 한다.

● 척추 손상의 원인
젊은이에서는 외상, 중년층에서는 척추의 변화

척추가 장애를 받는 원인으로는 크게 나누어 질병과 외상(外傷) 두 가지이다.

원인이 되는 병으로서는 '변형성 척추증'[1]·'추간판 탈출증(her-

[1] 척추의 추골과 추골 사이에 있는 추간판이라는 연골 조직이 노화에 의해 변화되고 기능이 저하되기 때문에 일어나는 질병. 보통, 중년 이하에서 일어나고 요추 부분에

nia)'[2] 등의 정형외과 계통의 질병 외에 '척수염'[3] 등과 같은 신경과 질환이 있다.

그러나 이러한 질환 이상으로 척수 손상의 큰 원인이 되는 것은 외상이며, 연령에 따라 자주 발생하는 두 시기가 있다.

우선 20대 전후 젊은 사람의 경우에는 교통사고, 특히 오토바이 사고에 의한 것이 많다. 또한 스포츠 사고, 예를 들면 다이빙이나 럭비를 할 때 몸을 부딪히는 사고에 의한 경우에도 많이 발생한다.

또 하나는 50~60대 연령에서 뼈가 약하게 변화되어 발생하는 경우인데, 이것은 일종의 노화 현상이다. 이러한 상태에서는 약하게 부딪히거나 넘어지는 등 사소한 외상에 의해서도 척수가 손상되는 경우가 있다.

● **퇴원 후의 가정 생활**
건강 관리에 세심한 주의를 기울인다

척수 손상 환자가 퇴원한 다음, 가장 주의해야 하는 것은 요로감염증[4]이나 욕창 등의 합병증이다.

요로감염증에서는 특히 방광염으로부터 신우신염이 되는 경우가 많고, 그렇게 되면 신장의 기능이 떨어져 신부전[5]이 되어 생명에 위

일어나는 경우가 많으며, 심한 요통을 호소한다. 고령자는 경추에서 일어나는 경우도 있다.
2) 추간판의 중앙부에 있는, 수핵(髓核)이라는 부분이 후방 등으로 탈출하여 추체의 후방에 있는 척수신경을 압박하기 때문에 일어나는 질병. 변형성 척추증과 달라서 젊은 사람에게 발병하는 경우가 많다. 다리로 뻗어 나가는, 심하고 돌발적인 통증과 저리는 증상이 발생한다. '탈출증(hernia)'이라는 것은 본래 장기가 구멍 모양의 부위를 통해 탈출하는 질환을 말한다.
3) 척수염이라는 것은 척수의 염증성 질환을 말하지만, 반드시 염증만을 말하는 것이 아니라 중독·압박·혈관 장애 등에 의한 질환도 포함되기 때문에 척수증이라고 하는 경향이 있다. 하반신의 감각 장애와 다리의 운동 마비 등이 일어난다.
4) 신장에서 요관·방광·요도에 걸친 '요로'에 세균의 감염에 의해 생긴 감염성 염증을 총칭한다. 염증의 부위에 따라 신우신염·방광염·요도염 등으로 나뉜다.
5) 신장의 기능이 심각하게 저하된 상태를 말하며, 급성과 만성 두 가지가 있다. 이 신

■ 척추와 척수

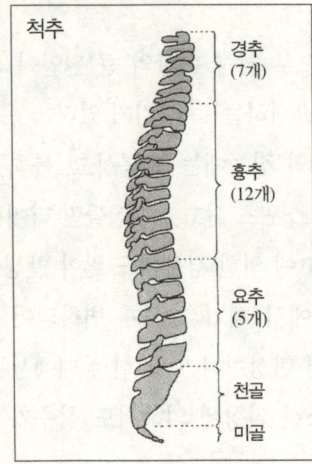

● 척추

세간에서 흔히 등뼈로 불리는 부분의 올바른 명칭은 '척추'인데, 주사위 모양의 척추골이 포개져 이루어진다. 추골에 의해 구성된 척추 전체를 말한다. 위로부터 경추(7개)·흉추(12개)·요추(5개)·천골·미골로 나뉘고, 각 추골과 추골 사이에는 위아래로부터의 충격을 흡수하는 추간판이라는 연골 조직이 있으며, 추골은 한 개 걸러 한 개씩 연결된 듯한 모양으로 되어 있다.

● 척수

뇌의 중심 부분에 있는 '뇌간'은 간뇌·중뇌·뇌교·연수로 되어 있지만, 이 연수로부터 계속 아래쪽으로 내려가 척추관 내에 존재하는 신경조직이 척수이다. 척수는 척추 내의 위치에 따라 경수·흉수·요수 등으로 불린다. 뇌의 조직을 둘러싸는 세 장의 수막은 허리까지 뻗어 있는 척수 전체를 감싸고 있기 때문에 '뇌척수막'으로 불린다. 척수는 대뇌나 뇌간으로부터 아래로 향하는 신경섬유나, 팔다리 등의 말초로부터 뇌로 향해 상행하는 신경섬유 다발이다.

힘이 따르게 된다.

하루의 요량(尿量)을 일정하게 유지하고 배뇨시에는 완전히 방광

부전에 의해 소변으로 배설되어야 할 노폐물이 체내에 쌓이기 때문에 전신에 걸쳐 여러 가지 증상이 나타난다. 이러한 증상을 '요독증'이라고 하며, 이것은 생명에 영향을 주는 심각한 질환이다.

I. 재활 병원·의원

기 관 명	국립재활병원		기 관 명	경북재활의원
주 소	서울시 도봉구 수유5동 520		주 소	경북 안동군 북후면 도촌리 846
우편번호	132-075		우편번호	762-890
전 화	02) 906-9081~7		전 화	0571) 858-8870
팩 스	02) 902-3763		팩 스	0571) 858-9974
기 관 명	삼육재활병원		기 관 명	성재원 부설 재활의원
주 소	경기도 광주군 초월면 지월리 729-6		주 소	대전시 유성구 용계동 319-1
우편번호	464-860		우편번호	305-363
전 화	0347) 61-3636		전 화	042) 822-8144
팩 스	0347) 63-3687		팩 스	042) 822-1109
기 관 명	인제재활의원		기 관 명	제주재활의원
주 소	대구시 수성구 수성동 4가 1225-2		주 소	제주시 아라동 396-3
우편번호	706-034		우편번호	690-120
전 화	053) 752-4966		전 화	064) 55-7851
팩 스			팩 스	064) 56-6111
기 관 명	천성재활의원		기 관 명	충북재활의원
주 소	부산시 영도구 청학동 57		주 소	충북 청주시 신봉동 146-7
우편번호	606-070		우편번호	360-111
전 화	051) 413-4448		전 화	0431) 62-7415
팩 스	051) 413-4448		팩 스	0431) 62-7415
기 관 명	행복재활병원		기 관 명	홍익재활병원
주 소	광주시 동구 학동 280		주 소	경남 창원시 신촌동 30
우편번호	501-190		우편번호	641-370
전 화	062) 228-7999		전 화	0551) 86-1117
팩 스	062) 222-1656		팩 스	0551) 86-1119

Ⅱ. 재활 관련 병원

<서울특별시>

기 관 명	가톨릭의대강남성모병원	기 관 명	가톨릭의대성모병원
주 소	서울 서초구 반포동 505	주 소	서울 영등포구 여의도동 62
우편번호	137-040	우편번호	150-010
전 화	02) 590-1114	전 화	02) 789-1114
팩 스	02) 590-1766	팩 스	02) 780-9114
기 관 명	강남우신향병원	기 관 명	강동성심병원
주 소	서울 관악구 신림8동 1643-6	주 소	서울 강동구 길1동 445
우편번호	151-018	우편번호	134-010
전 화	02) 866-0051~5	전 화	02) 2224-0114
팩 스	02) 858-8492	팩 스	02) 2224-2205
기 관 명	경희대학교의대부속병원	기 관 명	고려병원
주 소	서울 동대문구 회기동 1	주 소	서울 종로구 평동 108
우편번호	130-702	우편번호	110-102
전 화	02) 965-3211	전 화	02) 739-3211~20
팩 스	02) 960-4525	팩 스	02) 737-1186
기 관 명	고려대학교의대부속병원	기 관 명	고려대학교의대부속구로병원
주 소	서울 성북구 안암동 5가 126-1	주 소	서울 구로구 구로동 80
우편번호	136-705	우편번호	152-050
전 화	02) 920-5114	전 화	02) 864-5111
팩 스	02) 927-8258	팩 스	02) 857-1505
기 관 명	국립경찰병원	기 관 명	국립서울정신병원
주 소	서울 송파구 가락본동 58	주 소	서울 성동구 중곡3동 30-1
우편번호	138-161	우편번호	133-223
전 화	02) 448-9171	전 화	02) 457-0905~9
팩 스	02) 448-9171	팩 스	02) 452-0162

기 관 명	국립의료원	기 관 명	서울대학교병원
주 소	서울 중구 을지로6가 18-79	주 소	서울 종로구 연건동 28
우편번호	100-196	우편번호	110-744
전 화	02) 2260-7114	전 화	02) 760-2114
팩 스	02) 2277-6589	팩 스	02) 743-2838
기 관 명	서울대윤병원	기 관 명	서울적십자병원
주 소	서울 영등포구 신길2동 103-21	주 소	서울 종로구 평동 164
우편번호	150-052	우편번호	110-102
전 화	02) 841-0101~3	전 화	02) 398-9700
팩 스	02) 842-8356	팩 스	02) 738-5664
기 관 명	성신병원	기 관 명	순천향대학교부속병원
주 소	서울 도봉구 미아3동 304-7	주 소	서울 용산구 한남동 657
우편번호	132-103	우편번호	140-743
전 화	02) 989-7842	전 화	02) 797-9881
팩 스		팩 스	02) 795-2538
기 관 명	아산재단서울중앙병원	기 관 명	연세대학교의대세브란스병원
주 소	서울 강동구 풍납동 388-1	주 소	서울 서대문구 신촌동 134
우편번호	138-736	우편번호	120-752
전 화	02) 2480-3114	전 화	02) 361-5114
팩 스	02) 2484-2474	팩 스	02) 313-9028
기 관 명	연세대학교의대영동세브란스병원	기 관 명	우신향병원
주 소	서울 강남구 도곡동 146-92	주 소	서울 성북구 안암동 5가 85-9
우편번호	135-270	우편번호	136-075
전 화	02) 569-0110	전 화	02) 925-4991
팩 스	02) 569-0116	팩 스	02) 925-4991
기 관 명	인제대학교부속상계백병원	기 관 명	중앙대학교의대부속용산병원
주 소	서울 노원구 상계7동 761-1	주 소	서울 용산구 한강로3가 65-207
우편번호	139-207	우편번호	140-757
전 화	02) 938-0100	전 화	02) 799-2114
팩 스	02) 938-4109	팩 스	02) 798-4745
기 관 명	지방공사강남병원	기 관 명	하나한방병원
주 소	서울 강남구 삼성동 171-1	주 소	서울 강남구 삼성동 166-2
우편번호	135-090	우편번호	135-090
전 화	02) 554-9011~30	전 화	02) 569-1011
팩 스	02) 554-9774	팩 스	02) 563-5577

기 관 명	한국보훈복지공단보훈병원	기 관 명	한림대학교한강성심병원
주 소	서울 강동구 둔촌동 6-2	주 소	서울 영등포구 영등포동 94-200
우편번호	134-791	우편번호	150-030
전 화	02) 482-0111	전 화	02) 2639-5051
팩 스	02) 484-1545	팩 스	02) 2636-6397
기 관 명	한양대학교의대부속병원	기 관 명	
주 소	서울 성동구 행당동 17	주 소	
우편번호	133-792	우편번호	
전 화	02) 2295-2111	전 화	
팩 스	02) 2296-6236	팩 스	

<부산광역시>

기 관 명	고신의료원	기 관 명	광산병원
주 소	부산 서구 암남동 34	주 소	부산 중구 중앙동 4가 53-8
우편번호	602-702	우편번호	600-014
전 화	051) 248-5161	전 화	051) 469-5041~3
팩 스	051) 256-3001	팩 스	051) 464-9343
기 관 명	세일병원	기 관 명	왈레스기념침례병원
주 소	부산 동구 초량3동 1144-3	주 소	부산 동구 초량3동 1147-2
우편번호	601-013	우편번호	601-013
전 화	051) 464-8110	전 화	051) 466-9331~7
팩 스	051) 464-9658	팩 스	051) 462-9333
기 관 명	인제대학교부속부산백병원	기 관 명	장림한서병원
주 소	부산 부산진구 개금동 633-165	주 소	부산 사하구 장림2동 381-1
우편번호	614-735	우편번호	604-042
전 화	051) 895-5001~9	전 화	051) 262-3344
팩 스	051) 893-7233	팩 스	051) 266-1840
기 관 명	한국보훈복지공단부산보훈병원	기 관 명	한빛병원
주 소	부산 북구 주례2동 235	주 소	부산 북구 주례3동 1162-2
우편번호	616-012	우편번호	616-011
전 화	051) 313-7871	전 화	051) 322-7661
팩 스	051) 311-5576	팩 스	

기 관 명	해양병원	기 관 명	괴정범일병원
주 소	부산 중구 중앙동 4가 80-8	주 소	부산 사하구 괴정1동 893-5
우편번호	600-014	우편번호	604-081
전 화	051) 469-4456~8	전 화	051) 205-2611~3
팩 스		팩 스	051) 293-1331
기 관 명	김원묵기념봉생병원	기 관 명	동래봉생병원
주 소	부산 동구 좌천동 68-11	주 소	부산 동래구 안락동 766
우편번호	602-051	우편번호	607-101
전 화	051) 646-9955~9	전 화	051) 531-6000
팩 스	051) 631-8054	팩 스	051) 531-6120
기 관 명	동아대학교병원	기 관 명	메리놀병원
주 소	부산 서구 동대신동 3가 1	주 소	부산 중구 대청동 4가 12
우편번호	602-103	우편번호	600-094
전 화	051) 247-6600	전 화	051) 465-8801-5
팩 스	051) 247-3180	팩 스	051) 465-7740
기 관 명	문화병원	기 관 명	부산대학교병원
주 소	부산 동구 범일2동 899-8	주 소	부산 서구 아미동 1가 10
우편번호	601-062	우편번호	602-739
전 화	051) 644-2002	전 화	051) 254-0171
팩 스	051) 633-8552	팩 스	051) 254-0251
기 관 명	성분도병원	기 관 명	
주 소	부산 서구 서대신동 2가 382	주 소	
우편번호	602-092	우편번호	
전 화	051) 466-7001~2	전 화	
팩 스	051) 464-7271	팩 스	

<대구광역시>

기 관 명	경북대학교병원	기 관 명	계명대학교동산병원
주 소	대구 중구 삼덕동 2가 52	주 소	대구 중구 동산동 194
우편번호	700-412	우편번호	700-310
전 화	053) 422-1141	전 화	053) 252-5101~10
팩 스	053) 422-1277	팩 스	053) 252-1605

기 관 명	영남대학교부속병원	기 관 명	인제병원
주 소	대구 남구 대명동 317-1	주 소	대구 수성구 수성동 4가 1224-17
우편번호	700-035	우편번호	706-034
전 화	053) 623-8001~2	전 화	053) 752-4966
팩 스	053) 628-8046	팩 스	
기 관 명	한국보훈복지공단대구보훈병원	기 관 명	
주 소	대구 달서구 도원동 748	주 소	
우편번호	704-380	우편번호	
전 화	053) 636-1771	전 화	
팩 스	053) 634-9716	팩 스	

<인천광역시>

기 관 명	근로복지공사산업재활원	기 관 명	연세대학교의대인천세브란스병원
주 소	인천 북구 구산동 산73	주 소	인천 서구 가정동 406-1
우편번호	403-120	우편번호	404-230
전 화	032) 518-0541~7	전 화	032) 572-7501~7
팩 스	032) 518-0549	팩 스	032) 572-9993
기 관 명	인천은혜병원	기 관 명	중앙길병원
주 소	인천 서구 심곡동 산27-2	주 소	인천 남동구 구월동 1198
우편번호	404-190	우편번호	405-220
전 화	032) 562-5101	전 화	032) 432-9011
팩 스	032) 566-4335	팩 스	032) 427-9302

<광주광역시>

기 관 명	남광병원	기 관 명	동광병원
주 소	광주 광산구 마륵동 120-1	주 소	광주 동구 대인동 161-2
우편번호	506-157	우편번호	501-030
전 화	062) 370-7890	전 화	062) 222-8123~6
팩 스	062) 372-7891	팩 스	062) 222-5181

기 관 명	문병원	기 관 명	서석병원
주 소	광주 북구 유동 106-8	주 소	광주 북구 누문동 126
우편번호	500-020	우편번호	500-030
전 화	062) 524-8855~6	전 화	062) 526-6321-4
팩 스		팩 스	
기 관 명	전남대학교병원	기 관 명	조선대학교부속병원
주 소	광주 동구 학1동 8	주 소	광주 동구 서석동 588
우편번호	501-190	우편번호	501-140
전 화	062) 220-5114	전 화	062) 220-3000
팩 스	062) 225-8330	팩 스	062) 232-5723
기 관 명	중앙병원	기 관 명	한국병원
주 소	광주 서구 화정동 774-1	주 소	광주 서구 양1동 288-9
우편번호	502-240	우편번호	502-221
전 화	062) 364-0787~9	전 화	062) 362-5661-4
팩 스		팩 스	062) 367-1003
기 관 명	현대병원	기 관 명	
주 소	광주 동구 금남로5가 4	주 소	
우편번호	501-025	우편번호	
전 화	062) 223-5166	전 화	
팩 스		팩 스	

<대전광역시>

기 관 명	가톨릭의대대전성모병원	기 관 명	근로복지공사대전중앙병원
주 소	대전 중구 대흥2동 520-2	주 소	대전 대덕구 법동 285-3
우편번호	301-012	우편번호	306-020
전 화	042) 252-9331~50	전 화	042) 631-8251~7
팩 스	042) 252-6807	팩 스	042) 631-8250
기 관 명	대전선병원	기 관 명	대전성신병원
주 소	대전 중구 목동 10-7	주 소	대전 서구 월평동 187
우편번호	301-070	우편번호	302-172
전 화	042) 252-7771	전 화	042) 522-0771
팩 스	042) 252-5505	팩 스	042) 531-7194

기 관 명	대전을지병원	기 관 명	유성선병원
주 소	대전 중구 목동 24	주 소	대전 유성구 지조동 22-1
우편번호	301-070	우편번호	305-330
전 화	042) 255-7191~9	전 화	042) 823-3331
팩 스	042) 257-0079	팩 스	042) 252-5505
기 관 명	충남대학교병원	기 관 명	
주 소	대전 중구 대사동 640	주 소	
우편번호	301-040	우편번호	
전 화	042) 253-6831~49	전 화	
팩 스	042) 253-3287	팩 스	

<울산광역시>

기 관 명	울산대학교병원	기 관 명	동강병원
주 소	울산 동구 전하동 290-3	주 소	울산 중구 태화동 123-3
우편번호	682-060	우편번호	681-320
전 화	052) 250-7201	전 화	052) 241-1540
팩 스	052) 250-8070	팩 스	052) 241-1541

<경기도>

기 관 명	가톨릭의대성가병원	기 관 명	가톨릭의대의정부성모병원
주 소	경기 부천시 원미구 소사2동 2	주 소	경기 의정부시 금오동 65-1
우편번호	422-052	우편번호	480-012
전 화	032) 340-2114	전 화	0351) 872-0301~7
팩 스	032) 340-2255	팩 스	0351) 873-4771
기 관 명	동수원병원	기 관 명	한림대학교평촌성심병원
주 소	경기 수원시 팔달구 우만동 441	주 소	경기 안양시 동안구 평촌동 896
우편번호	442-190	우편번호	431-070
전 화	0331) 211-6121	전 화	0343) 380-1500
팩 스	0331) 211-5145	팩 스	0343) 380-1900

<강원도>

기 관 명	동인병원	기 관 명	근로복지공사동해병원
주 소	강원 강릉시 포남동 산161	주 소	강원 동해시 평릉동 190
우편번호	210-110	우편번호	240-020
전 화	0391) 43-6161~9	전 화	0394) 32-3131~5
팩 스	0391) 41-6151	팩 스	0394) 32-3136
기 관 명	연세대학교의대원주기독병원	기 관 명	지방공사삼척의료원
주 소	강원 원주시 일산동 162	주 소	강원 삼척시 남양동 55-9
우편번호	220-701	우편번호	245-010
전 화	0371) 42-3131~6	전 화	0397) 72-1141~5
팩 스	0371) 42-3245	팩 스	0397) 72-1144
기 관 명	한림대학교춘천성심병원	기 관 명	
주 소	강원 춘천시 교동 153	주 소	
우편번호	200-702	우편번호	
전 화	0361) 252-9970	전 화	
팩 스	0361) 255-6244	팩 스	

<충청도>

기 관 명	건국대학교부속병원	기 관 명	단국대학교부속병원
주 소	충북 충주시 교현2동 620-5	주 소	충남 천안시 안서동 산29
우편번호	380-060	우편번호	330-714
전 화	0441) 845-2501	전 화	0417) 550-6755
팩 스	0441) 843-6655	팩 스	0417) 550-6754
기 관 명	백제병원	기 관 명	서산서울병원
주 소	충남 논산군 논산읍 취암리 21-14	주 소	충남 서산시 동문동 932
우편번호	320-800	우편번호	356-010
전 화	0461) 33-2191~5	전 화	0455) 660-7555
팩 스	0461) 33-0217	팩 스	0455) 662-1839
기 관 명	인곡자애병원	기 관 명	충북대학교병원
주 소	충북 음성군 맹동면 인곡리 산1-64	주 소	충북 청주시 개신동 62
우편번호	369-810	우편번호	361-711
전 화	0446) 78-9817	전 화	0431) 269-6400
팩 스	0446) 78-9915	팩 스	0431) 269-6387

<전라도>

기 관 명	나주병원	기 관 명	성심병원
주 소	전남 나주시 성북동 100-7	주 소	전남 여수시 둔덕동 164-3
우편번호	520-050	우편번호	550-250
전 화	0613) 330-6122	전 화	0662) 651-4701~9
팩 스	0613) 333-1506	팩 스	0662) 651-4534
기 관 명	예수병원	기 관 명	전남병원
주 소	전북 전주시 완산구 중화산동 1가 300	주 소	전남 여수시 광무동 120-1
우편번호	560-250	우편번호	550-150
전 화	0652) 230-8007	전 화	0662) 41-7575
팩 스	0652) 230-8463	팩 스	0662) 43-2628
기 관 명	전북대학교병원	기 관 명	지방공사강진의료원
주 소	전북 전주시 덕진구 금암동 산2-20	주 소	전남 강진군 강진읍 서성리 305-23
우편번호	561-712	우편번호	527-800
전 화	0652) 250-1114	전 화	0638) 433-2167
팩 스	0652) 275-4291	팩 스	0638) 434-4736
기 관 명	지방공사목포의료원	기 관 명	지방공사순천의료원
주 소	전남 목포시 용해리 133-1	주 소	전남 순천시 해곡동 130
우편번호	530-380	우편번호	540-070
전 화	0631) 72-2101~2	전 화	0661) 52-8141~3
팩 스	0631) 79-3242	팩 스	0661) 52-8142
기 관 명	원광의대부속병원	기 관 명	아산재단정읍병원
주 소	전북 익산시 신용동 344-2	주 소	전북 정읍시 용계동 350
우편번호	570-180	우편번호	580-230
전 화	0653) 850-1570	전 화	0681) 530-6221
팩 스	0653) 850-1570	팩 스	0681) 535-5159

<경상도>

기 관 명	경상대학교병원	기 관 명	근로복지공사창원병원
주 소	경남 진주시 칠암동 92	주 소	경남 창원시 중앙동 104-1
우편번호	660-280	우편번호	641-030
전 화	0591) 56-0111	전 화	0551) 82-5111
팩 스	0591) 55-6110	팩 스	0551) 82-5681

기 관 명	대우의료재단부속옥포대우병원	기 관 명	부곡병원
주 소	경남 장승포시 두모동 363	주 소	경남 창녕군 부곡면 거문리 863
우편번호	657-080	우편번호	635-890
전 화	0558) 681-6161	전 화	0559) 521-0005
팩 스	0558) 682-1433	팩 스	0559) 521-0003
기 관 명	아산재단해성병원	기 관 명	지방공사마산의료원
주 소	경남 울산시 동구 전하동 290-3	주 소	경남 마산시 합포구 중앙동 3가 3
우편번호	682-060	우편번호	630-423
전 화	0522) 32-1301-4	전 화	0551) 249-1000
팩 스	0522) 35-1599	팩 스	0551) 249-1008

Ⅲ. 무료·실비·유료 시설

<서울특별시>

시설종류	시 설 명	정원	종사자수	시설소재지	전화번호	FAX
무료 양로	시립양로원	200	26	강동구 고덕동 317-23	(02) 441-8886	(02) 441-3482
	천사양로원	100	8	강서구 화곡동 1010	(02) 602-2443	(02) 694-8293
무료 양로	청운양로원	100	8	종로구 구기동 218	(02) 379-9232	(02) 396-4469
	혜명양로원	100	8	금천구 시흥동 241-7	(02) 802-6765	(02) 892-2068
	홍파양로원	50	5	노원구 상계동 1131-41	(02) 939-0735	(02) 938-6930
무료 요양	시립노인요양원	70	26	노원구 상계동 산51	(02) 939-6176	(02) 3391-2061
	천사노인요양원	90	18	강서구 화곡동 1010	(02) 602-2443	(02) 694-8293

시설종류	시 설 명	정원	종사자수	시설소재지	전화번호	FAX
무료 요양	청암노인요양원	50	12	송파구 마천동 52	(02) 406-2344	(02) 443-6780
	마천내과요양원	80	15	송파구 마천동 52	(02) 406-2344	(02) 443-6780
	청운노인요양원	50	12	종로구 구기동 218	(02) 379-9232	(02) 396-4469
전문 요양	중계노인복지관	278	115	노원구 중계동 501-1	(02) 972-9011	(02) 948-9816
유료 양로	서울시니어스타워	288	46	중구 신당동 366-97	(02) 2254-1221	(02) 2231-6121

<부산광역시>

시설종류	시 설 명	정원	종사자수	시설소재지	전화번호	FAX
무료 양로	황전양로원	88	6	동래구 온천2동 1737	(051) 556-3373	(051) 556-7430
	정화양로원	133	8	북구 화명동 298	(051) 332-3996	(051) 332-3996
	영생노인복지원	85	6	사하구 괴정1동 1065-1	(051) 291-2243	(051) 208-3212
	신망애양로원	130	9	금정구 장전2동 산38	(051) 582-1664	(051) 582-1664
	동래양로원	140	8	금정구 장전2동 산38-4	(051) 582-1468	(051) 582-0560
무료 양로	애광양로원	121	9	금정구 장전2동 산46-9	(051) 514-7717	(051) 516-9934
무료 요양	신생노인요양원	71	13	사하구 괴정1동 1065-1	(051) 291-4288	(051) 208-3212
	동래요양원	51	9	금정구 장전2동 산38-4	(051) 518-8275	(051) 518-8276
	애광노인요양원	87	16	금정구 장전2동 산46-9	(051) 582-0756	(051) 582-0511
	성분도어버이집	50	6	수영구 광안4동 319-7	(051) 752-2982	(051) 755-1465

시설종류	시 설 명	정원	종사자수	시설소재지	전화번호	FAX
전문요양	애광노인치매전문요양원	48	17	금정구 장전2동 산46-9	(051) 514-7737	(051) 516-9934
	노인건강센터	126	21	사상구 학장동 113-6	(051) 325-6331	(051) 325-6334

<대구광역시>

시설종류	시 설 명	정원	종사자수	시설소재지	전화번호	FAX
무료양로	영락양로원	120	11	서구 상리2동 214-1	(053) 567-0657	(053) 567-0657
	복음양로원	90	8	북구 태전동 1064-2	(053) 321-0129	(053) 322-3529
	화성양로원	60	8	수성구 사동 667-40	(053) 765-4553	(053) 766-4553
	대구성로원	60	7	달서구 진천동 700	(053) 631-1220	(053) 642-1937
무료요양	안나노인요양원	60	12	동구 덕곡동 592-2	(053) 983-1376	(053) 983-1376
	영락노인요양원	74	13	서구 상리2동 214-1	(053) 555-1705	(053) 567-0657
	정안노인요양원	50	10	북구 태전동 1064-2	(053) 322-7252	(053) 322-6529
	대구노인요양원	50	11	달서구 진천동 700	(053) 631-1220	(053) 642-1937
실비요양	성산노인요양원	50	5	달서구 진천동 700	(053) 631-1220	(053) 642-1937

<인천광역시>

시설종류	시 설 명	정원	종사자수	시설소재지	전화번호	FAX
무료양로	인천양락원	110	7	연수구 동춘1동 산14	(032) 832-0546	(032) 832-2995

무료양로	협성양로원	50	6	부평구 산곡동 370-86	(032) 518-9365	(032) 503-5015
	성안나의집	50	5	강화군 길상면 온수리 619-28	(032) 937-1935	(032) 937-0696
무료요양	영락노인요양원	150	28	연수구 동훈1동 산14	(032) 832-0546	(032) 832-2995
	협성요양원	50	10	부평구 산곡동 370-86	(032) 518-9365	(032) 503-5015
전문요양	영락전문요양원	180	42	연수구 동춘1동 786-2	(032) 833-0366	(032) 833-0367
실비요양	영락요양의집	170	30	연수구 동춘1동 782-5	(032) 832-1071	(032) 832-2995

<광주광역시>

시설종류	시 설 명	정원	종사자수	시설소재지	전화번호	FAX
무료양로	이일성로원	120	9	동구 소태동 669-2	(062) 234-5309	(062) 234-5309
	천혜경로원	120	9	동구 학2동 654	(062) 222-4013	(062) 234-8967
	동일동산양로원	140	9	서구 광천동 10-8	(062) 363-9993	(062) 363-9993
	성요셉양로원	80	9	남구 임암동 33	(062) 672-1134	(062) 674-1155
무료요양	베데스다요양원	125	20	서구 매월동 623	(062) 373-6302	(062) 373-6302
	벧엘요양원	55	14	서구 풍암동 산 108-1	(062) 674-0527	(062) 675-1831
실비양로	벧엘타운	50	66	서구 풍암동 산 108-1	(062) 674-1831	(062) 675-1831

<대전광역시>

시설종류	시 설 명	정원	종사자수	시설소재지	전화번호	FAX
무료 양로	임마누엘양로원	50	5	동구 판암동 396-9	(042) 284-5288	(042) 283-5288
무료 요양	대전노인요양원.	82	16	동구 가오동 87-1	(042) 283-6304	(042) 283-5288
	성애노인요양원	88	16	서구 관저동 776-8	(042) 545-9874	(042) 545-9877
전문 요양	다비다의집	141	17	대덕구 대화동 39-1	(042) 620-6301	(042) 621-4425
실비 요양	원광수양원	50	7	서구 가수원동 16-71	(042) 541-5022	(042) 541-8029

<울산광역시>

시설종류	시 설 명	정원	종사자수	시설소재지	전화번호	FAX
무료 양로	유란양로원	52	5	중구 학산동 16-7	(052) 297-1930	(052) 281-2010

<경기도>

시설종류	시 설 명	정원	종사자수	시설소재지	전화번호	FAX
무료 양로	감천장	80	6	수원시 장안구 영화동 4-1	(0331) 245-1078	(0331) 254-2088
	중앙양로원	100	7	수원시 권선구 권선동 12-1	(0331) 232-7155	(0331) 231-2953
	인보의집	50	6	성남시 수정구 수진1동 661	(0342) 751-1937	(0342) 757-4771
	나눔의샘	50	5	의정부시 민락동 543	(0351) 851-5488	(0351) 851-5480
	희망의마을	61	6	고양시 덕양구 내유동 441-1	(0344) 962-8338	(0344) 963-7107

무료 양로	구세군과천양로원	50	7	과천시 중앙동 83-3	(02) 502-2015	(02) 504-3039
	영락경로원	100	11	하남시 풍산동 산33	(0347) 792-2155	(0347) 792-3965
	용인양로원	60	7	용인시 백암면 근삼리 769-1	(0335) 334-3677	(0335) 333-9838
	예닮마을	50	5	용인시 모현면 매산리 289-2	(0335) 339-9993	(0335) 339-3003
	관음대비원	50	5	파주시 파평면 눌노리 167-7	(0348) 958-3043	(0348) 958-3239
	이천한나원	50	6	이천시 대월면 초지리 474-4	(0336) 632-1357	(0336) 633-0850
	엘림경로원	80	18	군포시 산본동 1100	(0343) 390-3901	(0343) 390-3909
	성녀루이제의집	50	7	화성군 정남면 문학리 586-2	(0339) 353-8214	(0339) 352-6720
무료 요양	정성노인의집	50	11	성남시 중원구 금광2동 3956	(0342) 743-3974	(0342) 743-3974
	성가요양원	80	21	부천시 원미구 소사동 2-5	(032) 349-2168	(032) 348-2238
	신양요양원	117	17	고양시 덕양구 관산동 산10	(0344) 962-8360	(0344) 963-4329
	희망의 마을	44	5	고양시 덕양구 내유동 441-1	(0344) 962-8338	(0344) 963-7107
	구세군 과천양로원병설요양원	30	9	과천시 중앙동 83-3	(02) 502-2015	(02) 504-3039
	영락요양원	50	13	하남시 풍산동 산33	(0347) 792-2155	(0347) 792-3965
	정원노인요양원	110	20	파주시 광탄면 분수리 28-16	(0348) 942-8887	(0348) 942-8885
	한나요양원	50	12	이천시 대월면 초지리 474-4	(0336) 632-1357	(0336) 633-0850
	평안의집	50	11	이천시 설성면 암산2리 405-3	(0336) 643-6776	(0336) 643-6776
	엘림노인요양원	40	20	군포시 산본동 1100	(0343) 390-3961	(0343) 390-3969

분류	시설명	정원	현원	주소	전화	팩스
무료요양	해뜨는마을	20	3	화성군 봉담면 분천리 367-5	(0331) 295-8182	(0331) 295-8184
	작은안나의집	100	21	광주군 도척면 유정리 579-1	(0347) 764-8753	(0347) 764-9750
	가평꽃동네	500	28	가평군 하면 하판리 산134-14	(0356) 589-0101	(0356) 584-4091
실비양로	세일양로원	50	3	시흥시 논곡동 29-15	(0345) 403-7439	(0345) 403-7439
전문요양	정원치매요양원	174	61	파주시 광탄면 분수리 28-16	(0348) 943-7001	(0348) 943-7002
실비요양	순애원	100	12	고양시 덕양구 관산동 10	(0344) 62-8360	(0344) 63-4329
	구세군과천승리관	50	10	과천시 중앙동 83-4	(02) 502-2093	(02) 3418
	신흥간병요양원	50	10	동두천시 동두천동 505	(0351) 865-2667	(0351) 867-3433
	인보마을	80	11	용인시 포곡면 삼계리 316-5	(0335) 339-9140	(0335) 339-9143
유료양로	유당마을	64	18	수원시 장안구 조원동 119-3	(0331) 242-0079	(0331) 255-2453
	성광원	50	7	평택시 장안동 115-4	(0333) 665-8200	(0333) 663-7271
	성라실버타운	96	8	가평군 상면 봉수리 산26-3	(0356) 585-3323	(0356) 585-3326
	안식관	50	6	양평군 용문면 마룡리 495	(0338) 773-3498	(0338) 771-8580
유료요양	유당마을	21	7	수원시 장안구 조원동 119-3	(0331) 242-0079	(0331) 255-2453
	충효의가	62	17	수원시 장안구 조원동 122-4	(0331) 249-9949	(0331) 246-9378

<강원도>

시설종류	시 설 명	정원	종사자수	시설소재지	전화번호	FAX
무료 양로	춘천시립양로원	160	8	춘천시 석사동 산64	(0361) 261-9658	(0361) 261-9659
	상애원	85	6	원주시 행구동 산135	(0371) 747-8080	(0371) 747-8083
	평안의집	50	4	강릉시 유산동 518-2	(0391) 645-3302	(0391) 653-2664
	안식의집	50	6	태백시 황지동 59-8	(0395) 553-5561	(0395) 553-5561
무료 요양	춘천시립요양원	30	10	춘천시 석사동 산64	(0361) 261-9658	(0361) 261-9659
	사랑의집	50	12	원주시 단계동 776-24	(0371) 743-5411	(0371) 743-2327
	반야노인요양원	50	9	속초시 노학동 산568	(0392) 635-9445	(0392) 635-2403
전문 요양	상애노인전문요양원	150	16	원주시 행구동 산135	(0371) 747-8083	(0371) 747-8083
유료 양로	사랑의집	200	13	춘천시 서면 안보리 산8	(0361) 263-3995	(0361) 263-3998
유료 요양	작은효도원	8	4	홍천군 화촌면 굴운리 125	(0366) 345-8996	(0366) 345-8996

<충청북도>

시설종류	시 설 명	정원	종사자수	시설소재지	전화번호	FAX
무료 양로	성심양로원	80	7	청주시 상당구 사천동 29-8	(0431) 214-8501	(0431) 214-8503
	청주양로원	50	6	청주시 상당구 월오동 71-1	(0431) 221-9271	(0431) 253-4762
	충북양로원	60	6	괴산군 청천면 청천리 76	(0445) 832-4062	(0445) 832-4777
	은혜의집	50	8	청원군 현도면 상삼리 162-4	(0431) 269-2606	(0431) 269-5661

시설종류	시 설 명	정원	종사자수	시설소재지	전화번호	FAX
무료 양로	홍복양로원	50	5	음성군 생극면 팔성리 14-1	(0446) 877-3989	(0446) 877-7030
무료 요양	꽃동네노인요양원	300	41	음성군 맹동면 인곡리 1-45	(0446) 879-0104	(0446) 879-9985
	성보나벤뚜라	60	13	제천군 명지동 213	(0443) 642-8062	(0443) 643-8063
	청원노인요양원	80	16	청주시 상당구 월오동 71-1	(0431) 258-1325	(0431) 253-4762
전문 요양	초정치매요양원	75	15	청원군 북일면 우산리 192-5	(0431) 213-5500	(0431) 213-5501
실비 요양	성암안식원	50	8	보은군 내북면 성암리 143	(0433) 542-0202	(0433) 542-0225

<충청남도>

시설종류	시 설 명	정원	종사자수	시설소재지	전화번호	FAX
무료 양로	보령원	45	4	보령시 남포면 창동리 568	(0452) 933-1144	(0452) 933-1144
	온양정애원	80	7	아산시 온천동 306-14	(0418) 545-2440	(0418) 546-7739
	샌뽈양로원	50	14	논산시 부창동 66-2	(0461) 735-4044	(0451) 732-3305
	금매복지원	75	6	서천군 마서면 송내리 266-23	(0459) 956-0893	—
	장수경로원	50	5	홍성군 은하면 금국리 530-1	(0451) 642-4482	(0451) 642-8917
무료 요양	아산요양원	100	18	아산시 선장면 신동리 136-7	(0418) 544-0819	(0418) 544-2816
	만수노인복지원	50	11	부여군 외산면 만수리 55-22	(0463) 836-1447	—
	장수요양원	30	7	홍성군 은하면 금국리 528	(0451) 642-4482	(0451) 642-8917
실비 요양	정애마을	80	10	아산시 선장면 신동리 136-8	(0418) 542-5530	(0418) 544-2816

시설종류	시 설 명	정원	종사자수	시설소재지	전화번호	FAX
유료 양로	공주원로원	80	13	공주시 금흥동 산16-5	(0416) 853-2347	(0416) 853-2349
	따뜻한 집	9	4	홍성군 홍동면 금당리 30-4	(0451) 633-5773	–
	가나안노인의집	9	3	예산군 오가면 원평리 21-8	(0458) 335-5454	–
	창제원	9		예산군 봉산면 사석리 243-1	(0458) 337-7707	–
	솔뫼우슬라의집	60	2	당진군 우강면 송산리 125	(0457) 353-6543	–
유료 요양	효자의집	74	10	천안시 삼용동 41-12	(0417) 558-7772	–

<전라북도>

시설종류	시 설 명	정원	종사자수	시설소재지	전화번호	FAX
무료 양로	전주양로원	90	8	전주시 덕진구 송천동 1가 24	(0652) 252-2539	–
	신성양로원	50	6	전주시 삼천동 2가 224	(0652) 222-6007	(0652) 222-6007
	수심양로원	100	5	군산시 소룡동 1349-9	(0654) 462-7214	–
	귀화양로원	50	5	군산시 개정동 448	(0654) 452-9747	(0654) 452-9747
	성모양로원	50	5	군산시 서수면 축동리 310-1	(0654) 453-8400	(0654) 453-8402
	중앙수양원	130	9	익산시 신동 280-11	(0653) 855-6021	(0653) 855-6021
	아가페정양원	50	5	익산시 황등면 율촌 185	(0653) 856-4671	(0653) 853-4671
	신광의 집	50	7	익산시 덕기동 731-1	(0653) 834-2001	–
	애린양로원	60	6	김제시 용지면 반교 28	(0658) 542-9351	–

시설종류	시 설 명	정원	종사자수	시설소재지	전화번호	FAX
무료 양로	장수수양원	50	5	장수군 장수읍 동촌 5-1	(0656) 351-8028	(0656) 351-8028
	원광수양원	50	5	임실군 관촌면 관촌리 175-1	(0673) 643-6688	—
무료 요양	소망요양원	50	9	전주시 덕진구 팔복동 1가 34	(0652) 212-7622	(0652) 212-7622
	원광요양원	80	16	익산시 신용동 235-1	(0653) 854-0383	(0653) 843-0713
	정읍원광요양원	70	8	정읍시 덕천면 도계리 314-9	(0681) 536-7720	—
	소망의문	50	6	남원시 이백면 남계리 343-8	(0671) 635-1004	—
	성암복지원	50	7	김제시 입석동 420-1	(0658) 544-1005	(0658) 548-7804
	효도의집	50	5	고창군 고수면 봉산리 53-42	(0677) 563-9401	(0677) 561-4568
전문 요양	인산노인사랑건강센타	99	—	완주군 소양면 해월리 산91-3	(0652) 243-3565	
실비 요양	성예요양원	97	8	전주시 삼천동 3가 774-15	(0652) 221-1311	(0652) 228-6598
	원광상록원	80	7	군산시 신용동 320-5	(0654) 857-6440	(0654) 852-8717

<전라남도>

시설종류	시 설 명	정원	종사자수	시설소재지	전화번호	FAX
무료 양로	자혜양로원	80	7	무안군 삼향면 왕산리 121-7	(0631) 281-8844	(0631) 281-9196
	성로양로원	140	9	순천시 가곡동 692-2	(0661) 752-5949	(0661) 753-9169
	소향양로원	50	6	화순군 춘양면 우봉리 495-1	(0612) 373-6406	(0612) 373-1613
	성애양로원	75	6	함평군 함평읍 함평리 257	(0615) 322-2565	(0615) 322-2565

무료 양로	비룡양로원	75	7	영광군 영광읍 도동리 42	(0686) 351-3474	(0686) 351-3474
	영락양로원	97	8	장성군 북하면 신성리 230	(0685) 393-7887	(0685) 393-7886
무료 요양	자혜요양원	100	12	무안군 삼향면 왕산리 121-7	(0631) 281-2143	
	남산요양원	50	10	여수시 돌산읍 우두리 하동 51-7	(0662) 644-1469	(0662) 644-5966
	성산요양원	50	11	순천시 석현동 670	(0631) 752-6139	(0631) 752-6139
	선회요양원	50	10	해남군 해남읍 용정리 13-10	(0634) 533-9291	(0634) 533-9291
	프란치스꼬의집	60	20	장성군 진원면 선적리 170-1	(0685) 392-9400	(0685) 392-1401
	비룡요양원	50	7	영광군 영광읍 도동리 42	(0686) 351-1100	(0686) 351-3474
실비 요양	남산양지원	50	4	여수시 돌산읍 우두리 하동 51-7	(0662) 644-5955	(0662) 644-5966
유료 양로	소망양로원	39	–	영광군 영광읍 학정리 948	(0686) 352-2260	–

<경상북도>

시설종류	시 설 명	정원	종사자	시설소재지	전화번호	FAX
무료 양로	요셉의집	60	8	포항시 남구 대잠동 270-2	(0562) 272-0586	(0562) 282-7767
	민제요양원	60	8	경주시 구정동 616-51	(0561) 746-3952	(0561) 746-3952
	천우자애원	60	6	경주시 현곡면 상구리 955-6	(0561) 745-4900	(0561) 745-4904
	안동단비원	50	6	안동시 서후면 이송천리 77-2	(0571) 841-3753	(0571) 841-3753
	학지노인마을	50	5	영천시 화남면 선천리 산48	(0563) 337-4447	(0563) 337-0119

구분	시설명	정원	종사자	주소	전화	FAX
무료 양로	대창양로원	80	7	고령군 쌍림면 매촌리 산12-11	(0543) 955-0038	(0543) 955-0038
	실로암양로원	60	6	성주군 수륜면 신파리 산61-1	(0544) 932-3551	(0544) 932-3552
	성가양로원	70	7	칠곡군 동명면 구덕리 120-1	(0545) 976-8122	(0545) 976-8236
	신일양로원	128	9	달성군 가창면 용계리 519	(053) 768-0180	(053) 767-8278
무료 요양	명화요양원	60	11	경주시 구정동 616-51	(0561) 746-5070	(0561) 745-6363
	천우요양원	60	9	경주시 현곡면 상구리 955-6	(0561) 745-4902	(0545) 745-4904
	성가요양원	100	12	칠곡군 동명면 구덕리 120-1	(0545) 976-8122	(0545) 976-8236
	예천연꽃마을	50	12	예천군 풍양면 낙상리 234-1	(0584) 653-7714	(0584) 653-4918
	봉화요양원	36	11	봉화군 법전면 봉정리 751	(0573) 673-4654	—
전문 요양	애명노인마을	75	14	안동시 북후면 도촌리 산49-25	(0571) 859-6372	(0571) 859-6373
	에덴원	75	18	청도군 화양읍 범곡리 96	(0542) 373-7575	(0542) 373-8744
	대구가톨릭치매센터	146	52	달성군 논공읍 남리 717-2	(053) 616-2141	(053) 616-2144
실비 양로	성바오로안나의집	50	12	군위군 부계면 가호리 530-3	(0578) 382-1634	(0578) 383-5509
	복지마을	50	5	성주군 선남면 오도리 112-3	(0544) 933-8050	(0544) 933-8053
실비 요양	나자레요양원	50	8	경주시 구정동 616-51	(0561) 746-4827	(0561) 745-6363
유료 양로	대흥은빛마을	9	3	울진군 울진읍 대흥리 211	(0565) 782-6186	

<경상남도>

시설종류	시 설 명	정원	종사자수	시설소재지	전화번호	FAX
무료 양로	창원성심원	71	6	창원시 북면 내곡리 1234	(0551) 299-6723	(0551) 299-9974
	마산성로원	100	8	마산시 합포구 교방동 366-1	(0551) 246-1975	(0551) 246-4245
	애양원	50	6	마산시 합포구 진동면 요장리 620-6	(0551) 271-2131	(0551) 271-3889
	통도사자비원	50	8	양산군 하북면 순지리 272-3	(0523) 383-3999	(0523) 381-2242
무료 요양	창원성심원	84	10	창원시 북면 내곡리 1234	(0551) 299-6723	(0551) 299-9974
	프란치스코의집	105	30	진주시 하대동 102-1	(0591) 759-2274	(0591) 749-2276
	보현행원	80	9	김해시 주촌면 양동리 산23	(0525) 329-1733	(0525) 329-1733
전문 요양	마산치매요양원	60	14	마산시 합포구 구산면 반동리 631-1	(0551) 222-1955	
유료 양로	혜성복지원	74	5	양산군 하북면 삼감리 510	(0523) 375-1188	
	일붕경로복지회관	49	7	의령군 궁유면 평촌리 산63	(0555) 572-7878	
	가야산실버홈	122	15	합천군 가야면 치인리 341	(0599) 934-0252	

<제주도>

시설종류	시 설 명	정원	종사자수	시설소재지	전화번호	FAX
무료 양로	제주양로원	60	5	제주시 도평동 1026	(064) 747-8337	(064) 747-8337
	평화의집	50	5	제주시 봉개동 227-26	(064) 723-0909	(064) 723-0911
	성요셉양로원	50	6	서귀포시 상효동 1421-7	(064) 732-7607	(064) 732-7608

무료 양로	성이시돌양로원	80	8	북제주군 한림읍 금악리 109	(064) 796-4184	(064) 794-2232
	남제주양로원	50	7	남제주군 대정읍 하모리 1078-2	(064) 794-2232	(064) 794-2232
무료 요양	제주요양원	30	9	제주시 도평동 1026	(064) 747-8337	(064) 747-8337
	제주원광요양원	50	12	북제주군 애월읍 고성2리 산72	(064) 799-3999	(064) 799-6635
전문 요양	평안요양원	80	14	서귀포시 토평동 1702	(064) 733-9005	(064) 732-0031

Ⅳ. 유료 노인 주택

<강원도>

시설종류	시 설 명	정원	종사자수	시설소재지	전화번호	FAX
유료 주택	보리수마을	720	21	양양군 현남면 전포매리 47-4	(0396) 671-6808	(0396) 671-6807

Ⅴ. 재가 노인 복지시설

<서울특별시>

시설종류	시 설 명	정원	종사자수	시설소재지	전화번호	FAX
가정봉사원 파견	우리모두 재가노인봉사센터		4	종로구 이화동 90-11	(02) 744-8573	(02) 744-916

가정 봉사원 파견	은천가정봉사원파견센터		4	동대문구 장안동 304-8	(02) 2249-9980	(02) 2214-6393
	박애재가노인복지원		4	은평구 갈현동 403-3	(02) 382-1442	(02) 357-0037
	서부재가노인복지센터		4	서대문구 홍제동 313-26	(02) 395-0079	(02) 391-3603
	보사동우회노인복지센터		4	마포구 염리동 168-9	(02) 715-8681	(02) 715-8468
	한국노인복지회		5	영등포구 영등포동 3가 19-3	(02) 2631-3212	(02) 2631-3215
	은파복지사업소		4	서초구 반포동 577-66	(02) 595-3455	(02) 595-3115
	송파연꽃마을 재가노인복지센터		4	송파구 삼전동 9-9	(02) 2203-3677	(02) 2203-0855
주간 보호	용산재가노인복지센터	20	4	용산구 원효로4가 84-3	(02) 718-8887	(02) 702-4000
	은천주간보호센터	25	4	동대문구 장안동 304-8	(02) 2249-9980	(02) 2214-6393
	인덕재가노인복지센터	30	6	은평구 진관외동 488	(02) 385-8205	(02) 385-8207
	서부노인주간보호센터	20	4	서대문구 홍제동 313-26	(02) 395-0079	(02) 391-3603
	강서노인주간보호센터	20	4	강서구 화곡동 1010	(02) 691-8756	(02) 694-8293
	우리모두 노인주간보호센터	20	6	강서구 등촌동 704 주공A 9단지	(02) 658-1118	(02) 658-0557
	양평경로센터	15	4	영등포구 양평동 1가 205	(02) 2634-2215	(02) 2637-2007
	송파 치매노인주간보호센터	30	4	송파구 삼전동 172-2	(02) 2203-9400	(02) 2203-9421
단기 보호	은천 치매노인단기보호센터	30	4	동대문구 장안동 304-8	(02) 2249-9980	(02) 2214-6393
	은파복지사업소 단기보호센터	5	4	서초구 반포동 577-66	(02) 595-3455	(02) 595-3115

<부산광역시>

시설종류	시 설 명	정원	종사자수	시설소재지	전화번호	FAX
가정 봉사원 파견	남광재가노인복지관		6	금정구 노포동 산15	(051) 508-2894	(051) 508-6550
	애광재가노인복지관		4	금정구 장전동 산46	(051) 514-4946	(051) 582-0511
	영진가정봉사원파견시설		4	해운대구 재송2동 1145-7	(051) 783-8910	(051) 783-8911
	삼동재가노인봉사센터		4	북구 구포2동 1060-336	(051) 343-5685	(051) 343-5685
	대한가족계획협회 부산광역시지부		4	수영구 남천동 69-3	(051) 624-5580	(051) 624-5582
	어진샘노인종합복지관		4	해운대구 재송1동 100-14	(051) 782-5005	
	봉생 재가노인복지봉사센터		4	동구 초량3동 110-7	(051) 465-5151	(051) 465-3373
주간 보호	남광재가노인복지관	30	6	금정구 노포동 산15	(051) 508-2894	(051) 508-6550
	애광재가노인복지관	5	4	금정구 장전동 산46	(051) 514-4946	(051) 582-0511
	영진노인주간보호센터	20	3	해운대구 반여1동 1247	(051) 783-8910	(051) 783-8911
	개금노인주간보호센터	50	6	부산진구 개금3동 1-1	(051) 893-5034	(051) 896-6959
	대한가족계획협회 부산광시지부	20	4	수영구 남천동 69-3	(051) 624-5580	(051) 624-5582
	어진샘노인종합복지관	30	3	해운대구 재송1동 100-14	(051) 782-5005	
	절영은빛쉼터	15	6	영도구 동삼1동 1124-6	(051) 404-5530	(051) 404-5531
단기 보호	남광재가노인복지관	8	7	금정구 노포동 산15	(051) 508-2894	(051) 508-6550
	애광재가노인복지관	22	4	금정구 장전동 산46	(051) 514-4946	(051) 582-0511

<대구광역시>

시설종류	시 설 명	정원	종사자수	시설소재지	전화번호	FAX
가정봉사원파견	대구종합사회복지관		4	동구 서호동 89-1	(053) 964-3112	(053) 964-3343
	한국노아복지회		3	남구 대명11동 1148-3	(053) 621-8361	(053) 621-5559
	불교사회복지회		5	남구 이천동 306-15	(053) 476-6632	(053) 476-6632
주간보호	대구노인주간보호소	20	6	수성구 황금동 478-1	(053) 766-6021	(053) 766-6015

<인천광역시>

시설종류	시 설 명	정원	종사자수	시설소재지	전화번호	FAX
가정봉사원파견	인천사회복지협의회		4	남구 숭의1동 146-16	(032) 883-1773	(032) 885-7016
	대한어머니회		4	남구 주안2동 544-16	(032) 868-9207	(032) 862-9071
주간보호	인천재가노인복지센터	10	3	남동구 간석3동 34-4	(032) 431-4001	(032) 427-7991
단기보호	인천재가노인복지센터	5	4	남동구 간석3동 34-4	(032) 431-4001	(032) 427-7991

<광주광역시>

시설종류	시 설 명	정원	종사자수	시설소재지	전화번호	FAX
가정봉사원파견	인애재가노인복지센터		4	남구 봉선동 132	(062) 672-9138	(062) 653-8600
	광주노인복지회		4	북구 두암동 456-9	(062) 266-2244	(062) 266-2244
주간보호	대한가족계획협회	20	4	남구 주월동 1201-8	(062) 651-7705	(062) 653-4437

| 단기보호 | 인애평화원 | 5 | 3 | 남구 봉선동 132 | (062) 653-0247 | (062) 653-8600 |

<대전광역시>

시설종류	시 설 명	정원	종사자수	시설소재지	전화번호	FAX
가정 봉사원 파견	대전노인요양원부설 재가노인복지봉사센터		5	동구 가오동 87-1	(042) 274-2915	
	대한가족계획협회 대전충남지부부설 재가노인복지센터		4	중구 오류동 189-9	(042) 533-8389	(042) 532-1276
	원광수양원부설 재가노인복지센터		4	서구 가수원동 16-71	(042) 541-5022	(042) 541-8029
	대전가톨릭사회복지회		4	대덕구 오정동 74-4	(042) 636-2035	
주간보호	원광수양원주간보호센터	20	4	서구 가수원동 16-71	(042) 541-5022	(042) 541-8029
단기보호	대전노인요양원 단기보호센터	5	3	동구 가오동 87-1	(042) 285-2847	
	성애단기보호센터	8	4	서구 관저동 776-8	(042) 545-9874	(042) 545-9874

<경기도>

시설종류	시 설 명	정원	종사자수	시설소재지	전화번호	FAX
가정 봉사원 파견	효경의손길		5	수원시 장안구 연무동 256-2	(0331) 253-0070	(0331) 241-1164
	성남재가노인복지센터		4	성남시 중원구 은행2동 1034	(0342) 735-9600	(0342) 731-0371
	순애원부설 가정봉사원파견센터		5	고양시 덕양구 관산동 산10	(0344) 962-8360	(0344) 963-4329

시설종류	시설명	정원	종사자수	시설소재지	전화번호	FAX
가정 봉사원 파견	오산재가노인복지센터		4	오산시 오산동 853-32	(0339) 398-1223	(0339) 373-1223
	한국개신교원로원 사랑의 손길		6	군포시 산본동 1134-2 신명타운 404호	(0343) 398-0123	(0343) 398-0125
	영락재가노인복지 상담소		4	하남시 풍산동 산33	(0347) 792-2155	(0347) 792-3965
	서울대인구의학연구소 노인보건복지 안성사업소		5	안성시 낙원동 68-1	(0334) 672-9851	(0334) 672-9851
주간 보호	성지원주간보호센터	20	4	수원시 장안구 조원동 122-4	(0331) 258-7715	(0331) 246-9378
	정성노인의집부설 주간보호센터	20	3	성남시 중원구 금광2동 3956	(0342) 743-3974	(0342) 743-3974
	한국복지재단 하안종합사회복지관	30	4	광명시 하안3동 200 주공아파트 1303동 1층	(02) 893-0720	(02) 895-4553
	순애원부설주간보호센터	20	4	고양시 덕양구 관산동 산10	(0344) 962-8360	(0344) 963-4329
단기 보호	효경의집	12	5	수원시 장안구 연무동 256-2	(0331) 251-2336	(0331) 241-1164
	순애원부설단기보호센터	30	3	고양시 덕양구 관산동 산10	(0344) 962-8360	(0344) 963-4329

<강원도>

시설종류	시설명	정원	종사자수	시설소재지	전화번호	FAX
가정 봉사원 파견	춘천종합사회복지관		4	춘천시 후평3동 주공 석사 3지구	(0361) 242-0051	(0361) 242-0024
	대한가족계획협회 재가노인복지센터		4	춘천시 옥천동 102	(0361) 254-5416	(0361) 254-4545
	원주사회복지협의회		5	원주시 일산동 219-18	(0371) 742-1103	(0371) 742-1103
	동해종합사회복지관		7	동해시 천곡동 371	(0394) 533-8247	(0394) 533-8248
	속초종합사회복지관		3	속초시 교동 961-1	(0392) 635-0758	(0392) 635-1504

| 주간보호 | 대한가족계획협회 재가노인복지센터 | 20 | 4 | 춘천 옥천동 102 | (0361) 254-5416 | (0361) 254-4545 |
| 단기보호 | 춘천종합사회복지관 | 7 | 4 | 춘천시 후평3동 주공 석사3지구 | (0361) 242-0051 | (0361) 242-0054 |

<충청북도>

시설종류	시 설 명	정원	종사자수	시설소재지	전화번호	FAX
가정봉사원파견	현양노인복지사업소		4	청주시 상당구 내덕동 430-5	(0431) 216-0957	(0431) 216-0958
	산남노인복지사업소		4	청주시 흥덕구 수곡동 335	(0431) 275-9018	(0431) 271-1429
주간보호	청주재가노인복지	10	3	청주시 흥덕구 복대동 169-2	(0431) 273-4435	(0431) 273-4435
단기보호	청주재가노인복지센터	10	3	청주시 흥덕구 복대동 169-2	(0431) 273-4435	(0431) 273-4435

<충청남도>

시설종류	시 설 명	정원	종사자수	시설소재지	전화번호	FAX
가정봉사원파견	천안노인복지관		3	천안시 쌍용동 1038	(0417) 571-0617	
	자비재가노인센터		6	공주시 옥룡동 산7-1	(0416) 856-3695	
주간보호	천안노인복지관	14	3	천안시 쌍용동 1038	(0417) 571-0617	(0417) 571-0619
단기보호	금매복지원	5	4	서천군 마서면 송내리 266-23	(0459) 956-0893	

<전라북도>

시설종류	시 설 명	정원	종사자수	시설소재지	전화번호	FAX
가정봉사원파견	성애재가노인복지회		5	전주시 삼천동 3가 774-15	(0652) 221-1311	
	부송종합사회복지회		4	익산시 영등동 754-13	(0653) 831-1366	
	전주재가노인복지센터		4	전주시 인후동 1가 1557-4	(0652) 246-1366	
주간보호	성모노인돌봄의집	20	5	익산시 영등동 268-9	(0653) 854-7049	
	인보노인종합복지관	30	6	전주시 중노송동 339-2	(0652) 284-0295	

<전라남도>

시설종류	시 설 명	정원	종사자수	시설소재지	전화번호	FAX
가정봉사원파견	목포성모재가복지원		4	목포시 경동 2가 6-1	(0631) 244-1254	(0631) 244-1454
	여수노인복지회관		4	여수시 학동 65	(0662) 685-2396	(0662) 681-4367
	순천종합사회복지관		4	순천시 인제동 121	(0661) 741-3055	(0661) 741-7036
	순천조례사회복지관		4	순천시 조례동 1666	(0661) 722-2304	(0661) 722-6828
	장성프란치스꼬의집		4	장성군 진원면 선적리 170-1	(0685) 392-9400	(0685) 392-1401
주간보호	순천종합사회복지관	15	4	순천시 인제동 121	(0661) 741-3063	(0661) 741-7036
단기보호	순천종합사회복지관	10	4	순천시 인제동 121	(0661) 741-3063	(0661) 741-7036
	목포성모재가복지원	10	6	목포시 경동 2가 6-1	(0631) 244-1254	(0631) 244-1454

| 단기보호 | 장성프란치스꼬의집 | 5 | 5 | 장성군 진원면 선적리 170-1 | (0685) 392-9400 | (0685) 392-1401 |

<경상북도>

시설종류	시 설 명	정원	종사자수	시설소재지	전화번호	FAX
가정봉사원파견	포항종합사회복지관 가정봉사원파견센터		4	포항시 남구 대도동 632-11	(0562) 281-3111	(0562) 281-3318
	김천재가노인봉사센터		4	김천시 부곡동 1328	(0547) 439-0160	(0547) 439-0161
	구미재가노인봉사센터		4	구미시 황상동 110	(0546) 472-5080	(0546) 472-3923
주간보호	나천주간보호센터	15	7	안동시 송현동 346-13	(0571) 856-6238	(0571) 856-6238
	곽병원노인주간보호센터	30	6	경산시 중방동 860-4	(053) 811-1391	(053) 816-6191

<경상남도>

시설종류	시 설 명	정원	종사자수	시설소재지	전화번호	FAX
가정봉사원파견	창원시재가노인복지센터		8	창원시 중앙동 69-3	(0551) 283-5900	
	애양원부설 재가노인복지봉사센터		7	마산시 합포구 진동면 요장리 620-6	(0551) 271-9529	
	경남종합사회복지관		9	마산시 회원구 구암2동 31	(0551) 298-8600	
	광우복지원부설 진주재가노인봉사센터		6	진주시 문산읍 삼곡리 1182-57	(0591) 762-4248	
주간보호	경남종합사회복지관	50	9	마산시 회원구 구암2동 31	(0551) 298-8600	
단기보호	마산성로원	15	5	마산시 합포구 교방동 366-1	(0551) 246-1975	

<제주도>

시설종류	시 설 명	정원	종사자수	시설소재지	전화번호	FAX
가정봉사원파견	제주원광요양원		5	북제주군 애월읍 고성2리 산72	(064) 799-3999	(064) 799-6635
	제주종합사회복지관		16	제주시 도남동 68-7	(064) 753-3703	(064) 755-1377
주간보호	대한가족계획협회	20	4	제주시 연동 312-50	(064) 742-0456	(064) 742-0456
	제주사회복지회	30	4	제주시 용담2동 630-12	(064) 746-0086	(064) 746-1769

을 비워 주는 것이 중요하다.

　배뇨 장애가 있는데 요량을 일정하게 유지하는 것은 일상생활에 불편을 주기도 하지만, 신장의 기능을 저하시키지 않게 하기 위해서는 반드시 지켜야 할 중요한 주의 사항이다.

　방광을 비우는 것도 매우 중요하다. 방광에 소변이 남아 있으면 방광염이 되기 쉽고, 또 방광염이 있을 경우에는 낫지 않는 원인이 되기도 한다. 예를 들면, 물의 흐름이 큰 강물은 오염되는 경우가 적고, 물의 흐름이 적은 강은 오염되기 쉬운 것과 같은 이치이다.

　배를 손으로 누르거나 두드리는 것으로 방광을 비우는 것이 어려운 경우에는 요도에 관을 넣어 배뇨시키는 방법이 가장 효과적이다. 그러므로 그 방법을 전문의에게 배우도록 한다.

　'욕창'은 누워 있을 때에는 요골의 돌출 부분이나 그 주변에 생기는 경우가 많지만, 휠체어에 탈 수 있게 되면(38쪽 '욕창이 생기기 쉬운 부위' 참조) 앉아 있는 상태에서 압박을 받는 엉덩이의 좌골이나 미골에 자주 발생하게 된다.

　아무리 좋은 쿠션도 욕창을 완전하게 방지할 수는 없다. 1~2시간마다 규칙적으로 허리를 들어올렸다 내리거나(push up), 또 허리를 올려 줄 수 없다면 엉덩이의 압박을 조금이라도 감소시킬 수 있게 몸을 전후좌우로 움직이도록 격려해 주어야 한다.

　일정한 간격의 규칙적인 '허리 올리기'를 게을리하면 욕창이 생기는 경우가 많기 때문에, 특히 휠체어를 사용하면서 일을 하는 사람은 일에 몰두한 나머지 허리를 들어올렸다 내리기를 게을리하지 않도록 주의해야 한다.

　피부를 청결하게 유지하는 것도 중요하므로, 하루에 한 번은 반드시 몸을 씻도록 한다. 목욕은 혈액 순환을 좋게 하는 데 효과적이다. 감각이 없어 피부가 어떤 상태인지를 알기 어렵기 때문에, 욕창이 생기기 쉬운 장소를 거울로 매일 관찰하는 것을 습관화하도록 한다.

욕창은 치료된 후에도 흉터가 남고 재발하기 쉽기 때문에 예방이 중요하다.

경수가 손상된 사람이 기관지염을 일으킨 경우에는 가래를 기침과 함께 뱉어내는 것이 어렵기 때문에, 문제가 되는 경우가 적지 않다. 따라서 강한 숨을 토해 낼 수 있도록 평소부터 호흡 훈련을 계속하는 것이 중요하다.

또 흉부를 손으로 만져 보고 천명(색색하는 소리)이 느껴지는 경우에는 그 부위를 위로 하여 보호자가 흉곽(가슴을 둘러싸고 있는 골격)을 두드리거나, 기침에 맞추어 흉곽을 빠른 속도로 진동시켜 주어 가래를 잘 뱉어내게 할 수도 있다.

남아 있는 신체의 기능을 강화시킨다

이 훈련은 병상에서의 생활이 끝난 후 치료실에서 하는 훈련이다. 척수 손상으로 다리가 마비되어 있는 경우에는 훈련이나 모든 동작을 손의 힘으로 대신할 필요가 있기 때문에, 손의 힘을 가능한 한 빠른 시기부터 강하게 할 필요가 있다. 다리 기능이 회복된 후에 하겠다는 생각으로 손의 훈련 시기가 늦어져서는 안 된다. 사용할 수 있는 손은 최대한으로 살려서 다리의 훈련에 대비하고, 또 옮기는 동작을 하루라도 빨리 자립해서 할 수 있게 하려면 손의 힘을 강화시켜 두는 것이 반드시 필요하다. 예를 들어 아령을 사용하는 훈련은 병동에서도 스스로 할 수 있는 좋은 훈련이다.

■ 근력 강화 훈련

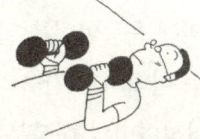

① 누운 채로 팔꿈치를 직각으로 굽히고 양손으로 아령을 들고,

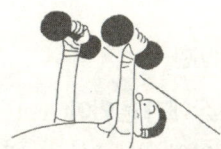

② 팔꿈치를 똑바로 펴서 위로 들어올렸다 내렸다 한다.

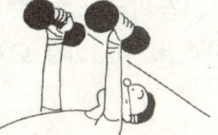

③ 팔꿈치를 똑바로 펴서 위로 들어올린 후

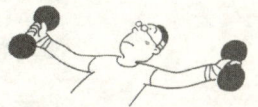

④ 좌우로 펼쳐 팔꿈치가 바닥에 닿게 한다.

■ 허리 들어올렸다 내리기 (팔의 힘으로 몸을 들어올리는 훈련. 팔의 근력을 높인다)

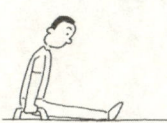

① 처음에는 침대나 매트를 손으로 잡지 않고, 손으로 잡을 수 있는 '허리 들어올렸다 내리기 기구'를 사용하면 편하게 할 수 있다.

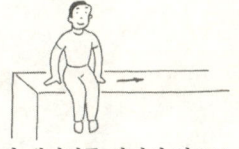

② 허리 들어올렸다 내리기를 하면서 옆으로 이동해 가는 훈련을 할 수 있다.

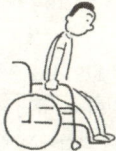

③ 휠체어를 잡고 허리 들어올렸다 내리기를 하는 훈련. 허리나 엉덩이에 생기는 욕창을 예방하는 효과를 기대할 수 있다.

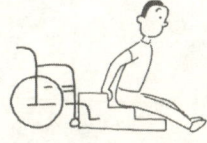

④ 마루에서 발판을 이용하여 허리 들어올렸다 내리기로 휠체어에 앉는 훈련. 익숙해지면 발판의 수를 줄인다.

6. 뇌성마비의 재활
생후 6개월까지 확진하고 바로 재활을 시작한다

● **뇌성마비란**
출산시의 장애가 원인이 되어 신생아의 뇌에 손상이 일어난다

'뇌성마비'란 뇌의 장애에 의해 운동마비를 일으킨 상태를 말한다. 임신 28주부터 출산 후 1주 이내의 기간을 '주산기(周産期)'라고 하는데, 소아에게 일어나는 뇌성마비의 대부분은 이 주산기 장애가 원인이 된다.

주산기에 ① 가사 분만[1], ② 미숙아 출산, ③ 혈액형 부적합 등에 의한 신생아 황달[2] 등이 있으면, 신생아에 뇌성마비를 일으킬 수 있는 가능성이 높다.

최근 뇌성마비의 발생률이 감소되었는데, 이것은 신생아의 가장 위험한 시기인 주산기 의료가 발전되었기 때문이다.

뇌성마비의 운동 장애는 진행성도 아니지만 장애가 고정되어 있다는 의미도 아니다.

---

[1] 아기가 가사(假死) 상태로 태어나는 것을 말한다. 분만 직후 첫번째 호흡으로 아기가 보통 큰소리로 울게 되어 있지만, 이 호흡이 늦어져 우는 소리가 들리지 않는다든가 지극히 약한 상태일 때 '신생아 가사'가 의심된다. 신생아 가사는 태아가 태내에 있을 때 모체와의 혈행(血行)에 장애를 받아 산소 부족이 되었을 경우나 분만할 때 장애를 받았을 경우 발생한다.

[2] 정상적인 신생아의 경우에도 1~2주 사이에 없어지는 가벼운 황달은 보인다. '중증 황달'은 모자간의 혈액형 부적합에 의한 것이나, 유전성인 특발성(愚發性) 고빌리루빈혈증이라는 질환이 생각된다. 혈액형 부적합에는 혈액형의 분류에 의해 Rh형과 ABO형의 두 타입이 있다. Rh형의 부적합은 모친이 Rh 마이너스, 아기가 Rh 플러스인 경우에, 또 ABO형의 부적합은 모친이 O형, 아기가 A형 또는 B형의 경우에 볼 수 있다.

말하자면, 신체의 운동 기능은 변화하고 발달할 가능성을 가지고 있다. 이것은 대단히 중요한 사항이다.

뇌성마비 아이인 경우, 건강한 아이의 발달 정도보다는 조금 느리지만 운동 기능은 훈련에 의해 발달시킬 수 있다. 다른 질환의 재활은 기능의 회복이나 유지를 목적으로 하지만, 뇌성마비의 경우에는 '발달을 촉진한다'는 것이 목적이다.

● 조기 진단을 위하여
'목을 가누지 못한다'는 것이 판단 기준이 된다

뇌성마비에서는 뇌가 미숙한 단계에서부터 빨리 재활 치료를 시작하는 것이 효과가 크다고 알려져 있다. 그 때문에 빨리 장애를 발견하여 진단을 내리고 서둘러 재활을 시작하는 것이 중요하다.

아기가 뇌성마비인지를 분간하기 위해서는 아기의 모습을 잘 관찰할 필요가 있다. 아기가 성장해 가면서 '서서히 할 수 있는 행동'이라고 생각되는 행동을 좀처럼 보이지 않는 경우에는 주의가 필요하다.

아기가 어느 정도의 운동 능력이 발달되고 있는가를 알려는 목적으로 최초로 사용될 수 있는 방법은 '목 가누기'를 보는 것이다.

보통은 생후 3~4개월 정도에 목을 가누게 된다. 생후 5~6개월 지나도 목을 가누지 못하는 아기의 경우에는 이상이 의심된다. 그 중요한 원인 가운데 하나는 뇌성마비이다.

실제로는 개인에 따라 차이가 상당히 있기 때문에 목을 가누는가 그렇지 못한가를 보통 사람들이 판단하기는 어렵지만, 그 방법에는 몇 가지가 있다(다음 그림 참조). 그 결과 능력이 뒤떨어짐을 알게 되었으면, 전문의사에게 진료를 받아 보아야 한다.

■ 목 가누기를 평가하는 법

생후 3~4개월의 단계에서 다음과 같은 점을 잘 관찰한다.

• 목을 가누지 못하는 아이   • 목을 가누는 아이

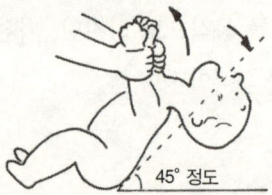 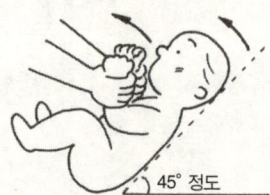

① 위를 보고 눕게 하여 아이의 손목을 잡아당기면서 일으키면, 정상아는 머리를 앞쪽으로 들면서 등의 선과 머리의 선이 일직선이 되지만, 목을 가눌 수 없는 아이는 머리가 뒤로 젖혀지게 된다.

• 목을 가누는 아이

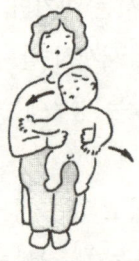 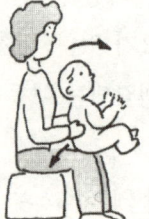 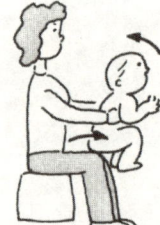

• 목을 가누지 못하는 아이

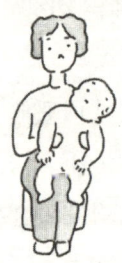 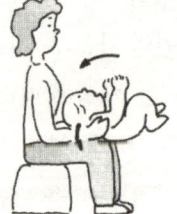 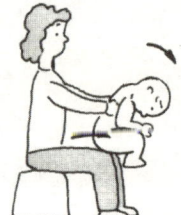

② 무릎 위에서 뒤를 향해 안고 앞·뒤·옆으로 기울인다. 뒤를 향하게 하여 수직으로 아이를 안고, 겨드랑이 아래를 바치고 조용히 앞(뒤·옆)으로 기울여 보면, 목을 가누는 정상아는 머리를 원래 위치로 되돌리기 위해 목을 들지만, 목을 가누지 못하는 아이는 머리가 앞(뒤·옆)으로 기울어진 채로 있다.

바른 자세를 유지하기 위한 훈련

뇌성마비 아이는 정상아에게서는 볼 수 없는 자세를 취하는 경우가 많기 때문에 집에서의 재활은 바른 자세로 교정하는 훈련을 끈기있게 계속해야 한다.

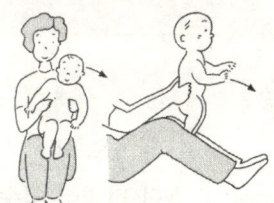
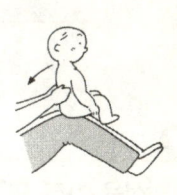

옆으로 기울이기   앞으로 기울이기   뒤로 기울이기

■ 목 가누기와 몸의 안정

뇌성마비 아이는 목 가누기가 활발하지 못하므로 무릎 위에 아이를 앉혀 놓고 전후 좌우로 기울여도 머리나 몸이 불안정하게 되지 않도록 견뎌 낼 수 있는 연습을 시킨다.

■ 위로 눕혔을 때와 엎드려 누였을 때 이상한 자세 교정

뇌성마비 아이는 위로 향하게 눕히면 전신의 근육을 잡아당기는 자세를 취하므로, 엎드려 누여 몸이 굽어지게 하여 이것을 교정한다.

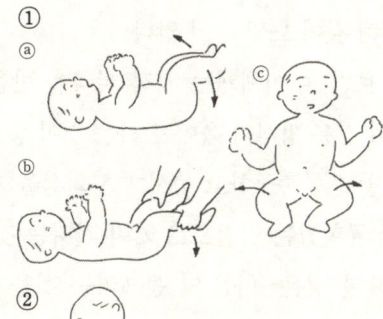

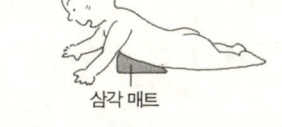
삼각 매트

① 위로 눕혔을 때의 자세 교정
  ⓐ 고관절을 90도로 구부려 그 상태로 다리를 천천히 좌우로 벌린다.
  ⓑ 다리나 무릎이 자연스럽게 위로 올라가기 때문에 아래로 내려 주도록 한다.
  ⓒ 무릎 안쪽으로 손을 넣어 양다리를 좌우로 크게 벌린다.

② 엎드려 누였을 때의 자세 교정
  흉부에서 복부에 걸쳐 삼각형 매트를 대어주면 몸이 굽어지는 것을 막을 수 있고, 목을 가누는 것도 좋게 된다.

■ 앉았을 때 이상한 자세 교정

뇌성마비 아이는 앉았을 때 자세나 등의 근육이 비정상적으로 구부러지는 증상을 보인다.

① 엉덩이를 다리 사이에 오게 하여 바닥에 앉힌다.
  ⓐ 일단 몸을 구부러지게 하여 안은 다음,
  ⓑ 다시 보통의 책상다리로 앉게 한다.

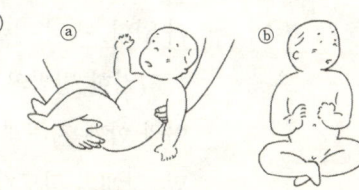

> ② 다리를 벌리고 앉게 하면 등이 구부러진다.
>   ⓐ 양 무릎을 조금 구부려서 등의 근육이 구부러지지 않도록 균형잡기 연습을 시킨다.
>   ⓑ 다리를 모아 옆으로 앉은 자세가 되게 한다.

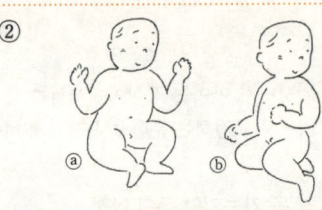

● 지적인 자극을
사회성을 가진 인격 형성도 중요하다

의사로부터 재활을 권유받았으면, 망설이지 말고 시작해야 한다. 훈련 방법이 익숙해지면 놀면서, 식사를 하면서, 또는 기저귀를 갈아 주면서도 할 수 있는 훈련이다(앞의 그림 참조).

뇌성마비 아이의 가장 가까이에 있는 사람은 엄마이다. 그래서 엄마의 아이에 대한 대응이 매우 중요하다.

'가지고 태어난 병이니까'라고 포기해 버려 오로지 병원에만 왔다 갔다 하면 물론 병에 대해 깊이 느낄 수가 없다.

이런 나날을 보내다 보면, 아이에게는 지적 자극을 받을 기회가 부족하게 된다. 정상아와 같은 방식의 육아를 하는 것이 중요하다.

중요한 점은 심신의 발달을 촉구하고 동시에 사회성을 가진 인격을 형성시키는 것, 결국 균형있는 인간으로 키워 간다는 것이다. 그 때문에 무엇보다도 중요한 것은 '마음'의 문제라는 것을 확실하게 인식했으면 한다.

● 집단 보육의 필요성
집단에서 지내는 것을 체험시킨다

재활을 열심히 한 나머지 부모가 아이 옆에서 거의 하루종일 집안에 있는 경우가 있다. 이렇게 해서는 아이에게 지적인 자극을 줄 수가 없다. 좀더 적극적으로 밖으로 데리고 나가도록 한다.

그러한 방법의 하나가 집단 보육이다. '장애를 가진 아이를 정상아와 함께 지내게 하는 것은 불쌍하다'는 걱정이 있을지도 모르겠지만, 장애의 정도가 중증이 아니라면 보통의 유치원이나 보육원에 넣어도 상관없다.

　장애의 정도가 무겁고 보통 유치원이나 보육원에서는 어렵다고 생각되는 경우에는 장애가 있는 아이를 위한 통원 시설이나 특수 학교[3]도 있다. 어느 시설로 정하든 집단에서 지내게 하는 체험은 상당한 의미가 있다. 여러 자극을 받게 하는 것과 동시에 친구가 생겨 생활이 즐겁게 되고, 심신의 발달이 촉진되는 것이다. 따라서 이런 집단 생활을 가능한 한 빠른 시기에 시작했으면 한다.

---

[3] 지적 장애나 지체 부자유 등 심신에 장애가 있는 사람에 대해서 유치원 및 초·중·고교에 준하는 교육을 실시하고, 동시에 그 부족함을 보충하기 위해 필요한 교육을 하는 학교를 말한다. 가벼운 장애를 가진 아이들에 대해서는 보통 학교에 적을 두고 특수 학급에 다니면서 특별 교육을 받게 하는 경우도 있다.

7. 절단 환자의 재활
조기에 의족을 달고 훈련을 하면 대부분 걸을 수 있게 된다

● 절단의 원인

교통사고 등 외상에 의한 것이 과반수를 차지한다

팔다리의 절단은 그 원인이나 발생 수가 서양과는 현저하게 다르다. 서양에서는 절단의 원인으로 말초혈관 질환이 가장 많고 외상은 상대적으로 적은 비율이지만, 우리나라에서는 외상이 많은 부분을 차지한다. 외상은 압착기에 손이 끼였다든가 교통 사고 등에 의한 경우가 주 원인이 된다.

그밖에도 외상의 후유증이나 악성 종양·당뇨병에 의한 것, 각종 염증, 신경성 질환, 그리고 선천성 기형 등이 다리 절단의 원인으로 작용한다.

그러나 서양에서는 혈관 내에서 혈액이 응고되어 막히는 질환 때문에 노인이 다리를 절단하는 경우가 상당히 많아 전체 절단자의 약 80%를 차지한다.

이와 같이 우리나라에는 서양만큼 혈관이 막히는 질환[1]에 의한 절단 수술이 많지는 않지만 안심할 수는 없다. 최근 우리나라에서도 혈관성 질환에 의한 절단이 점차로 늘고 있기 때문이다.

그 원인은 식생활의 변화에 의한 혈전 발생이 증가하고 있다는 데

---

[1] 정식 명칭은 말초 순환 장애라고 한다. 동맥경화증 때문에 혈관이 좁아져 혈액의 흐름이 나쁘게 되는 경우가 대표적인데, 서양에서는 팔다리 절단 원인으로 가장 높은 비율을 차지한다. 그밖에도 폐색성 혈전성 혈관염이나 당뇨병 등이 원인이 되고 있다. 폐색성 혈전성 혈관염은 팔다리의 동맥이나 정맥에 혈전이 생겨 혈관이 폐색되는 병인데, 그 끝의 말초 조직에 혈액이 공급되지 않기 때문에 괴사된다. 원인은 불명이다.

있다고 생각된다.

● 절단 직후 의족 다는 법
수술 후 바로 훈련을 시작하고 의족을 단다

다리 절단 후 재활이라면 아무래도 '의족'에만 관심을 갖는 경향이 있으나, 실제로 정말 중요한 것은 '절단 수술 전후의 훈련'이다.

결국 절단 전이나 직후의 관리를 확실히 해두는 것이 중요한 요점이 되는 것이다.

특히 노인의 경우에는 절단 수술 전후 관리가 충분하지 않으면, 수술 후 그대로 누워서 자리를 지키게 되는 경우도 있으므로 주의해야 한다.

이와 같이 절단 전이나 직후부터 환자에 대해서 절단의 필요성과 절단한 후의 생활 등에 대해서 충분한 설명을 하고, 그에 대해서 환자가 충분히 납득하는 것이 중요하다.

그리고 환자를 간호하는 가족들도 그러한 상황을 확실히 이해하도록 해야 한다.

퇴원할 때까지의 과정은 '절단 전에 충분한 설명을 한다 → 수술을 한다 → 수술 후 즉시 훈련을 한다 → 의족을 단다 → 퇴원'까지로 되어 있다.

■ 소켓(Socket)

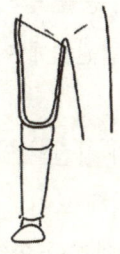

소켓이란 절단한 팔다리의 절단부와 의족을 연결하는 부분을 말하고, 절단부에 씌워져 있는 소켓을 의족 상단부의 소켓에 끼워 맞춰 고정시킨다. 여러 형태가 고안되어 있다.

■ 의족의 관리

　오늘날 널리 이용되고 있는 소켓(절단부와 결합하는 의족의 상단 부분)은 플라스틱제이다. 소켓에 다리(손)를 직접 넣게 되므로 땀과 추위가 문제가 된다.

　여름에 염증을 방지하려면 매일 목욕하여 절단부를 청결하게 함과 동시에 소켓 안쪽도 비눗물로 잘 씻어 준다. 겨울철 동상 대책으로는 소켓 안에 미리 '사용하고 버리는 회로'를 넣어 따뜻하게 해두는 등의 아이디어를 강구해 둘 필요도 있다.

　관리에 충분히 신경을 써도 절단부와 소켓이 잘 맞지 않으면 마찰이 생겨 습진이 생기기도 하고, 신발이 잘 맞지 않을 때에는 수포나 창상이 생기기도 한다.

　이런 경우에는 습진이나 상처를 치료함과 동시에 소켓을 맞도록 고쳐야 하며, 알레르기성 피부염을 일으키는 경우에는 재질을 바꾸는 것도 중요하다.

● 절단 후의 주의

절단부의 구축을 방지하기 위해서 좋은 자세를…

　앞에서도 설명했듯이 수술 전이나 직후의 관리는 매우 중요하다. 의족을 능숙하게 다리에 장착하기 위해서는 수술 직후부터 훈련을 할 필요가 있으며, 의족을 착용할 때까지 가장 중요한 것은 절단부의 구축(관절부가 굳어서 스스로 움직일 수 없게 된 상태)을 방지하는 것이다.

　절단 수술을 받으면 절단부가 점점 부어서 팽창되기 때문에(부종), 탄력 붕대로 단단하게 감싸고, 자는 동안에도 그대로 감아 둔다. 이와 같은 구축이나 부종을 방지하는 대책은 상당히 전문적인 지식이 필요하며, 실제로 입원중에 이미 전문가의 지도 아래 행해지고 있다.

　그러므로 여기서는 환자 자신의 의지와 노력으로 계속 나아갈 수 있는 대책을 중심으로 생각해 보기로 하자.

　우선, 고관절이나 무릎 관절의 외전(外轉) 또는 굴곡 구축을 방지하기 위해 바른 자세를 유지할 필요가 있다. 그러려면 절단 후에 절대로 해서는 안 되는 자세가 있다(아래 그림 참조).

절단 후에 이런 자세는 취하지 말 것

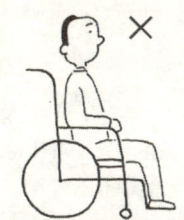

장시간 앉아 있거나 휠체어에 앉지 않는다. 고관절이나 무릎관절이 굽을 위험성이 있다.

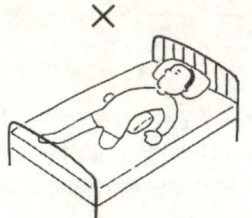

허리가 앞쪽으로 심하게 구부러진 상태로 눕지 않는다.

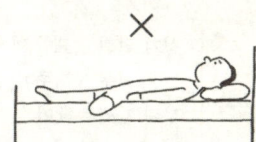

절단한 다리의 절단부를 아래로 내려놓지 않는다.

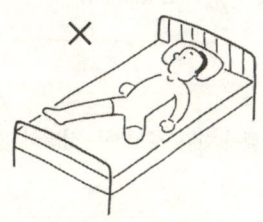

대퇴 절단의 경우에는 대퇴의 절단부에서 외전되지 않도록 한다.

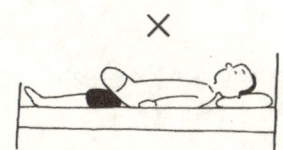

절단부의 아래에 베개 등을 넣지 않는다.

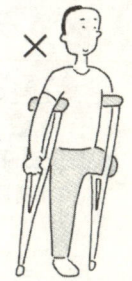

목발을 사용할 때 절단부를 손잡이 부위에 얹지 않는다. 고관절이 심하게 굽을 우려가 있다.

이밖에도 의족을 달기까지는 복근이나 배근의 훈련, 성한 다리의 훈련을 매일 빠뜨리지 않고 시행하도록 한다.

걷기 위해서는 복근이나 배근의 운동을 빼놓을 수 없다.

성한 다리의 훈련으로는 구부렸다 폈다 하는 운동이 가장 효과적이다. 구부렸다 폈다 하는 운동은 벽에 손을 대거나 난간·봉 등을 잡으면, 한쪽 다리로도 안정되게 할 수가 있다.

단, 이러한 훈련을 하려고 할 경우에는 반드시 담당 의사와 상담한 후 해야 한다.

■ 체간근(體幹筋)의 훈련

걷기 위해 필요한 것은 복근과 배근을 훈련시키는 것이다. 바로 누워서 복근의 훈련을 할 때, 성한 다리에는 무거운 모래주머니를 얹어 놓아 다리가 위로 올라가지 않도록 한다. 단 무릎은 곧게 펴지 않고 약간 구부린 자세로 해야 하며, 개인차가 크기 때문에 피곤하지 않을 정도로 행하도록 한다.

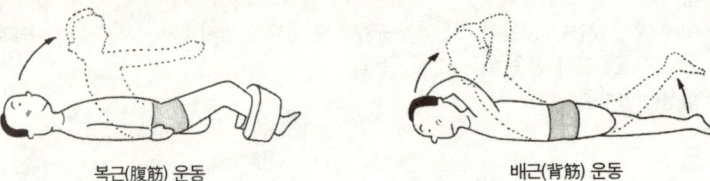

복근(腹筋) 운동   배근(背筋) 운동

■ 성한 다리의 훈련

구부렸다 폈다 하는 훈련은 손잡이나 봉을 잡거나 벽면을 이용해서 한다. 줄넘기는 상당히 격렬한 운동이기 때문에 몸 상태를 보면서 하도록 한다.

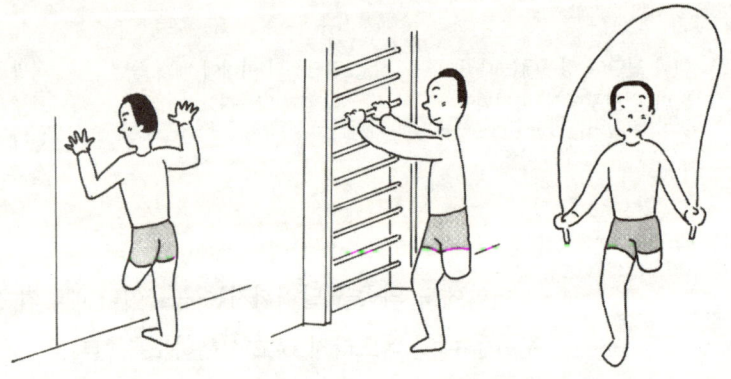

절단 기능의 회복
일상생활에 지장이 없을 정도까지 회복한다

실제로는 재활의 효과는 예상 이상으로 크다. 절단 수술 후 절단부에 통증이 있다고 해서 다리를 구부린 채로 두면 구축을 일으키게 된다.

이러한 경우는 특히 노인에게서 많이 볼 수 있다. 이런 경우에도 재활을 수술 직후부터 확실히만 한다면 예방이 가능하다.

수술 후 재활에 의해 어느 정도까지 능력을 회복할 수 있느냐 하면, '거의 일상생활에 지장이 없을' 정도까지라고 할 수 있다.

물론 경우에 따라 약간의 차이가 있을 수 있지만, 한쪽 무릎 아래 절단이라면 지팡이 없이 보통 걷는 속도로 걸을 수 있고, 계단도 보통 속도로 올라갈 수 있다. 대퇴·고관절 절단의 경우에도 일상생활이나 사회 복귀가 충분히 가능하다.

의족을 달고 나서 주의해야 할 점은 절단부의 청결을 유지하고 의족을 관리하는 것이다. 이것을 확실히 하지 않으면 상처나 염증을 일으키게 된다.

제4장 재택(만성기) 환자의 재활시 유의점

1. 보다 풍요로운 가정 생활을 목표로······159
2. 집에서의 (만성) 재활에 도움이 되는 보조 기구와 간호 기기
   ······168
3. 집에서 재활하는 데에서의 자립과 간호의 문제점······188

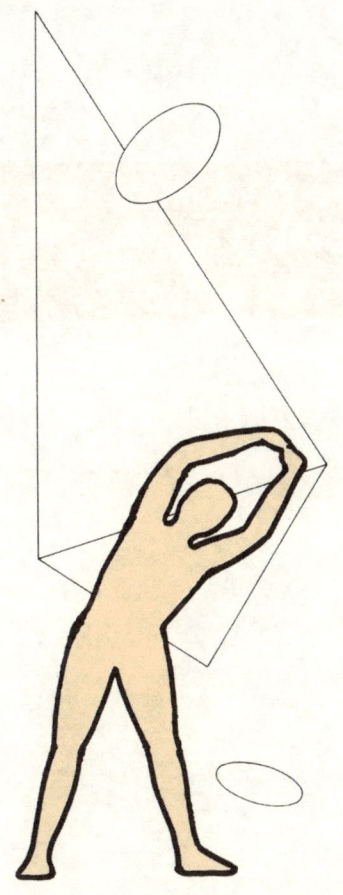

급성기·회복기의 재활이 끝나고 퇴원하여 가정으로 돌아가서의 만성기 재활은 어떻게 하면 좋을까. 또 집에서의 재활을 필요로 하는 환자를 간호할 때의 문제점에는 어떤 것이 있을까. 유의 사항을 연구해 보자.

1. 보다 풍요로운 가정 생활을 목표로

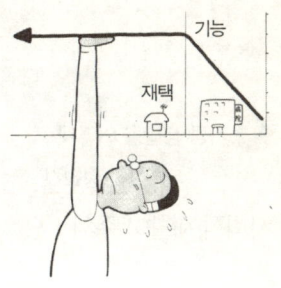

1) 보다 풍요로운 가정 생활을 목표로

● 재택 재활의 필요성
일단 회복한 기능이 다시 떨어지지 않도록

    뇌졸중의 재활은 크게 급성기·회복기의 재활과 만성기의 재활 두 가지로 나뉜다. 병원에서 하고 있는 '전문적인' 재활은 급성기로부터 회복기에 걸친 의료로서 신체 훈련을 중심으로 한 재활이다.
    이러한 훈련 중심의 재활에 의해 신체 기능이 일정 목표에 도달하게 되면 퇴원하여 자택으로 돌아가게 된다. 퇴원 후에는 어느 정도의 장애를 가지고 생활하게 되므로, 그 나름의 기능을 유지하기 위해 활동성 있는 일상생활을 할 필요가 있다.
    그렇게 하지 않으면 어느 정도까지 회복된 신체 기능이 다시 저하될 우려가 있기 때문이다. 연령적으로도 노화 현상이 일어나는 연령층의 환자가 많기 때문에, 사용하지 않음으로써 발생하는 모든 폐용 증후군의 원인이 되며 또한 발생 위험성이 높다.
    집에서 하는 재활은 입원시에 했던 재활 치료가 불완전하기 때문에 계속하는 것이 아니라 '이제까지 회복한 기능이나 능력을 어떻게 유지할 것인가', '장애를 가지고, 어떻게 살아갈 것인가, 어떻게 생활할 것인가'에 초점을 맞출 필요에 의한 것이다.

2) 활기찬 가정 생활을 위한 재활

● 가정 생활을 어떻게 유지할 것인가
사회적 재활이 주체

재활은 의학적·사회적·직업적·교육적 네 측면을 가지고 있지만, 일반적으로 잘 알려져 있는 것은 그 가운데 의학적 재활에 의한 기능 훈련뿐이다.

병원이나 시설에서 급성기나 회복기에 행하는 것은 주로 '의학적 재활'이지만, 퇴원 후 집에 돌아간 만성기 환자의 생활을 지탱해 가는 것은 '사회적 재활'이다. 이 차이를 확실히 인식해야 한다.

물론 집에서의 여러 가지 활동도 의학적 재활을 토대로 하고 있으나, 점점 '사회적 재활'로 바뀌어 가야 한다.

급성기나 회복기와는 다르게 만성기에서의 재활은 실제 생활의 장에서 신체 활동을 어떻게 지탱해 갈 것인가 하는 것이 주된 목표가 된다.

● 재택 재활
치료용 보조 기구가 일상생활 용구로 바뀐다

걸을 수 없을 때 '휠체어'를 사용하고, 보행 훈련을 시작 할 때 지팡이를 사용하는 것처럼 의학적 재활의 단계에서도 보조기나 생활 보조 기구를 사용하기도 하지만, 이것은 기능 회복을 위한 보조 기구일 뿐이다. 그러나 집으로 돌아가고 나서 그런 보조기는 기능 회복을 위해서 일시적으로만 사용하는 것이 아니고, 일상생활을 영위하기 위해서 계속 사용해야 하는 것으로 바뀐다.

같은 모양의 보조 기구라 할지라도 의학적 재활과 사회적 재활에서는 사용하는 목적이 다르다. '치료용'이 아니라 '재활용'이나 '생활용'이 되는 것이다.

퇴원해서 집으로 돌아간 후의 재활은 병원에서 해왔던 기능 훈련과는 다르며, 기능이나 능력을 어떻게 유지할 것인가에 초점을 맞추어 행할 필요가 있는 것이다.

결국 그때까지의 재활이 어중간하기 때문에 집에 돌아가서 훈련을 더하려는 것이 아니라, 생활을 즐기고 풍부하게 하며 생활에 적합한 쾌적한 상태를 만들어 내기 위해서 필요한 것이다.

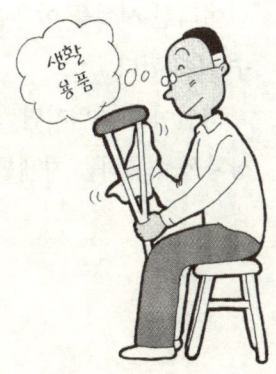

3) 재택 생활을 시작하기 전에 우선 마음의 다짐을!

● 마음의 준비 기간
포기가 아닌 장애를 수용하는 마음이 중요

급성기의 재활을 통해 육체적으로는 3개월 간의 훈련만으로도 집에 돌아갈 수 있는 상태가 될지도 모른다. 그렇지만 본인이 장애를 가진 생활을 견딜 수 있을 것인가, 순조롭게 마음을 잡을 수 있을 것인가는 간단하게 생각할 수 있는 문제가 아니다. 따라서 환자의 '마음의 스트레스'가 중요하게 다루어져야 한다.

이전에 뇌졸중의 치료시에는 3개월 정도 누워 있으면서 의학적 치료를 받고, 그 후에도 6개월 정도의 재활 훈련을 받는 긴 기간이 있었기 때문에, 환자의 마음의 장애도 '포기'라고 할까, 어쨌든 시간의 경과와 함께 저절로 문제가 해결되었던 경우도 없지 않았다.

그런데 3개월 정도 지나 집에 돌아오면, 여간해서 마음을 잘 가다듬지 못한다. 환자 본인뿐 아니라 받아들이는 가족들도 수용할 마음의 준비가 쉽게 되지는 않는다.

그래서 병원에서 집으로 바로 돌아올 것이 아니라, 그 준비 기간으로 중간 시설인 노인 보건 시설(230쪽 참조) 등에 들린다.

이러한 시설을 이용함으로써 환자와 가족 모두 마음의 준비를 할 수 있게 된다.

퇴원이 가까워지면, 의사측에서 가능한 한 빨리 가족들이 이러한 상황을 수용하는 자세를 갖추게 하는 것이 중요하다.

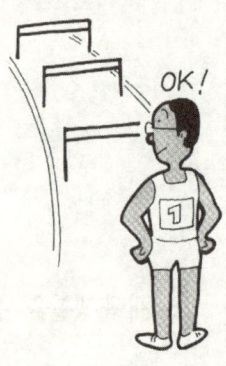

● '앞으로 나아가는' 생활을

장애를 가지고 어떻게 살아갈 것인가를 미래지향적으로 생각한다

재활(rehabilitation)의 're'라는 것은 '다시'라는 뜻이며, 'rehabilitation'은 '다시 인간으로서 일어선다'는 뜻으로 '본래대로 돌아간다'는 것을 의미하지는 않는다.

이미 장애를 갖게 된 상태에서 그 장애를 어떻게 감소시킬 것인가? 장애를 가지고 어떻게 살아갈 것인가? 어떻게 생활할 것인가? 그러니까 이러한 물음들은 '장애를 가지고 있는 상태에서의 생활'을 잘 영위해 가기 위한 것이다.

회복할 수 있는 부분은 회복시키고 남은 기능을 충분히 살리는 것도 중요하지만, 장애가 남아 있는 환자가 생활을 해나가는 단계에서 어떻게 도움받을 것이냐는 것도 재활의 중요한 과제이다. 이 부분이야말로 사회적 재활의 핵심이라고 할 수 있다.

단지 기능 회복만이 아니라 장애가 있는 상태를 기점으로 하여 앞으로 어떻게 할 것인가에 대해 생각했으면 하는 바람이다.

4) 재택 재활에서는 환자의 '살아가는 보람'을 소중하게!

● 생활에 어떻게 정착할 것인가
회복한 기능을 실생활에 활용하도록

병원이나 시설에서 기능 훈련을 받아 주변의 일을 처리하는 것, 걷는 것, 이야기하는 것, 의복을 입고 벗는 것, 식사를 할 수 있는 것 등이 기능적으로 가능하게 되었다고 해서 생활 속에 정착할 수 있는 것은 아니다.

병원에서는 할 수 있었던 일이 집으로 돌아오면 할 수 없게 되는 경우도 적지 않다. 그 가운데 하나로 환자가 입원중에는 의사나 간호사·동료 환자 등의 눈을 의식해서 자신의 능력을 100% 발휘하지만 집으로 돌아가면 마음이 느긋해져 적당히 하게 되는 경향이 이 같은 경우이다.

또 기간이 길어질 때에는 노화 현상도 점차로 함께 일어나기 때문에, 병원에서 생각하고 있었던 정도까지의 기능 유지가 어려운 경우도 적지 않다.

또 하나는 병원에서의 재활 지도에도 문제가 있는 경우가 있다. 집에 돌아가 실제 생활을 시작했을 때 최소한 곤란하지 않게 해야 하는 주변의 세세한 일들이 지도되고 있지 않은 경우도 있기 때문이다.

집에 돌아가서 보조 기구를 사용하는 경우는 실제로 집에서 생활해 본 뒤 환자로 하여금 보조 기구의 필요성이 인정되기 때문에 사용하는 것이다.

따라서 병원에서의 생활은 혜택받는 환경이라 할 수 있으며, 집단의 환경은 그와는 다르기 때문에 할 수 없게 되는 것이다.

그러므로 훈련으로 가능하게 된 기능을 어떻게든 실생활에 적용시키려는 노력을 하면서, 보조 기구가 실생활에서 효과적으로 기능할 수 있도록 재활을 지도하는 의사는 물론, 실제로 기구를 사용하는 환자 자신도 연구·개발을 할 필요가 있는 것이다.

● **어떻게 활동력을 높일 것인가**

밖에 나가 가족 이외의 사람들과 접촉을

모처럼 병원 등에서 교육받은 기능 훈련의 결과를 집으로 돌아가서도 유지할 수는 없을까.

그러자면 환자를 가능한 한 집밖으로 나가게 해야 하며, 밖으로 나가 가족 외의 사람들과 접함으로써 스스로 사회적 존재로서의 가치를 확실히 인식하게 하는 것이 중요하다.

그렇게 된다면 생활의 활력도 좋아지고, 지금까지 할 수 없었던 주변의 일 처리도 가능하게 될 것이다. 문제는 생활의 활동력을 높이는 것이다. 특히 중증의 경우에는 사회적 접촉을 하지 않으면 개인의 회복은 상당히 어렵게 된다.

병원이나 시설에서의 생활을 가능한 한 빨리 일단락짓고 집으로 돌아간다는 것은 '정상화(normalization)'라는 개념과 일치하는 것이다. 정상화라는 것은 '노인이나 장애자가 건강인과 함께 지내는 사회야말로 정상(normal)이다'라는 복지의 존재 방법에 대해서 주장한 것을 말한다.

그러나 더욱 중요한 것은 환자 본인에게 '삶의 보람'을 갖게 하는 것이다.

병원이나 시설에만 있어서 중요한 '삶의 보람'을 잃게 되는 경향이 있다. 주간 보호(day service : 213쪽 참조)를 이용하여 같은 장애를 가진 동료와 접촉하게 하는 것도 좋은 방법이라고 생각한다.

일반적으로 입원 생활은 사회로부터 동떨어져 있는 전혀 다른 세계이다. 부부 중 한 사람이 입원하게 되면, 그것은 전적인 별거 생활을 의미한다. 단기간이라면 괜찮겠지만 장기간이 될 경우, 입원하고 있는 사람은 정신적으로나 심리적으로 활동력이 저하하게 된다.

그러므로 집으로 돌아간다는 것은 삶의 보람을 상실하게 하지 않도록 하는 등의 커다란 효용을 불러 일으키기 때문에 시기를 적절히 맞춰 주어야 할 필요가 있다.

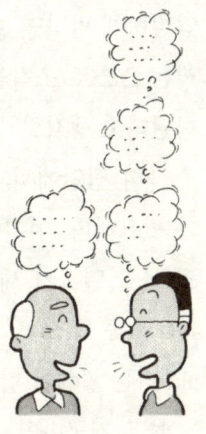

5) 보조 기구는 이렇게 선택한다

● 문제가 되는 것은 힘을 필요로 하는 간호

복지용 보조 기구의 도입을 우선 검토한다

휠체어나 지팡이는 이미 병원에서 의학적 재활 기구로 많이 사용되고 있지만, 사회적 재활의 경우에도 이런 복지용 보조 기구(보조 기구나 간호 기기 등을 총칭)는 그대로 사용된다. 다만 같은 것이라도 재활의 목표가 다르기 때문에, 사용할 때의 마음가짐도 다르게 된다.

또 병원과 가정에서의 환경이 서로 전혀 다르기 때문에, 같은 기구라도 부분적으로 개량하거나 해야 할 필요가 있다. 중요한 것은 힘을 필요로 하는 간호 기기 등의 복지용 보조 기구이다.

특히 뇌졸중 환자인 경우에 고령자가 많으므로, 간호를 해야 하는 그 배우자도 거의 노인인 경우가 많다. 고령자는 시간 제약도 별로 없어 간호 행위를 자주 할 수는 있지만, '힘'을 필요로 하는 간호는 할 수 없다.

우선 환자를 침대에서 휠체어로 옮기는 것이 큰 작업이다. 또 목욕도 상당히 어려운 일이다. 목욕이 대부분 욕조에 몸을 담그는 통 목욕법이기 때문에, 이러한 복지용 보조 기구가 반드시 필요하다. 엄밀하게 말하면 보조 기구가 아니고 간호 기기이지만, 병태에 따라서는 스스로 조작을 할 수 있기 때문에 넓은 의미의 보조 기구에 포함된다고 생각할 수 있다.

특히 집안에서의 이동이나 문밖으로 나가기 위해서는 보조 기구가 필요하다. 여기에는 휠체어 말고도 천정에 레일을 설치해서 벨트로 몸을 일으켜 세워 화장실이나 욕실 등으로 이동할 수 있는 리프터(186쪽 참조), 'quick lift'라는 주거용 유압식 간이 승강기, 'steer aid'라는 휠체어 탑재용 계단 승강기 등이 있다.

보조 기구라면 주변 생활을 위한 작은 물건을 연상하는 사람이 많으나, 가정 간호에서 가장 어려운 것이 힘을 필요로 하는 간호이기 때문에 우선 이 부분의 문제 해결을 생각해 보아야 한다.

● 형태보다는 실용성이 우선
실제로 사용해 보고 가장 사용하기 쉬운 것을

병원에서 급성기나 회복기의 재활 기구로 휠체어·보행기·지팡이 등을 사용하는 사람이 많으며, 이러한 기구는 모두 병원의 의사에 의해 처방된다. 퇴원할 때에는 보통 그대로 집으로 가지고 가지만, 때로는 집이 좁을 경우에 사용하기 어려운 것도 있고 전혀 도움이 되지 않는 것도 있다.

환자의 실제 생활을 전혀 고려하지 않고 처방된 것이기 때문에, 병원에서는 충분하게 기능을 발휘하더라도 집에서는 기능을 발휘할 수 없는 경우가 있을 수 있다. 따라서 환자에게 좋다고 생각하여 화장실에서는 이런 식으로, 목욕탕에서는 이런 식으로라고 훈련을 받았더라도, 실제로는 그대로 사용하게 되지 못하는 경우도 자주 발생한다.

또한 지시한 대로 개조를 해도 정작은 실제로 생활해 보고 나서야 불편함을 알게 되는 예도 많이 있다.

실제 생활을 해보고 나서야 정말로 필요한 보조 기구를 선택할 수가 있다면, 그중에는 병원의 의학적 재활 단계에서 제공할 수 없었던 보조 기구가 다수 포함되어 있다고 생각한다.

보조 기구를 선택할 때에는 기구 자체의 형태나 용도만을 생각해서는 안 된다. 집의 복잡한 생활 양식 속에서 어떻게 그 보조 기구를 스스로 능숙하게 사용할 수 있느냐는 관점에서 선택해야 한다.

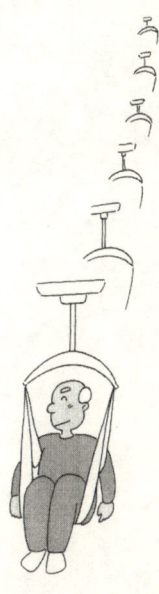

2. 집에서의 (만성) 재활에 도움이 되는 보조 기구와 간호 기기

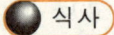 식사

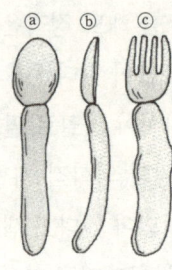

1. 들기 쉬운 스푼과 포크
손으로 쥐는 힘이 약한 사람이라도 잡기 쉬운 형태로 되어 있다. ⓐ 세 손가락으로 잡는 일이 많은 경우 잡기 쉬운 형태, ⓑ 옆으로 잡기 쉬운 형태 ⓒ 쥐었을 때 가장 힘이 들어가는 부분에 홈이 있어서 불필요한 힘을 줄 필요가 없는 형태

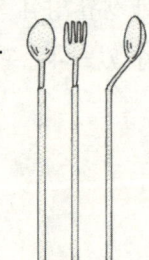

2. 손잡이가 긴 스푼
손잡이가 길어서 손가락 관절을 구부리기 어려운 사람이라도 쉽게 먹을 수 있게 되어 있다.

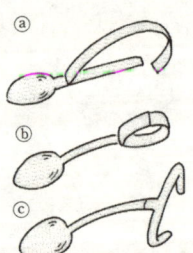

3. 특수 손잡이가 붙어 있는 스푼
쥐는 힘이 없어도 들어올릴 수 있도록 손잡이에 특수 장치가 되어 있다. ⓐ 손바닥을 위로 향해도 잡을 수 있고, 아래로 향해도 잡을 수 있는 형태 ⓑ 손바닥을 위로 향하게 하여 사용하는 형태 ⓒ 손바닥을 손잡이와 수직으로 해서 사용할 수 있는 형태 ⓑ와 ⓒ는 손잡이가 비교적 길게 되어 있다. 뇌졸중에 의해 한쪽 마비가 있는 사람은 보통 성한 손으로 스푼을 사용하기 때문에, 이런 종류의 스푼은 별로 사용되지 않는다. 경추 손상 환자가 주로 이러한 스푼을 사용한다.

4. 스프링이 달린 젓가락

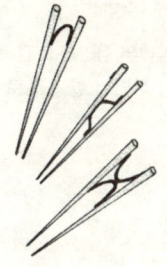

양손에 마비가 있는 사람이나 마비된 손을 이용해 먹는 연습을 하는 경우에 편리하다. 젓가락의 끝부분이 맞추어져 있어서 간편하게 먹을 것을 집을 수 있다. 젓가락 사용법은 일반적으로 사용하는 것과 같지만, 가운데 손가락을 사용할 필요는 없다. 구축이나 경련이 심할 때에는 이용할 수 없지만, 젓가락으로 먹고 싶다는 의욕을 갖게 하는 동기 부여용으로 사용하기에 좋다.

5. 음식물 투여기

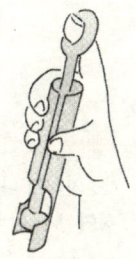

음식물을 씹거나 삼키는 것이 곤란한 환자의 입 속에 음식물을 넣어 삼키기 쉽게 하는 기구이다. 우선 혀 위에 음식물을 올려놓고 삼키기 쉬운지를 확인한 다음, 이 기구를 사용하도록 한다.

6. 스푼에 달린 손목 유지 보조대

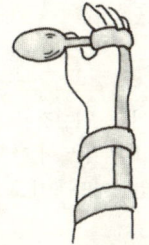

손 관절의 배굴근(背屈筋)이나 손가락·손바닥의 근력이 저하되어 있는 사람에게 도움이 된다. 스푼에 손을 끼워 넣는 식으로 되어 있기 때문에 손으로 쥘 필요는 없다. 플라스틱제여서 가볍기 때문에 환자에게 부담되지는 않는다.

7. 떠먹기 쉽게 만든 접시

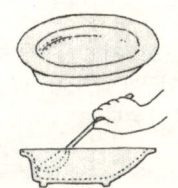

손가락의 힘이 약한 환자를 위해 접시의 폭을 좁혀서 옆으로 떠먹을 수 있으며, 밑은 넓고 평평해서 안정성이 있다.

8. 돌아가는 접시

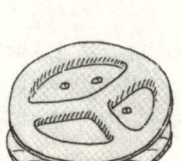

아주 약한 힘만 주어도 접시가 회전하므로 일일이 식기를 움직일 필요가 없이 먹고 싶은 것을 간단하게 집을 수가 있다. 같은 형태로 나뉘어 있는 접시에 먹을 것을 담고, 이 접시를 돌아가는 접시에 얹어 사용한다.

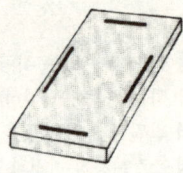

9. 빵 받침대
받침대의 네 변에 긴 봉이 붙어 있어서 토스트를 움직이지 않게 하면서 한 손으로 버터나 마가린을 발라 먹을 수 있다.

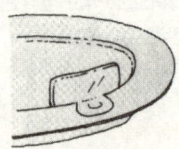

10. 접시 식별 카드
접시 가장자리에 부착하여 먹을 것을 떠먹기 쉽게 한다.

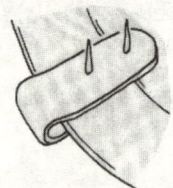

11. 생선 뼈를 골라 내는 홀더
접시의 가장자리에 나와 있는 못에 생선을 고정시켜 움직이지 않게 하여 뼈를 발라 낸다.

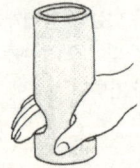

12. 침대에 달린 컵 (멜라민 수지제 컵)
집어먹거나 쥐는 것이 곤란한 사람이라도 쥐지 않고 손을 평평하게 끼워 넣어 안정되게 잡을 수가 있다. 일단 들어올리면, 팔을 어떤 형태로 움직여도 컵이 손에서 떨어지지 않는다.

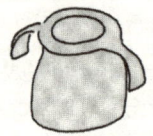

13. 양손잡이 컵
양손으로 잡고 사용할 수 있으며, 뚜껑처럼 달려 있고 마시는 입구가 작기 때문에 팔에 떨림이 있는 환자라도, 옆지를 염려가 없다.

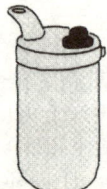

14. 엎지러지지 않는 컵
노인이나 장기 요양자가 침대 위에서 마시는 데 편리하다. 뚜껑에 붙어 있는 까만 단추를 누르면, 마시는 입구에서 입으로 흘러 들어가도록 되어 있다.

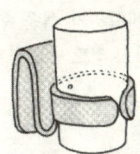

15. 컵 홀더 1
쥐는 곳에 손을 끼워 넣어 들어올린다.

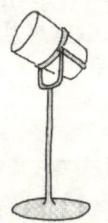

16. 컵 홀더 2
손을 사용할 수 없는 환자에게 매우 편리한 기구이다. 머리나 입으로 컵의 위아래를 간단하게 움직일 수 있다. 컵은 수평의 위치까지 움직이지만, 내용물이 한쪽으로 쏟아지지 않게 되어 있다.

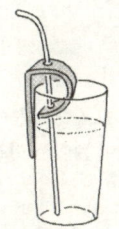

17. 빨대 홀더
홀더 구멍에 빨대를 꽂아 컵에 고정시킨다. 홀더의 구멍이 빨대에 맞추어져 있어서 흔들리지 않으나 컵에 끼워넣기 어려운 단점이 있다.

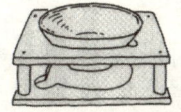

18. 밥그릇 받침대
밥그릇을 잡을 수 없는 사람도 받침대 옆의 구멍에 손을 넣어 사용한다.

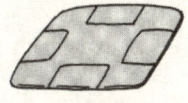

19. 미끄럼 방지 매트
올려놓은 그릇이 넘어지거나 미끄러지지 않게 되어 있다. 쟁반인 경우 45도 정도 기울어져도 떨어지지 않는다. 표면에 먼지 등이 있으면 기능이 떨어지기 쉬우므로, 젖은 헝겊으로 잘 닦은 후 사용해야 한다.

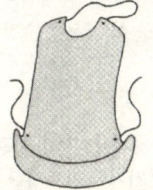

20. 식사용 앞치마
앞치마의 앞부분을 접어 양쪽에 단추를 달아 고정시키고, 목에 걸어 접힌 부분이 아래쪽으로 가게 한다. 그렇게 하면 주머니 모양이 되어 음식물을 흘리더라도 아래로 떨어지지 않는다. 세탁하기 쉬운 합성수지로 되어 있어서 닦아 내기만 해도 어느 정도 깨끗하게 할 수가 있다.

21. 구부러진 스푼
손잡이가 구부러져 있어서 손과 입이 떨어져 있어도 스푼이 입에 닿게 할 수 있다. 류머티즘 관절 환자가 주된 대상이고, 그밖에는 근질환 환자가 양손으로 스푼을 들고 식사하는 경우에 사용한다.

22. 쏟아지지 않게 만든 접시
그릇 한쪽은 높게 하고 안쪽은 둥글게 구부러지게 만든 접시이다. 한 손으로 스푼을 사용해서 먹을 때 편리하다.

23. 컵 받침
중앙의 오목한 부분에 컵을 넣고 사용한다. 고무 제품으로 된 바닥이 넓어서 미끄러지지 않게 되어 있다.

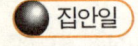

집안일

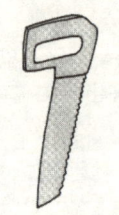

1. 자르기 쉬운 톱
손잡이가 손으로 쥐는 형태로 되어 있어 팔의 무게를 유지할 수 있기 때문에 아주 작은 힘으로도 자를 수 있으며, 팔에 힘이 없는 사람이나 완전하게 톱을 잡을 수 없는 사람도 사용할 수 있다.

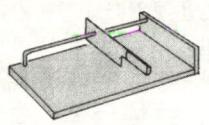

2. 칼이 부착된 도마
칼에 구멍을 뚫고 스텐레스제 봉을 넣어 도마에 고정시켰다. 근력이 약한 사람이나 운동 장애가 있는 사람도 지렛대를 이용한 이 기구라면 간단하게 사용할 수 있다.

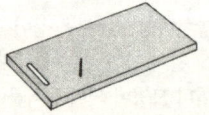

3. 못이 부착된 도마
도마에 못을 박아 두고 거기에 재료를 고정시킨 다음 껍질을 벗기거나 자르거나 할 수 있다.

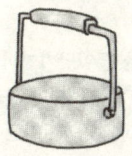
4. 손잡이가 달린 냄비
냄비의 중심에 힘이 주어지기 때문에 안정성이 있고, 무거운 냄비라도 들기 쉽게 되어 있다. 다만 균형잡기를 잘하지 못하면 위험하므로 손잡이가 빙글빙글 돌아가지 않도록 잘 확인해야 한다.

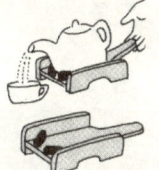
5. 주전자 받침대
밑판을 올려서 뜨거운 물이나 차를 따를 수 있다. 손잡이를 손바닥으로 올리는 구조로 되어 있고, 손가락을 사용하지 못하는 사람에게 편리하다.

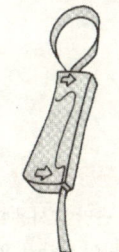
6. 간편한 클립
핸디 클립에 붙어 있는 화살표가 뚜껑을 여는 쪽으로 향하게 해서 고무 벨트를 조여 준다. 그리고 화살표 방향으로 돌리면 쥐는 힘이 약하더라도 뚜껑을 열 수 있다. 직경 6~11cm의 뚜껑에 사용할 수 있다.

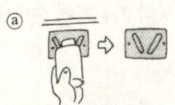
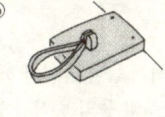
7. 특수 병따개
한 손으로 병마개를 딸 수 있다. ⓐ 선반 아래에 설치하면 좋다. ⓑ 벨트는 생고무로 한다. 열 때에는 병을 손끝으로만 잡지 말고 손바닥 전체로 잡도록 한다.

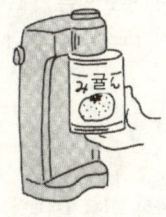
8. 전동 깡통따개
그릇을 아래쪽에서 위로 올리며 누르는 것만으로 뚜껑을 열 수가 있다. 밀어올릴 수 있는 근력이 없는 사람은 그릇의 높이를 조절할 수 있는 받침대를 놓는 등의 궁리를 해야 한다.

9. 병에 붙은 식기 씻는 솔
병 앞쪽에 물을 빨아들일 수 있는 판이 붙어 있으며, 싱크대에 부착할 수 있도록 되어 있다.

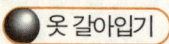 옷 갈아입기

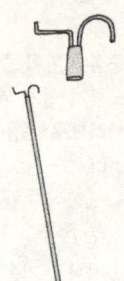

1. 리처
물건을 끌어당기거나 거는 데 필요한 두 개의 고리가 달려 있다. 등의 지퍼를 올리고 내리거나, 손이 닿기 어려운 의복을 입고 벗으며, 미닫이를 열고 닫을 때에 쓰인다.

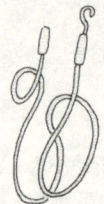

2. 보조 걸쇠
걸쇠(fastener)의 구멍에 걸어 끈을 잡아당겨서 위아래로 움직인다.

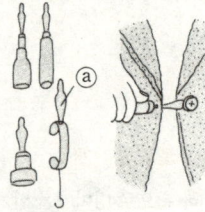

3. 단추 보조기
한 손밖에 사용할 수 없는 사람이나 잡는 것이 곤란한 사람이 단추를 열고 닫기에 편하다. 여러 가지 손잡이가 있으므로 가장 잡기 쉬운 것을 선택한다. ⓐ는 C자형의 가운데에 손바닥을 넣어 조작할 수가 있다.

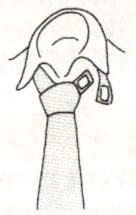

4. 매직 테이프
간단하게 붙여 놓기만 해도 고정시키는 힘이 강해서 양복이나 웃옷의 등의 중심선에 매직 테이프를 달아 놓으면, 열고 닫고, 벗고 입는 것을 간편하게 하기도 하고, 넥타이를 고정시키기도 하는 등 여러 가지에 사용한다.

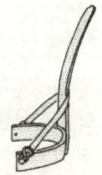

5. 양말 보조기
손잡이 앞에 철사로 된 갈고리(hook)가 붙어 있어 그것으로 양말이나 스타킹을 끌어당겨 신을 수 있다.

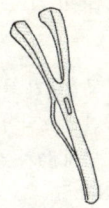

6. 구둣주걱
주걱의 양쪽 끝에 구두의 뒷굽을 고정시키고, 구둣주걱을 다른 한쪽 다리로 고정시켜 신는다.

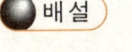

1. 밀어넣는 식 변기
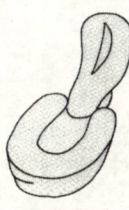

침대에 누운 채로 또는 침대에 등을 기댄 채 앉은 자세에서 사용한다. 플라스틱제로 된 것은 각도 조절이 가능한 덮개가 부착되어 있거나 엉덩이 닿는 곳에 패드가 붙어 있어 장시간 사용하더라도 아프지 않도록 되어 있다. 고무제로 된 것은 사용하는 사람에 맞추어 공기의 양 조절이 가능하며 탄력성이 있고 엉덩이 닿는 부분이 부드럽게 되어 있다.

2. 휴대용 변기
화장실까지 갈 수 없는 환자가 침대 옆에 두고 사용한다. 종류에는 여러 가지가 있으며, 변기 주변을 스크린 등으로 둘러싼 것도 고안되어 있다.

● 플라스틱형

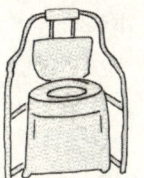

일어서기 쉬운 디럭스(deluxe)형

(1) 표준형
작고 가벼우며 가격도 적당하고 닦아 내는 것도 쉬워 가장 많이 보급된 형이다. 다만 안정성이 나쁘고 끝부분이 넓기 때문에 휠체어에서는 사용하기 어렵다. 또 좌변기의 높이가 40cm 이하인 것이 많아 사용 후에 일어서거나 휠체어에 옮겨 타는 데 어려운 결점이 있다.

(2) 디럭스(Deluxe)형
표준형에 팔걸이나 등받이가 붙어 있는 모양이다. 악취 제거 기능이 붙어 있거나 일어서기 쉽도록 고안된 것도 있다. 안정감있게 앉을 수 없는 사람에게 편리하다.

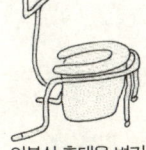

일본식 휴대용 변기

(3) 일본식 휴대용 변기
손잡이가 달려 있고 걸터앉을 수 있다.

● 의자형 변기

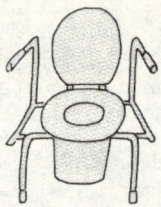

(1) 좌석형
팔걸이와 등받이가 붙어 있어서 안정감이 있다. 다리와 다리 사이가 공간으로 되어 있어서 일어서기 쉬운 것이 특징이다. 침대에서 쉽게 옮겨 앉을 수 있도록 팔걸이를 움직일 수 있는 것도 있다.

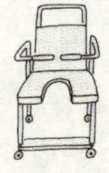

(2) 샤워 겸용형
다리에 바퀴가 붙어 있어 오물받이의 용기를 떼어내고 샤워용으로 사용하거나 좌변기에 부착하여 사용할 수 있다.

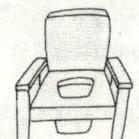

(3) 목제 의자형
의자와 변기를 겸하고 있어서 실내에 두더라도 그다지 거부감이 없다. 안정성이 있고, 일어서는 동작도 쉽게 할 수 있다.

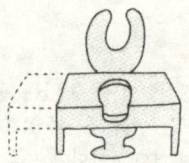

3. 변기 · 의자
의자나 휠체어에서 변기로의 이동을 용이하게 하기 위하여 판의 폭을 넓게 해서 손을 짚어 조금씩 이동하면서 변기 위에 앉을 수 있게 되어 있다.

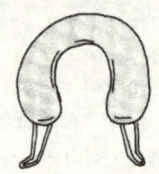

4. 변환 변기
변기 위에 얹어 양식 변기로 바꿀 수 있는 것이다.

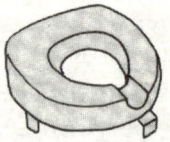

5. 변기의 높이를 올려서 높여 주는 변기
웅크리고 앉거나 일어서는 것이 곤란할 때, 양식 변기 위에 얹고 금속으로 고정시킨다.

6. 승강 변기

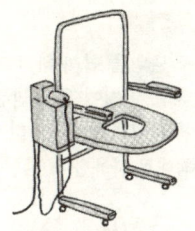

변기를 전동으로 올리고 내릴 수 있어서 웅크리고 앉거나 일어서는 동작을 도와준다. 자동 세척기가 부착되어 있는 것도 판매되고 있다.

7. 스프링 변기

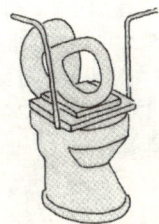

스프링 장치에 의해 변기가 밀려 올라가기 때문에 앉거나 일어서는 것이 곤란한 사람에게 도움이 된다. 밀어올리는 강도나 속도는 스프링을 조작해서 조절할 수가 있다. 다만 서 있는 것이 불안정한 사람의 경우에는 사용을 두려워하는 경향이 있으므로 주의가 필요하다.

8. 유아용 변기

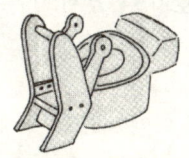

양식 변기 위에 얹어 어린아이를 앉히고 앞에 붙어 있는 봉을 잡게 한다. 변기에 앉을 때 안정된 자세를 취할 수 있다.

9. 자동 채뇨기

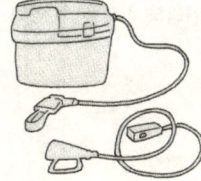

소변을 받는 입구에 수분을 감지하는 센서가 붙어 있어 소변이 나오면 자동적으로 빨아들인다. 소변이 역류되지 않고 누운 채로 사용하기 쉬운 구조로 되어 있다. 다만 장착할 때 거부감을 동반하기 쉬워 싫어하는 사람도 있다.

10. 간이 손잡이

좌변기에 굵은 나사못을 사용하여 설치한다. 손잡이는 양편에서 앞쪽으로 말려 들어간 형태인데, 나사못은 손잡이를 지탱하는 데 쓰인다. 이동할 때에는 클립을 양측으로 열지만 세로로 된 조립대가 없기 때문에, 변기에서 휠체어로의 이동이 간단하다.

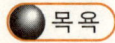 목욕

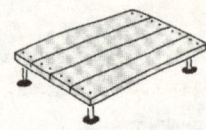

1. 욕조 받침

욕조 출입을 쉽게 하기 위한 받침대이다. 욕조에 뜨거운 물을 채우기 전에 욕조 받침에 붙어 있는 고무 흡착판으로 바닥에 확실히 고정시킨다. 욕조를 사용하고 있을 때에는 앉는 받침대로 사용한다. 받침대의 높이 조절이 가능하다.

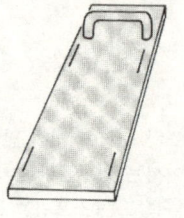

2. 욕조 판(Bath Board)

욕조에 걸쳐 두고, 우선 거기에 앉았다가 목욕하며, 목욕중에는 잡는 받침대로 이용할 수 있다. 단단한 플라스틱으로 되어 있으며, 미끄럼 방지용 고무로 된 기구가 붙어 있다. 욕조 판 대신에 일반 판을 사용해도 상관없다. 그때에는 판이 움직이지 않도록 미끄럼 방지용 나무를 욕조의 안쪽에 닿는 위치에 붙인다.

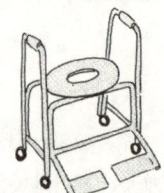

3. 샤워 의자

앉은 채로 샤워를 할 수 있으며, 실내 이동이나 화장실 의자로도 사용할 수 있다.

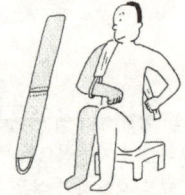

4. 등 닦는 타올

한쪽 손으로는 등을 씻을 수 없는 사람이 이 타올을 사용하면 편리하게 씻을 수 있다. 마비된 쪽의 손에 걸어서 사용한다.

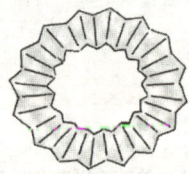

5. 머리 감기용 모자

머리감기용 모자(고무제)를 사용하면 머리를 깊게 숙이지 않아도 얼굴에 샴푸나 뜨거운 물을 묻히지 않고 머리를 감을 수 있다.

6. 욕실용 손잡이

쇠 파이프(steel pipe)로 만들어졌는데, 욕조의 두께가 11cm인 것까지 장치할 수 있다. 또 고무 흡착판으로 고정시키는 타입도 있어 어느 위치에도 장착할 수 있는 것이 특징이 있다.

7. 목욕용 고무 매트

매트의 안쪽에 고무 흡착판이 붙어 있어 욕실의 타일이나 욕조의 바닥에 밀착시키기 쉽기 때문에, 균형을 유지하기 어려운 사람이라도 넘어질 염려가 없다.

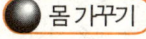 몸 가꾸기

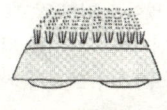

1. 고정 브러시, 스펀지

브러시 밑에 붙어 있는 고무 흡착판을 고정시켜 손이나 손가락·발가락을 씻을 때 사용한다. 세면대 등에 붙여 두면 편리하다.

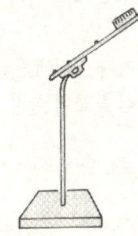

2. 칫솔 홀더

손을 사용할 수 없는 사람이 테이블 등의 평평한 면에 설치해 두고 사용한다.

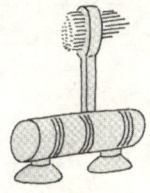

3. 한 손용 칫솔

고무 흡착판으로 세면대에 고정시키고 수도의 물을 흐르게 하면서 한 손으로 씻는다.

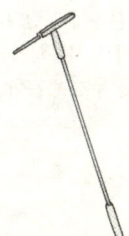

4. 귀이개

클립으로 고정하는 각도를 조절하여 상하 좌우로 움직이도록 한다.

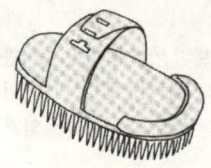

5. 경수(목뼈) 손상자용 빗
고리 안쪽에 엄지손가락 이외의 네 손가락을 넣고 사용할 수 있다.

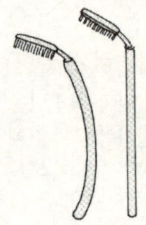

6. 손잡이가 긴 헤어 브러시
팔을 많이 올리지 않고도 머리를 빗을 수 있다. 손잡이의 구부러짐이나 브러시의 각도는 드라이기 등으로 열을 가해서 바꿀 수 있다. 브러시 외에도 긴 손잡이가 붙은 머리빗이나 분첩 등이 있다.

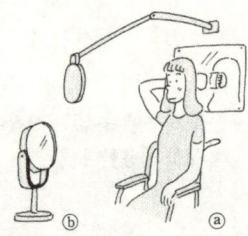

7. 거울
ⓐ 머리 다듬기나 용모 정리를 할 때 머리 뒷모습과 등을 잘 볼 수 있다. ⓑ 팔다리가 부자연스러운 사람이 책상이나 침대에 두고 각도를 바꿔 가면서 자신의 등이나 허리 부분의 욕창 등을 볼 수 있다.

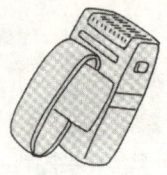

8. 전기 면도기 홀더
쥐거나 잡는 것이 곤란한 사람이 고리 안에 손을 넣어 사용한다.

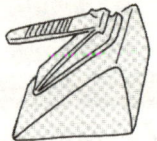

9. 한 손용 손톱깎이
손톱깎이가 고정되어 있어서 손바닥이나 팔꿈치로 누르기만 해도 손톱이 잘린다. 그림처럼 손톱깎이의 칼이 위를 향하고 있어서 사용하기 쉽다. 이 손톱깎이에 끈을 부착하여 발로 끈을 누르면 끈이 당겨지면서 발톱이 잘리는 발톱깎이도 있다.

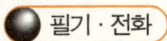 필기 · 전화

1. 펜 홀더(Pen Holder)

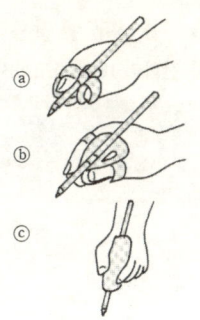

필기구를 펜 홀더에 단 다음 손가락에 끼운다. ⓐ 세 군데 고리에 손가락을 끼워서 필기구를 잡는다. ⓑ orthoplast(정형외과에서 사용하는 반창고의 일종)로 만들어져 있다. ⓒ 필기구에 스폰지를 감아 굵게 해서 잡기 쉽다.

2. 글씨 쓰기용 보조 기구

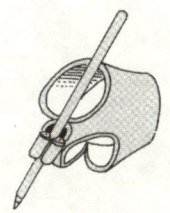

보조 기구를 손에 끼우고 필기구를 책상 등의 위에 둔 후 위로부터 가장 가는 부분을 꽉 끼게 하여 세팅한다. 여러 가지 굵기의 필기구에 사용된다.

3. 키 보드 스틱

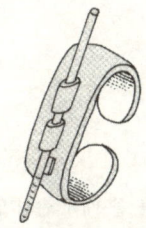

손가락을 움직일 수 없을 때 키 보드 스틱의 커프 안에 손을 넣고 스틱을 이용하여 키 보드를 수직으로 치면 확실하게 글씨를 칠 수 있다.

4. 전화 보조기

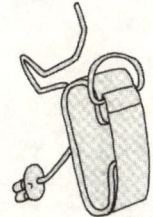

롤러 캐치(roller catch)를 사용해 전화기 버튼을 누르기도 하고, 전화 카드를 넣고 빼는 일을 할 수 있다. 또 손에 장착하여 철사로 된 걸이에 수화기를 걸치고 통화를 할 수도 있다. 공중 전화의 경우 보통은 왼손으로 수화기를 들게 되어 있어서 오른손으로 이 보조기를 사용하는 때에는 수화기를 일단 바깥쪽 팔꿈치 위에 얹은 다음 바꿔 들어야 한다.

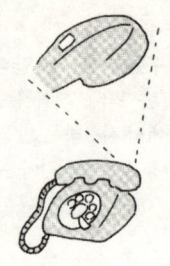

5. 노인용 전화기를 잘 들리게
보통 전화의 18배 정도까지 상대의 소리를 크게 할 수 있다.

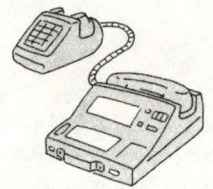

6. 노인용 전화기로 필담을
손으로 써서 눈으로 보고 이야기할 수 있다.

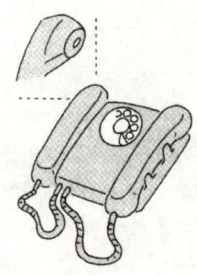

7. 노인용 전화기의 울림
상대의 소리가 두개골에 진동되어 들을 수 있다.

8. 자석식 손목고정기
글씨를 쓸 때에 손이 떨리는 등 불필요한 움직임이 있으면 잘 쓸 수가 없으므로, 손목에 자석을 붙이고 금속제의 책받침 위에 쓰면 손목이 고정되어 불필요한 움직임을 없앨 수 있다.

9. 재도용 문진
누르는 힘이 불충분할 때에 사용된다. 천으로 봉을 감싸고 있어서 눌려진 종이 등이 어긋나지 않는다.

10. 헤드 포인터
손의 기능은 나쁘더라도 목의 움직임이 좋은 환자의 경우에는 이 보조 기구를 머리에 붙여 키보드를 칠 수가 있다.

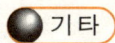 기타

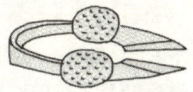

1. 다루기 쉬운 쪽가위
가위 지지대와 날의 중간 부분에 힘이 가는 것을 염두에 두고 만들어 조작이 편리하다.

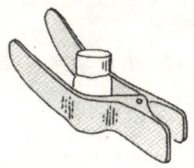

2. 안약 보조기
지렛대의 원리를 이용한 것인데, 뚜껑을 돌리기 어려운 사람이 혼자서 투약할 수 있도록 만든 기구이다.

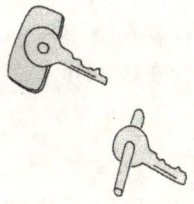

3. 열쇠 보조기
열쇠를 돌리기 어려운 사람이라도 손끝에 힘을 들이지 않고 손가락과 손가락 사이를 넓게 사용하여 열쇠를 돌릴 수 있다.

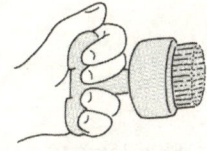

4. 카운터 핸들
손가락 끝에 힘을 줄 수 없지만 가스 렌지와 욕실 가스 온수기를 점화시킬 때 스위치를 누르고 간단히 돌릴 수 있다.

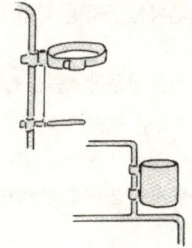
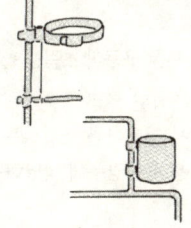

5. 휠체어용 컵 홀더
침대 모서리와 휠체어 등에 간단히 부착할 수 있다.

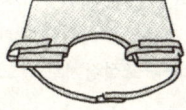

6. 랩 보드
휠체어용 테이블 받침대이다. 팔을 올리고 벨트를 휠체어의 등에 둘러서 고정시킨다. 여기에 탁자를 붙이면 휠체어에 앉은 채로 식사나 편지 쓰기 같은 간단한 작업을 할 수 있다.

7. 원 터치 개폐식 우산

양손을 다 사용하지 못할 경우나 손이 먼 곳까지 닿기 어려운 경우, 버튼 조작으로 우산을 펴고 접을 수 있다.

8. 비옷

우산을 펼 수 없는 사람을 위한 목발용·휠체어용 비옷이 있다.

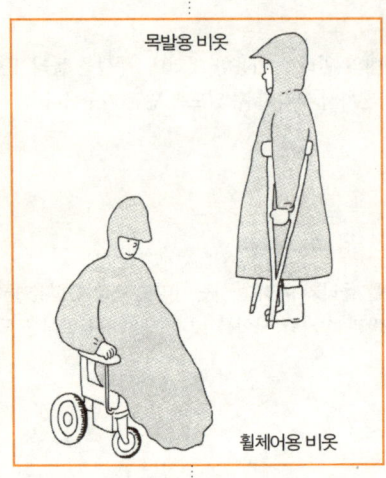

목발용 비옷
휠체어용 비옷

9. 휠체어 바퀴 덮개

다른 곳을 방문할 때 바닥과 좌석 등을 더럽히지 않게 하기 위한 덮개인데, 쥐는 힘이 약한 사람 혼자서 부착하기 어려운 것이 결점이다.

10. 지팡이 고무 덮개

지팡이 끝에 씌워 미끄러짐을 방지한다.

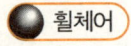 휠체어

1. 보통 휠체어

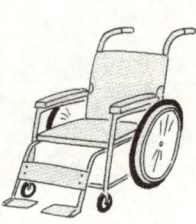

● 뒷바퀴 구동식(보통형) 휠체어

일반적으로 사용되며 뒷바퀴에 부착된 핸드림(바퀴 돌림개)을 혼자서 돌리면서 움직인다.

● 후륜 구동식 조립형 휠체어

표준화된 부품 가운데에서 자신의 필요에 따라 부품을 선택해서 휠체어를 조립하는 것이 가능하며, 처음으로 휠체어를 사용하는 경우에 적당하다.

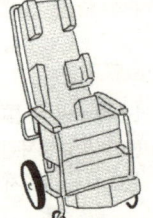

● 앉는 자세 유지 기능을 부착한 휠체어

몸이 변형되었다든지 자세 반사 기능에 이상이 있어 보통휠체어로 앉는 자세를 유지할 수 없는 사람을 위한 휠체어이다. 사용하는 사람에 맞게 앉는 자세 유지 기능을 더하기 위해 자동 조절장치로 만드는 경우가 많다.

2. 특별한 목적으로 사용되는 휠체어

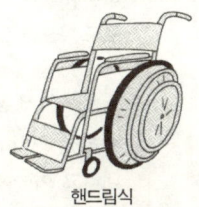

• 앞 바퀴 구동식 휠체어

앞바퀴가 구동식(驅動式)으로 되어 있는 형태인데, 앞쪽에 핸드 림이 없으면 휠체어를 움직일 수 없는 장애를 가진 환자가 사용한다(류머티즘 관절 등).

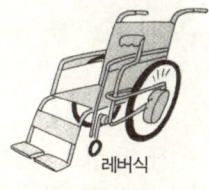

핸드림식

• 한 손 구동식 휠체어

한쪽 마비 환자의 경우에 한 손만으로 움직일 수 있는 휠체어이다. 이에는 핸드림식과 레버식이 있다. 핸드림식에서는 한쪽의 구동륜(驅動輪)에 두 개의 핸드림을 달아 똑바로 나아갈 때 어느 쪽이든 한 방향으로 방향 전환이 가능하다. 레버식은 핸드림이 하나의 레버로 작동할 수 있게 한 것이다. 양쪽 모두 아이디어 상품이지만, 실제로 조작이 복잡하고 무거우며 팔의 힘만으로 굴리는 것이 어려워 집에서는 사용할 수 없기 때문에 주의해야 한다.

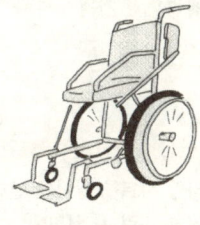

레버식

• 좌석 승강식 휠체어

레버 조작으로 좌석을 바닥까지 올리고 내릴 수 있으나, 무겁고 크기가 너무 큰 것이 문제이다.

3. 전동 휠체어

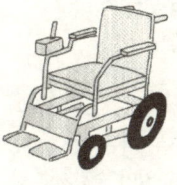

전륜 구동 방식과 후륜 구동 방식이 있으며, 일반적으로는 후륜 구동 방식이 이용되고 있다. 조종은 조이 스틱(조종간)으로 한다. 이것을 나아가고 싶은 방향으로 기울여 조정한다. 손으로 조절할 수 없는 사람을 위하여 턱 위치에 설치하고 턱으로 조정하는 방법도 있다. 이밖에 좌석 승강식 전동 휠체어와 실내에서 사용하도록 소폭으로 회전하는 전동 휠체어 등이 있다.

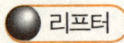 리프터

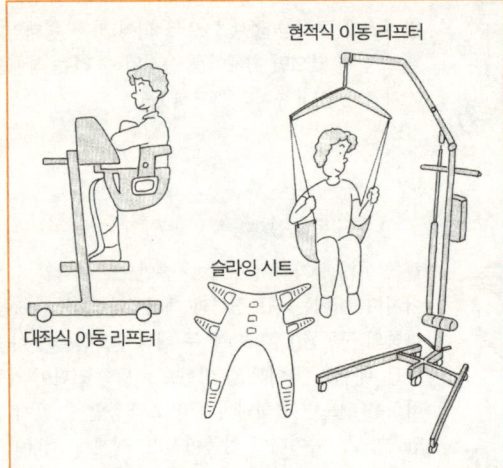

현적식 이동 리프터
슬라잉 시트
대좌식 이동 리프터

1. 이동식 리프터

• 현적식(懸吊式) 이동 리프터

리프터 손잡이의 걸대에 시트를 매달아 장애자를 태운다. 타고 내릴 때 수동으로 조작하는 사람의 부담을 덜어 주기 위해 최근에는 승강 기구가 자동화되어 스위치 조작으로 간단히 앉아서 상하로 이동할 수 있는 것이 있다. 휠체어에 이동한 다음 간단하게 빼낼 수 있는 슬라잉 시트도 나오고 있다.

• 대좌식(臺坐式) 이동 리프터

벨트로 엉덩이를 바치게 하여 앉는 자세로 타고 내리고 이동하는 리프터로 현적식과 비교하면 이용할 때의 자세에 안정성이 있다.

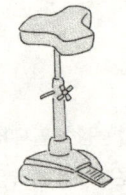

2. 회전식 이동 기구

침대에서 휠체어로 이동하는 등 타고 내리는 기능을 중시한 것이다. 콤팩트형으로 운반도 간단하게 할 수 있어 좁은 실내에서 이용 가치가 높다.

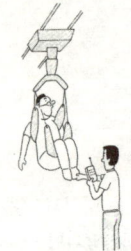

3. 천정 주행식 리프터

슬라잉 시트를 달아맨 걸대를 전동으로 감아올리는 식으로 올리고 내린다. 천정에 설치한 레일에 따라서 전동으로 움직이고 이동한다. 침대에서 욕실과 화장실까지 레일을 설치하면 돌보는 사람에게 큰 부담을 주지 않고도 오르고 내리고 이동할 수 있다.

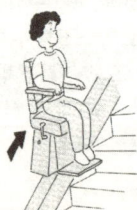

4. 의자식 계단 승강기

스스로 서는 것이 가능하면 몸을 지탱하고 올려서 작동을 할 수 있어 승강기에 탄 사람에게 매우 편리하다.

5. 휠체어용 리프터

집에서 밖으로 나갈 때의 이동 수단으로 매우 편리하며, 종류로는 수동 간이식 · 전동식 · 전동 유압식 리프터가 있다.

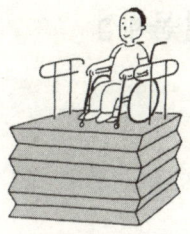

■ 회전식 이동 기구의 조작법

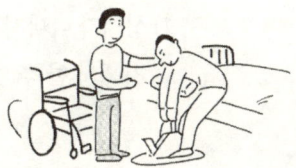

① 지지대를 당겨 환자의 가슴에서 배 부분에 안장을 댄다.

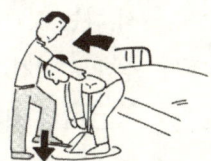

② 도와주는 사람이 환자의 양쪽 겨드랑이를 바치면서 페달을 밟아 앞쪽으로 끈다.

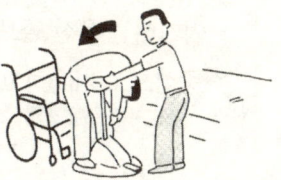

③ 휠체어에 앉히기 편리하게 앉는 쪽으로 회전시켜 놓는다.

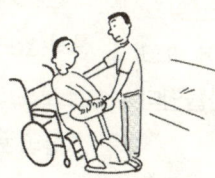

④ 지지대를 당겨서 휠체어에 앉힌다.

3. 집에서 재활하는 데에서의 자립과 간호의 문제점

1) 상태가 나빠지기 쉬운 환자를 지지할 수 있는 것에는 무엇이 있을까. 집에서 할 수 있는 것을 하도록 하자

이 장의 처음 부분에서도 언급했듯이 집에서 하는 재활은 입원해서 하는 것과는 다르게 완전하지 않기 때문에, 여기서는 장애를 가진 상태로 인간다운 생활을 어떻게 구축해 가느냐에 초점을 맞추었다.

그러한 생활을 하기 위해서는 본인의 노력은 물론 바로 앞절에서 소개했던 여러 가지 자립을 돕는 기구를 활용해야 하는 경우도 적지 않으며, 재택 재활 훈련과 간호는 불가분한 경우가 많다.

여기서는 우선 돌보는 입장에 있는 사람이 갖추어야 할 마음 가짐을 중심으로 기술하고자 한다.

● **발병 직후의 쇼크**
바른 정보를 얻어 쇼크를 냉정하게 받아들인다

환자에게 있어서 발병(사고나 수술에 의한 경우도 포함) 직후의 정신적 쇼크는 헤아릴 수 없이 커다란 충격이며, 이로 인해 본인은 말할 것도 없고 가족이 받는 충격도 상당하다.

일반적으로 시간이 경과하면서 충격은 점차 누그러지고 병을 극복하려는 의욕이 생겨나기는 하지만, 그것이 그리 쉽지는 않다. 이것을 잘 이해하는 것이 우선 중요하다.

간호를 해야 하는 가족들은 올바른 정보를 기초로 환자가 쇼크를 냉정하게 받아들일 수 있게 해야 하며, 의사로부터 충분한 정보를 제공받지 못했다고 생각되면 좀더 적극적으로 질문해야 한다. 확실한 정보를 가족에게 제공하는 것은 의사(의료 기관)의 의무이다.

존재 가치를 인정한다
지나치게 응석을 받아 주거나 격려하지 않는다

환자 본인은 어떻게 해볼 수 없는 절망에 빠져 있는 경우가 대부분이다. 특히 심한 장애가 남게 된 경우에는 자신의 인생 대부분이 이미 끝나 버린 것 같은 좌절감과 절망감으로 괴로워한다.

환자 자신이 이런 심리 상태일 때, 돌보는 가족까지 그런 상태에 빠지게 되면 환자를 도울 수 없게 된다. 집에서 재활을 계속하는 경우에는 심리적으로나 신체적으로 회복에 많은 시간이 걸린다. 이때야말로 가족의 따뜻한 격려와 원조가 절대적으로 필요하다.

그러나 불필요하게 응석을 받아 주거나 환자를 필요 이상으로 격려하는 것은 때로는 환자를 더 좋지 못한 상태로 이끄는 결과를 초래하기도 한다.

한 가족의 가장이나 가족의 버팀목으로 지내 왔던 경우에는 주위 사람들이 생각하는 것 이상으로 강한 책임감을 느끼고 있는 마당에 필요 이상의 격려는 환자를 막다른 곳까지 몰아넣는 결과가 된다. 환자 자신이 '가치 있는 존재로 인정되고 있다'고 느낄 수 있는 것이 중요하다.

퇴원해서는 쉽게 하지만 말고 집안에서 할 수 있는 일은 본인이 하게 해야 한다.

다음과 같은 경우도 있다.

가게를 하던 주인이 뇌졸중으로 쓰러졌다. 몸이 부자유스러워 더 이상 가게에 나가 활동하기 어렵게 되어 두문불출하고 방안에만 가만히 있자, 아들이 "아버님, 앉아만 계셔도 되니까 가게에 나오시지 않겠습니까?"라고 여쭈었다. 가게 한구석에 앉아만 있어도 낯익은 손님들이 찾아왔다. 그러자 매상도 조금이나마 늘게 되어 '나도 도움을 주고 있다'고 생각한 그 주인은 이후 매우 명랑하게 되었다.

'일'은 그 무엇보다도 좋으므로 어찌 되었든 무엇인가 하게 해야 한다.

🔴 오해받는 보호자
소외되지 않도록 가족 전원이 간호에 참여하자

요즈음 사회 사정상 집에서 돌보는 사람은 주로 배우자나 아들(또는 그 배우자)이다. 이처럼 돌봐 주는 사람을 두고도 얼마간은 문제가 발생한다.

일반적으로 집에서 간호를 필요로 하는 환자의 배우자는 나이가 고령인 경우가 많으며, 환자의 아들(그 배우자) 역시 나이가 상당히 든 경우가 많다. 이런 사람들이 돌보게 되면 그들에게도 체력의 무리가 따라 먼저 쓰러져 버리는 경우도 있다. 이때 보호자가 아들의 배우자인 경우 문제가 더욱 심각해진다.

돌보는 사람은 의사의 지시대로 재활 요법을 시행하려고 하는데, 주위 사람들의 눈에는 그것이 환자를 괴롭히고 있는 것처럼 보일 때가 자주 있다. 이러한 오해의 원인이 돌봄을 받는 환자 본인에게 있는 경우도 있다. 성심성의껏 돌보고 있는데 주위 사람과 환자로부터 오해를 받게 될 경우 환자 돌보기를 그만두게 되므로, 이런 사태를 절대 일으켜서는 안 된다.

환자와 관련된 가족 모두가 모여서 의사의 지시를 듣고 병원이나 집에서 돌볼 마음의 준비를 확실히 해두는 것이 중요하다.

2) 자립적인 생활이 곧 재택 재활의 최종 목표이다

이 항목은 앞에서부터 계속되는 사항인데, 여기에서는 장애를 가진 환자 본인이 집에서의 재활 훈련에 여러 가지 관심과 구상을 가지고 임하는 경우를 중심으로 기술하였다.

> ● 생각의 전환
>
> 인생의 새로운 가치를 발견하는 것이 중요

재활이라는 의료 분야는 본래 경제적 자립을 의미하지는 않는다. 예를 들면, 신경외과 수술에서처럼 구급차로 운송된 환자가 수술받은 후 곧 건강해져서 걷는 것과 같은 효과를 기대하는 것은 아니다.

최선을 다해 재활 훈련을 해도 회복이 늦거나 때로는 장애를 남긴 채 끝나는 경우도 배제할 수는 없으며, 의사가 회복의 한계를 선언하여 절망적인 기분에 빠진 채 끝나는 경우도 적지 않다.

손발만 움직이는 단편적인 것이 아니라 자신의 삶을 성공적으로 마치고 싶었으나 좌절에 빠진 경우, 그 상심의 깊이를 다른 사람은 이해하기 어렵다. 그러나 여기서 생각을 좀 전환해 보자. '신체 기능을 회복할 수 없으면 아무 것도 할 수 없다', '장애가 있는 상태로는 인생의 의미가 없다'는 그 사고 방식을 고치자는 것이다.

사람의 가치가 신체 하나만으로 결정된다고 할 수 있을까? 강하고 튼튼한 몸만이 '사는 가치'일까? 신중함이 무엇보다도 우선되어야 한다. 당신이 '최선을 다했다'는 그 사실이 가장 중요한 것이고, 그것은 훗날 많은 사람들에게 보이고 싶은 자랑거리일 것이다.

극복하고 훈련하며 살아가는 지금이야말로 "인간은 어떻게 살아야 하는가?"하는 것이 의문점이다. 어려움을 훌륭히 극복하고 인생의 새로운 가치를 발견하여 다른 사람에게도 보이고 싶다면, 최대한의 자립을 도모하는 것이 재활이라는 생각으로 임해야 한다. 이전과 같은 자세로 걸을 수 없더라도 포기해서는 안 되며, 휠체어나 지팡이를 사용해서라도 이동할 수 있다면 그것을 충분히 고려해야 한다. 대소변을 보는 데 도움을 받아야 했던 사람 혼자서 화장실에 갈 수 있게 되었다면 그것으로 충분하다.

결론적으로 집에서 재활 훈련을 받는 환자들 대부분에게 원래 가지고 있던 기능의 100% 회복을 기대할 수는 없기 때문에, 환자의 장애에 초점을 맞추고 노력하는 것에 커다란 의미가 있는 것이다.

● **자립 생활에 필요한 일곱 가지 요소**
적어도 이 정도의 조건이 필요하다

'생활의 자립'이란 장애를 가진 사람이 지역 사회에서 현실적으로 자신이 지내기에 쾌적한 생활을 주체적으로 만들어 가는 것을 말한다. 오늘날에는 자립적인 사회 생활을 희망하는 환자가 늘어나고 있다. 그러기 위해서는 가능성 여부를 확인하는 것이 가장 중요한데, 그 일곱 가지 필수 요소는 다음과 같다.

① 기본적인 신체 기능
② 정신적 성숙
③ 집안일을 할 수 있는 능력
④ 생활 관리 능력
⑤ 실외에 있는 이동 수단의 이용 능력
⑥ 규칙적 생활의 실천
⑦ 의사 소통

가장 우선되어야 하는 것은 신체 기능이다. 이것은 환자 자신의 노력으로 되는 것이 아니므로, 의사와 상담한 후 장래의 가능성까지 포함하여 육체적으로 자립 생활이 가능한지를 판단해야 한다.

신체적·체력적 자립이 가능하더라도 어려움을 견뎌 내려는 강인한 정신력이 필요하다. 강한 정신력의 뒷받침없이 의욕만으로 사회 생활을 하려고 해도 이로부터 생을 계속하는 투지를 유지할 수는 없기 때문이다.

장애자에게는 병 자체뿐만 아니라 집안일과 생활을 관리할 수 있는 능력과 그 실행력도 중요하다. 또한 물건의 구입, 타인과의 교제, 통원 치료를 다니기 위해 외부에 나가야 할 경우, 전철이나 버스 또는 택시 등을 이용할 수 있는 능력과 더불어 금전 관리나 계획을 세우고 실행할 수 있는 능력도 빼놓을 수 없는 조건이다.

이상의 조건이 전부 갖춰진다고 해도 장애가 있는 사람의 자립 생활은 환자 본인 혼자서 해낼 수 있는 것은 아니다. 그것은 주위 사람과 의사 소통을 얼마나 잘할 수 있는가에 따라 달라진다. 특히 언어 장애가 있는 환자들의 경우에는 자신의 의지를 전달하는 데 커다란 문제가 있다.

여러 가지 자립 조건을 나열하자면, 그중에는 자립 생활을 하지 않아도 '나에게는 간호사가 있으니까 괜찮다'고 보호자에게만 전적으로 의존하려고 하는 경우가 있는데, 이것은 커다란 문제가 아닐 수 없다. 지금은 괜찮지만 나중에 언제까지고 그 돌보는 상황이 계속된다는 보장을 할 수 없기 때문이다.

노인의 비율이 높은 시대가 이제 눈앞에 다가오고 있고, 고령이면서 혼자 생활하는 사람들이 점차 늘어나고 있다. 그러한 미래 사회의 모습을 생각하면, 자립 생활 훈련은 아주 중요하고 또한 반드시 필요한 것이다.

■ 누워만 있는 사람에게는 감기가 가장 큰 적

장기간 누워 있는 사람, 그중에서도 고령자인 경우에는 욕창과 감기에 각별히 주의할 필요가 있다. 누워 있는 상태가 계속되면 어떤 자세를 취해도 폐(호흡기)로 공기를 보내는 데 불균형을 초래하여 폐 기능의 저하가 뒤따르게 마련이다. 예를 들어 높은 베개를 베고 고개를 뒤로 젖힌 채 누워 있으면 배 아래쪽이 이불과 침대에 압박받아 폐가 충분히 확장할 수 없기 때문에, 환기량이 저하되고, 합병증으로 폐렴이 발생하기 쉽다.

고령자에서는 폐렴 증상이 확실히 나타나지 않기 때문에, 자칫하면 이런 상태로 빠지기 쉽다.

예방 방법으로는 가능한 한 자주 체위 변경을 해주고, 침대에 일으켜 앉혀서 일상생활을 하는 것처럼 해주어야 한다. 체력적으로 무리가 있다면, 하루에 한 번 또는 두 번이라도 30분에서 1시간 동안 일어나 있도록 해주어야 한다. 결론적으로 말해서 누워만 있지 않게 하는 것이 중요한데, 그것은 욕창 예방에도 좋기 때문이다.

더구나 만성 기관지염·폐기종·천식 등이 있는 사람은 가능한 한 의자에 허리를 대고 복벽(腹壁)을 부풀리거나 끌어들이거나 하는 복식 호흡을 하도록 해야 한다.

3) 이렇게 하면 일상생활로의 회복이 빨라진다

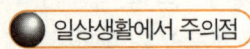 일상생활에서 주의점

가족도 진지하게 돌보는 방법을 배워라

돌봄이 필요한 환자라도 조금만 노력하면 기능 회복 훈련 결과가 상당히 달라진다. 다음과 같은 것을 적극적으로 실행해 보자.

• 가능한 한 빨리 앉은 자세를 취하자

식사는 누운 자세로 하지 말고, 식사를 할 때에는 혼자서 앉기 어려우면 등받이를 써서라도 앉은 자세를 취해야 한다. 다음 단계는 휠체어로 식탁까지 이동하여 가족과 함께 먹을 수 있게 해야 한다.

• 되도록이면 빨리 화장실을 이용하자

기저귀(이동 변기)를 장기간 쓰지 말고, 가능한 한 빨리 휠체어로 화장실에 가도록 한다.

• 아침에는 잠옷을 트레이닝 옷으로 갈아입자

하루종일 잠옷을 입은 채 생활하면 침상에 누워만 있는 환자라는 생각을 떨쳐내기 어렵다. 낮과 밤 취침시의 생활을 확실히 구별함으로써 사회 복귀의 의욕이 생긴다. 특히 욕실 가운은 훈련하기가 어려우므로 반드시 트레이닝 옷으로 갈아입어야 한다.

• 생활 환경을 정비하자

조금이라도 앉고 서는 것이 가능한 사람은 발바닥이 땅에 닿을 수 있을 정도의 침대로 바꾼다. 이 정도의 높이에서는 일어나는 것도 편안하므로 편리함을 더하기 위해 손잡이를 단다.

• 가족도 환자를 돌보는 방법을 배우자

식사, 옷 갈아입기, 일어나 앉는 자세, 휠체어에 옮겨 타기 등을 환자 본인이 훈련하는 것은 당연하지만, 이와 동시에 가족도 환자 돌보는 방법을 배우는 것이 필요하다. 가족도 의사나 간호사·치료사의 지도를 받아 올바른 재활 기술을 배워야 한다.

■ **도넛 링 만드는 법**

도넛 링이라는 것은 쿠션의 일종이다. 그림과 같은 방법으로 가정에서 간편하게 만들 수 있으므로 필요할 때 만들어 보자. 그러나 도넛 링을 사용할 경우에도 욕창을 일으키기 쉬우므로 자주 피부 상태를 점검할 필요가 있다.

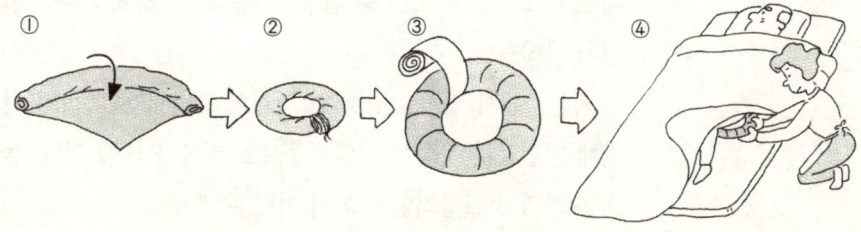

- 허리 밑에 사용하는 도넛 링
① 오래 된 면제품 옷이나 타올 등을 큰 타올로 싼다.
② 양끝을 동그랗게 말아 끈으로 묶는다.
③ 넓은 붕대로 돌돌 말아 붙여서 모양을 만든다.
④ 꼬리뼈 부분에 욕창이 생기지 않도록 댄다.

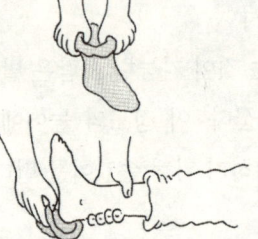

- 발 뒤꿈치에 사용하는 도넛 링
① 헌 양말을 돌돌 말아 둥그렇게 만든다.
② 그대로 발 뒤꿈치에 댄다.

● 우울과 치매의 초기 증상
매사에 의욕이 없어지고 훈련을 거부한다

매일 재활 훈련을 계속해도 눈에 띄게 회복되지는 않고, 답답할 정도로 천천히 되는 경우가 보통이다.

그렇기 때문에 환자 중에는 심리적으로 우울에 빠지게 되는 사람도 나온다. 일단 이러한 상태에 빠지면 재활 훈련에 대한 열의가 없어져 훈련을 거부하게 된다. 그리고 누워 있기만 하는 상태가 계속되면 '치매 증상'이 나타나는 경우도 있다.

'생활과 훈련에 대한 의욕이 없어지면 몹시 우울해져서 말이 없어지고 꼼짝하지 않고 가만히 있는 경우가 많게 되거나 갑자기 화를 내고 큰소리를 지르는 등 감정의 기복이 심하게 되는' 여러 가지 증상이 나타난다.

뇌졸중에서 말을 잊어버린 사람의 경우에는 자신의 의지를 부드럽게 전달하지 못하는 안타까움으로 짜증을 내게 된다. 돌보는 쪽과 받는 쪽과의 일상적인 대화가 이럴 때에 좋다.

치매의 초기 증상 일부는 다음과 같다. 이것을 판단 기준으로 삼는다.

① 자기 이름과 나이를 잊어 버린 경우
② 가족의 이름을 잘 모르는 경우
③ 밤에 잠을 못 이루고 안절부절할 경우
④ 뜻이 분명하지 않은 말을 중얼거릴 경우
⑤ 외출하면 집에 돌아오지 않는 경우
⑥ 간단한 계산이 불가능한 경우
⑦ 혼자서 물건을 사는 것이 불가능한 경우

그러나 이런 증상이 나타난다고 해서 곧 치매라고 단정짓지는 말아야 한다. 심리적인 우울 상태에 빠진 경우에도 이와 같은 증상이 나타날 수 있으며, 정신적인 자극이 적어서 일시적으로 치매에 빠진 경우도 있다. 또한 어떠한 원인인가에 의해 가벼운 의식 장애를 일으키고 있는 경우도 있다.

이러한 증상에 대해서는 여러 가지 대처 방안이 있으나, 어떤 경우이든 우선 전문의의 올바른 진단을 받는 것이 중요하며, 의사의 지도에 따르는 것이 좋다.

● **심리적인 억압 상태**
장기간 침상에 누워 있으면 정신 활동이 저하된다

심리적인 우울 증상은 발병 초기 거의 대부분의 환자에게서 볼 수 있는 증상이다. 그러나 길게 끌게 되면 치매와 비슷한 증상을 보이는 경우가 있고, 이를 놓치고 지나치는 경우도 있을 수 있다. 그렇기 때문에 불행한 사태에 빠지지 않기 위해서는 대처가 필요하다.

적절한 대처와 치료로 극복이 가능한 경우도 있으나, 반대로 그와 같은 대응이 그다지 중요하지 않은 경우도 있다. 병의 원인이 기질적인 경우는 치료가 어려우므로 전문의의 치료를 필요로 한다. 장기

■ 편리한 침대보(sheet) 교환 방법

침대보를 교환할 때에는 먼저 요(또는 침대)를 청소기로 깨끗이 청소하고 나서 시작한다. 침대보는 매일 교환하는 것이 이상적이나 적어도 이틀에 한 번은 교환해야 한다. 또 충분한 크기의 큰 침대보를 사용하면 환자가 침상에서 떨어지는 것을 방지할 수 있다.

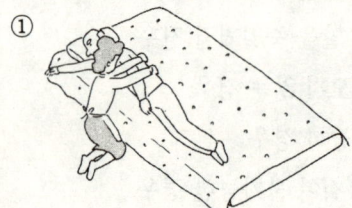

① 환자의 앞쪽 팔을 몸 밑으로 깔리지 않게 머리 쪽으로 올리고, 무릎은 약간 구부린다. 반대쪽 어깨와 허리에 손을 얹어 앞쪽으로 당긴다.

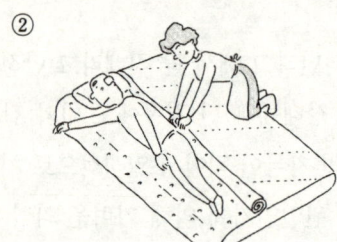

② 환자의 등 쪽으로 돌아가서 사용한 침대보를 빼서 먼지가 일지 않도록 안쪽으로 만다.

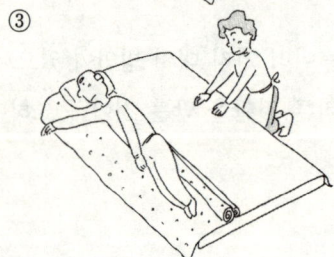

③ 새 침대보를 펴서 그 자리에 대고, 한쪽으로는 사용한 침대보를 말아내면서 새 침대보를 편다.

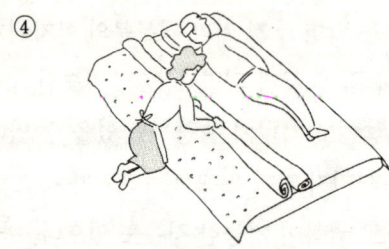

④ 환자를 반대 방향으로 돌려 새 침대보 위로 옮기고, 사용한 침대보는 빼낸다.

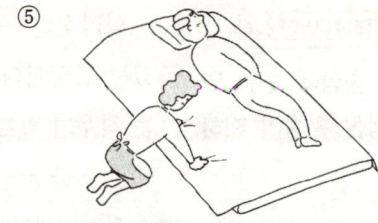

⑤ 새 침대보를 펴서 마무리한다.

간 침상에 누워 있어서 정신적 자극이 적은 상태가 길어지면 정신 활동이 저하된 채 재활이 끝나는 경우가 매우 많으므로, 흔히 '정신 지체'라고 불리는 이 상태도 치매와 구별해서 생각해야 한다.

방치하게 되면 정신 기능도 그렇거니와 신체 기능도 회복이 늦어지는 원인이 된다.

이 상태를 치료하기 위하여 일찍 몸을 일으키고 낮에는 될 수 있는 한 침대에서 멀리 떨어져 '몸을 움직이는 것은 스스로 한다'는 등의 활동에 중요한 의미를 갖게 해야 한다.

가벼운 의식 장애가 계속되는 경우 치매와 같은 증상이 나타나므로, 이에 대한 분별이 필요하다. 이때 외과적·내과적 치료가 유효한 경우도 있다.

정신적 자극을 주기 위해 눕지 않게 하는 것이 중요하다.

치매라는 질환도 완전히 치료되기는 어렵지만, 나타나는 증상을 치료하는 것이 불가능하지는 않다.

실패는 질책에 의해 고쳐지는 것이 아니고, 행동은 이론만으로 되는 것이 아니다. 애정을 가지고 대하며 각자 현재의 능력에 맞는 범위 내에서 신체적·정신적 활동에 즐거움을 가지고 실행할 수 있는 환경을 만드는 것이 중요하다.

● **주거의 개조**

재활 훈련 전문가에게 상담할 것

재활 훈련의 효과를 최대한 발휘하기 위해서는 큰 결심을 하고 주택을 개조하는 것이 효과적이다. 이런 경우 일반적으로 휠체어로 움직이기 편리하게 하기 위해 개조해야 한다. 그러나 그것이 항상 옳은 것만은 아니다. 필요한 것은 '장애 상황에 알맞은 개조'이다.

장애의 내용 및 정도에 따라서는 전통 가옥이 양옥보다 유리할 경우도 있다.

장애의 상황을 충분히 검토한 결과 휠체어 사용이 가장 적절하다고 하면, 그에 맞게 개조 계획을 세워야 한다. 경우에 따라서는 개조한다고 해서 반드시 편리하게 되는 것은 아니다. 이용하는 빈도를 고려해 보면 구태여 개조하지 않아도 되는 경우도 있다.

개조에 관해서는 전문가와 잘 상담해서 최적의 개조를 해야 한다. 여기서 말하는 전문가라는 것은 건축설계사라든가 건축업자를 지칭하는 것이 아니고, 의사·사회사업가·물리치료사·작업치료사 등 재활 훈련 전문팀을 말한다.

실제로 재활 훈련팀에게 현장을 보이고 그 다음에 개조에 착수하면 훨씬 더 쾌적한 주거 공간으로 변화시킬 수 있을 것이다. 물론 이 때에는 함께 살고 있는 가족과 공동 이용하는 점도 충분히 고려해야 한다. 환자만 생각한 나머지 다른 가족들을 극단적으로 불편하게 하거나, 그 자체를 무시해서는 안 된다. 가옥을 개조하는 경우 아무리 환자에게 편리하다고 해도 옆에서 도와주는 사람의 허리와 다리를 불편하게 개조해서는 안 된다. 가족의 일상생활이 불편하게 되면 오히려 간호를 계속할 수 없게 되는 원인이 되기 때문이다.

이상의 예에 주의하여 휠체어 이용을 위한 개조의 요점을 간추리면 다음과 같다.

- 방의 출입구 등 층계의 차이를 최소화하고, 그것이 불가능한 경우에는 반드시 완만한 경사면으로 한다.
- 환자의 상태에 따라 재래식 방을 양식방으로 개조하거나 또는 전통 가옥을 그대로 사용한다.
- 휠체어로부터 이동하기 쉬운 높이의 침대를 사용한다(이불은 불가).
- 화장실은 휠체어가 들어가기 좋도록 넓게 한다.
- 양변기는 휠체어와 같은 높이로 한다.
- 욕조도 휠체어 사용에 맞게 개조한다.

- 계단과 경사가 있는 통로 즉 화장실과 욕실에는 손잡이를 붙인다.

이러한 가옥의 개조와 연관하여 가구 및 일상생활 용구·용품도 장애에 맞게 정비하면 상당히 쾌적하게 된다. 예를 들면 다음과 같은 것을 적극적으로 이용하는 것이다.

- 전동 휠체어
- 전동 침대
- 장애에 맞는 욕조와 변기
- 고안해서 만든 특별한 침대
- 기능이 좋은 전화기 및 팩스
- 사용하기 쉬운 타이프와 워드 프로세서
- 화재 경보기 및 자동 소화기
- 리프트(환자를 들어서 이동시키는 기계 : 186쪽 참조) 가정용 엘리베이터(2층에 오르내리기 위함)
- 환경 제어 장치(202쪽 참조).

4) 장기간에 걸쳐 간호를 필요로 하므로 돌보는 사람도 충분한 건강 관리를…

재활 훈련의 현장(특히 재택)에서 항상 문제가 되는 것은 간호하는 사람들의 건강이다. 간호하는 사람의 대부분이 고령화 추세여서 그들의 건강 문제 또한 크게 문제시되고 있다.

집에서 환자를 간호하는 사람의 대부분은 환자의 배우자·자녀

● 고령화 추세의 보호자
돌보는 사람이 지쳐 버린다

환경 제어 장치

이것은 팔다리가 마비된 사람을 위한 장치이며, 혼자서 몸을 움직이지 못하거나 장애의 정도가 심할 때 유용하게 쓸 수 있는 것이다. 환자의 목과 혀의 움직임 또는 숨쉬기에 따라 스위치를 켜고 끌 수 있는 전등·전화기·전동식 침대·냉난방기 등이 있다. 또한 텔레비전과 라디오를 켜고 끄며 커튼을 열고 닫거나 전기 기구 등을 조정할 수도 있다.

① 환경 제어 장치를 사용하는 환자의 생활
손발을 쓰지 않고 목이나 입, 숨을 들이쉬고 내쉬는 것만으로 전기 기구를 마음대로 작동할 수 있다.

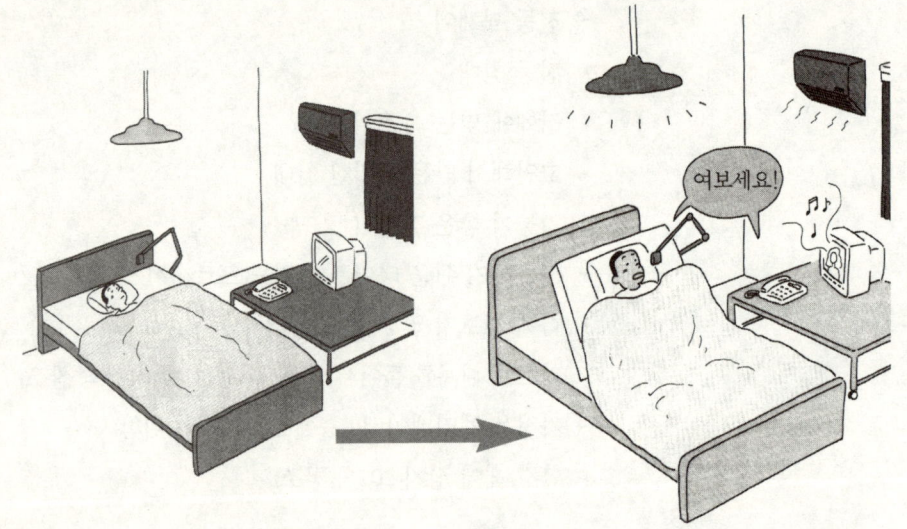

② 환경 제어 장치의 구조
환자가 내쉬는 숨을 관으로 보내어 감지 표시기 눈금의 침이나 램프를 움직여서 목적한 위치의 전기 기구를 작동시킨다.

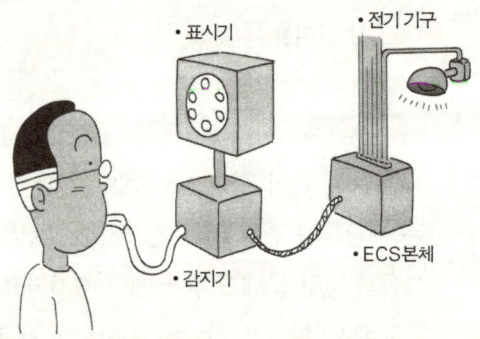

(또는 그 배우자)인 경우가 보통이다. 재활 훈련에 필요한 환자가 고령인 경우, 간호하는 사람 역시 체력적으로 이미 쇠진해 있는 노령인 경우가 많다. 그러므로 그들이 장기간에 걸친 간호를 계속할 수 있을지의 여부가 문제이다.

환자보다 간호하는 사람이 체력적·심리적으로 지쳐 있는 경우가 결코 드물지는 않다. 그들이 쓰러지는 원인에는 여러 가지가 있지만, 가장 큰 문제는 체력적으로 한계가 따르는 간호자 혼자서 모든 간호를 다해야 한다는 점이다. 혼자서 간호를 전담할 것이 아니라 가족 모두와 가까운 사람 모두에게 책임이 있다는 점을 인식하게 하는 것이 간호를 계속해 나갈 수 있는 길이다.

오랫동안 누워 있는 환자를 한 사람이 간호를 전담하다가는 사고를 일으킬 수 있으므로 조심해야 한다. 이러한 결과를 초래하지 않기 위해서는 '누가 어떤 간호를 어떻게 분담할 것인가'를 간호에 관계하는 가족 모두가 신중이 고려해야 할 필요가 있다.

● 수고하는 데 힘을 덜어 주자

무리하거나 억지로 참지 말고 쉬어 가면서

간호하는 사람이 무리를 해가며 간호하다 보면 간호하는 사람이나 간호받는 사람 둘 다 지치게 된다. 예를 들어 몸이 무거운 환자를 매번 힘들게 일으켜 세워야 할 때 간호하는 사람이 허리를 다쳐서 더 이상 간호를 할 수 없게 되는 경우도 있다.

이때 리프트가 있으면 매우 편리하다. 일일이 환자의 몸을 일으켜 세울 필요 없이 쉽게 이동시킬 수 있다. 침대에서 휠체어로, 휠체어에서 욕실로, 그리고 다시 휠체어나 침대로 이동하는 것도 가능하다. 체력이 약한 고령의 간호자일지라도 중노동인 작업을 리프트만 있으면 편하게 할 수 있다. 고가의 장비라서 때로는 공적인 보조가 있어야 할 때도 있다. 리프트와 같이 합리적으로 이용할 수 있는 장비를 사용할 수만 있다면, 간호하는 사람과 간호를 받는 사람의 건강을 지키면서 재활을 계속할 수 있을 것이다.

　예전과 달리 지금은 재활에 관계되는 기구의 종류도 많고, 그 기능도 많이 향상되었다. 보조 기구 등 장비 모두를 도입하지 못했더라도, 그 범위에서나마 적극적으로 이용하는 것이 중요하다. 간호를 늘리고 줄이는 것은 기계의 도입에 의해서만 정해지는 것이 아니다. 복지를 위한 제도도 있으므로 이것을 잘 활용하는 것 또한 중요하며, 그것은 국민의 기본 권리이다.

　모든 기회를 놓치지 않고 적절히 이용하는 것만이 간호를 무리없이 지속시킬 수 있는 길이다.

● **공적인 복지제도**
시·구·동에 상담하여 적극적으로 활용한다

　현재 여러 가지 공적인 복지제도가 있기는 하나 잘 알려지지 않은 상태이다. 시·구·동의 창구나 병원의 사회사업과에 문의해 보아야 한다. 거주 지역, 환자의 연령, 장애의 종류 및 정도 등 여러 가지 조건에 따라 받을 수 있는 혜택의 내용도 달라진다.

　중요한 내용이 무엇인지 간단하게 기록해 두자.

- 보조 장비의 구입 및 수리 사항(지팡이·의안·안경·점자기·보청기·의수·의지·휠체어 등 각종 장비)
- 일상생활용 기구의 공급 및 배부(욕조·변기·침대·공기 매트리스·전동 타자기·녹음기·시계·전자 조리기·장애인용 전화기·가스 경보기·화재 경보기·자동 소화기·전동칫솔·저울·체온계 등)
- 장애인 수당
- 주택에 대한 **보조**(개조·신축 자금 융자, 공영 주택의 입주 등)
- 세금 공제 및 면제(자동차 관련 세금 포함)
- 장애인 자활 지원금의 대부·보조
- 직업 훈련, 각종 기능 훈련

- 방문 간호, 목욕 서비스, 급식 서비스
- 상담 · 조언 · 지도

대강만 해도 이처럼 많은 공적인 부조와 원조가 있다. 이중 놀랄 만한 것은 자명종 시계나 타임 스위치 · 채뇨기 등이다.

이런 기구와 용품은 공급 또는 대여는 물론 시판되는 것을 구입할 경우 전액 또는 일부 금액을 원조받을 수 있으므로 공적 복지제도를 충분히 활용하여 혜택을 받는 것이 좋다.

집에서 재활 훈련을 하는 경우 잊어서는 안 되는 것이 동사무소에 장애인 등록을 신청하는 것이다. 다른 일은 제쳐 놓고라도 이 수속을 해서 수첩을 교부받는 것이 우선해야 할 일이다. 이 등록이 없으면 국가와 시 · 구 · 동(면)에서 행하는 장애자 복지 관련 제도를 거의 이용할 수 없기 때문이다(우리나라 : 질병이 발생하고 4~6개월 후 장애가 남아 있으면 신청 가능).

또 신체 장애가 개선될 수도 있다고 생각하여 장애인 등록 신청이 너무 빠른 것이 아닌가 생각하거나, 이 정도로 장애인 등록까지 신청해야 하나 하는 생각에서 신청을 거부하는 경우도 있지만, 자기 혼자 고민하는 것보다 복지 담당 창구에서 전문가의 상담을 받는 것이 좋다.

재택 간호에서의 휠체어를 다루는 핵심 사항

휠체어의 구조, 접는 방향, 브레이크 거는 방향 등에 대해서 전부 입원중에 배웠다고 생각하지만, 집에 있으면 집안 환경도, 돌보는 사람도 크게 다르기 때문에 어려움을 겪을 수 있다. 언덕길, 울퉁불퉁한 길, 계단, 에스컬레이터 등 병원에서는 체험하지 못했던 곳에서의 휠체어 다루는 방법을 배우자.

■ 내리막길에서의 사용법

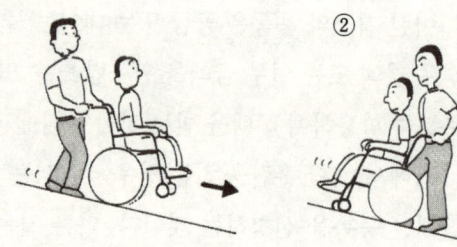

올라가는 데에는 문제가 없지만, 내려가는 경우에는 주의가 필요하다.
① 몸의 균형이 좋지 않은 환자는 앞으로 쓰러질 우려가 있으므로 캐스터(휠체어 앞쪽의 작은 바퀴)를 올린 상태에서 내려간다.
② 급경사인 경우에는 휠체어 방향을 바꿔서 뒤로 내려간다.

■ 울퉁불퉁한 길

포장되어 있지 않은 자갈길 등에서는 캐스터를 올린 채 천천히 간다.

■ 계단을 오르고 내려가는 방법

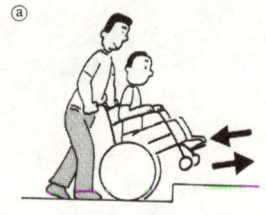 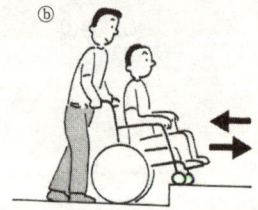

올라갈 때
① 계단 바로 앞에서 뒷바퀴 옆에 붙어 있는 파이프 뒷부분을 보호자가 밟고 누르면서 손잡이를 뒤로 당겨 휠체어 전체를 뒤쪽으로 기울이면서 캐스터를 올린다(그림 ⓐ).
② 그런 상태로 앞으로 나가 윗 계단에 캐스터를 내린다.
③ 뒷바퀴가 닿을 때까지 앞으로 나가 손잡이를 잡아 올리면서 계단을 넘는다(그림 ⓑ).

내려갈 때
① 휠체어를 위로 향하게 하고 손잡이를 들어올리면서 뒷바퀴를 우선 내린다(그림 ⓑ)
② 캐스터를 내릴 때에 발판과 환자의 발 끝이 계단에 닿지 않도록 주의해야 한다(그림 ⓐ).

■ 에스컬레이터 사용법

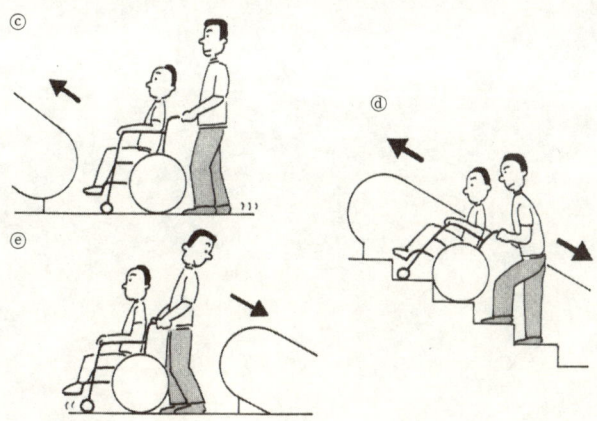

잘못하면 대형 사고로 연결될 수 있으므로 휠체어 사용에 충분히 익숙해졌을 때 해야 하며, 타고 내릴 때에는 브레이크를 걸지 말아야 한다.

탈 때
① 휠체어는 앞으로 향하고 에스컬레이터에 가까이 가서 디딤판에 캐스터를 올린다(그림 ⓒ).
② 보호자는 휠체어보다 아래 계단에 서서 휠체어가 미끄러져 내리지 않도록 위치를 고정시키고 받쳐주어 캐스터가 들리지 않도록 한다.
③ 올라갈 때 휠체어가 위쪽으로 쏠리기 쉬우므로 환자는 될 수 있는 한 앞으로 구부리게 한다(그림 ⓓ).

내릴 때
① 휠체어는 뒤쪽으로 에스컬레이터에 가깝게 붙이고, 우선 판에 뒷바퀴를 올린다(그림 ⓔ).
② 에스컬레이터의 경사가 심하므로 환자는 휠체어를 단단히 잡고, 뒤로 쓰러지지 않도록 주의해야 한다(그림 ⓓ).

제5장 재택 간호를 위한 제도와 시설의 이용

1. 이런 서비스가 재택 간호를 지원한다 ·················· 211
2. 가벼운 마음으로 상담 창구를 이용하자 ················ 217
3. 새로 발족하는 재택 간호 지원 센터를 적극적으로 이용하자
   ··· 223
4. 노인 방문 간호 제도와 방문 간호 스테이션 ············ 228
5. 병원에서 가정으로의 교량 역할을 하는 노인 보건 시설을 이용
   하자 ··· 230
6. 나는 이렇게 재택 간호를 잘 활용하고 있다 ············ 232
7. 재택 간호가 어려울 때에는 이런 시설을 이용하자 ····· 235

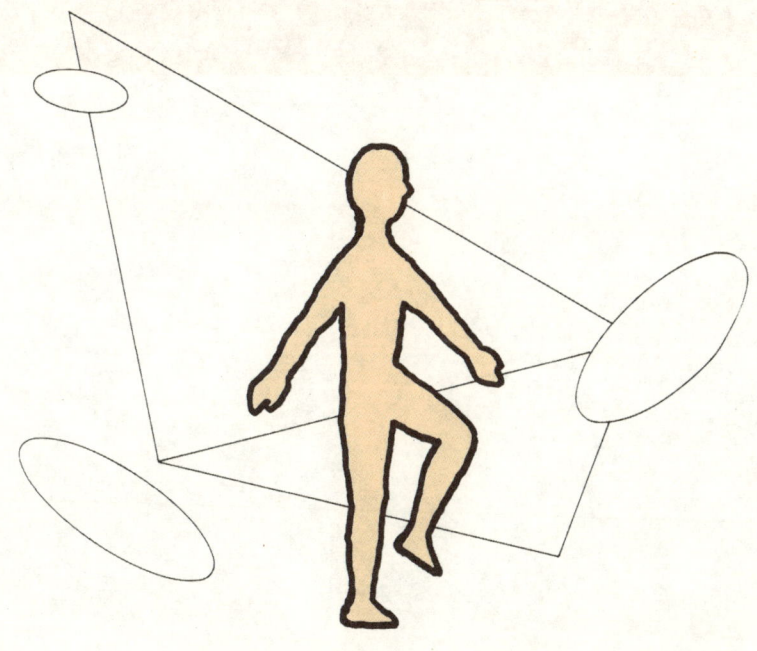

집에서 재활 훈련을 하는 경우, 가족만으로 환자를 돌본다는 것은 어려운 일이다. 그래서 어떤 시설과 서비스가 있는가를 알고 그것을 잘 이용함으로써 보다 질 높은 재택 간호를 해나갈 수 있다.

1. 이런 서비스가 재택 간호를 지원한다

병원에서 퇴원하여 재택 케어[1]를 받으려고 해도 어떤 서비스가 있는지, 자신이 서비스를 받을 자격이 있는지, 또는 어디서 어떤 수속을 해야 하는지를 모르는 사람이 의외로 많다.

우선 재택 간호를 할 즈음에는 어떤 서비스를 받게 되는 것인가? 그 내용에서 연령에 의한 제약이 많이 따른다고 생각되겠지만, 모든 가정이 고령자만을 대상으로 하고 있는 것은 아니다.

● 방문 지도

노인 보건법[2] [*1]에서 성인과 노인 보건 사업의 일환인 방문 지도

---

* 번호는 역자주임.

1) '돌보다' 또는 '주의하다'라는 의미로 병이나 건강하지 않은 상태에 있는 환자에게 약과 수술 등의 적극적 치료를 행하는 큐어(치료의 의미)에 더해서 좀더 총괄적으로 환자의 '생활 전반을 돌본다'는 넓은 개념의 의료를 말한다. 간호도 케어의 한 가지이다.

2) 70세 이상의 '노인' 의료와 40세 이상의 '성인 · 노인'에 대한 보건 사업을 골자로 1983년부터 시행된 법률. 70세 이상의 노인의 의료비는 이전에는 본인이 가입한 국민건강 보험과 건강 보험에서 부담했으나, 이 법률의 시행에 따라 현재는 일부 자기 부담(당초에는 전액 무료)으로 하도록 되어 있다.

*1) 우리나라 : 1995년 현행 노인복지 정책 지원 관계 법령은 노인복지법(노인 복지 일반), 국민연금법(노령 연금), 생활보호법(65세 이상 무의탁자에 대한 생계 보장, 의료 보호, 자활 보호 등), 사회복지사업법(사회복지 일반, 법인의 설립 및 시설의 운용 등), 의료보호법(생계 보호 노인에 대한 의료 보호, 시설 수용 노인에 대한 의료 보호), 상속세법(노부모 봉양 가정에 대한 세제 혜택 부여), 주택 건설에 관한 규정(노인정 설치 의무 및 제3세대 주택 건설) 등이 있다.

는 질병으로 인해 집에 누워 있거나, 또는 이에 준하는 40세 이상의 사람을 대상으로 행해진다.

보건간호사와 간호사, 또는 필요에 따라서는 영양사와 물리치료사·작업치료사(우리나라 : 사회복지사가 경제적 여건 조사, 가족 구성원의 지지도, 외부 자원 연결 등 정서적 지지)가 환자의 가정을 방문해서 대상자의 심신 상태에 따른 청결 유지·요양 지도·체위 변경·욕창 예방 등 간호 방법, 영양이나 생활 지도 등의 요양 지도, 일상생활 동작 훈련(재활 훈련의 일환) 등의 지도를 한다. 방문 횟수는 환자의 상태에 따라서 다르지만, 대체로 주 1회이다.

노인 보건법이 적용되면, 비용은 일절 무료이다(의료 보호인 경우). 시·구·동(면)의 사회복지 상담 창구, 보건소, 시·구·동(면) 보건 센터와 재택 간호 지원 센터 등에 문의하여 서비스를 받는다(우리나라 : 관할 노인 복지관*2).

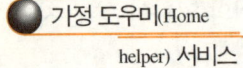
가정 도우미(Home helper) 서비스

가정 도우미(home helper)를 파견받을 수 있는 서비스이다. 와상(臥牀) 노인 환자(대개 65세 이상), 또는 노쇠하여 심신의 장애가 있고 병약하여 일상생활에 지장이 있는 경우 가족만으로는 충분한 간호를 할 수 없을 때 의뢰하여 파견받을 수 있다. 가정 도우미는 간호와 집안일을 돕는다.

구체적 내용은 다음과 같다.

① 간호—식사, 배설, 옷 입고 벗기, 목욕하기, 머리감기 등과, 의료 기관에 연락, 통원 치료 등.
② 집안일—조리, 세탁, 보수, 집 청소, 정리 정돈, 생활 필수품 구

---
*2) 우리나라 : 부록 '노인복지시설현황' 참조.

입, 관계 기관과의 연락 등.
③ 생활 전반―간호에 대한 상담과 조언.

단 가정 도우미가 부족[3]하기 때문에 자치 단체에 따라서 조건이 다를 수도 있으며, 방문 횟수·시간 등도 대상자의 건강 상태 및 돌보는 가족의 상황에 따라서 달라진다.

비용은 생활 보호 대상자와 소득세에 대한 비과세 대상자인 경우에는 무료이나, 과세 대상자인 경우에는 전년도 소득세 과세액에 따라서 시간당 부담금이 정해져 있다.

문의할 곳은 보건 센터 및 가정 간호 센터(우리나라 : 노인 종합 사회 복지관, 한국 노인 복지회) 등이다.

주간 보호(Day Service)

주간 보호 센터(Day Service)란 신체 허약으로 생활에 지장이 있는 65세 이상 가정 노인이나 와상 노인 환자에게 일상생활 동작 훈련과 식사 제공 및 레크리에이션을 행하는 서비스이다.

"재택 노인 주간 보호 센터(Day Service Center)"는 앉아서 타고 내릴 수 있는 리프트 버스로 환자를 이송하여 1주에 몇 회씩 오전 9시나 10시부터 오후 4~5시까지 그 시설에서 식사 및 목욕 훈련·레크리에이션 등의 서비스를 받는다.

재택 노인 주간 보호 센터는 주로 특별 양호 노인 홈(236쪽 참조)과 노인 복지 센터(220쪽 참조) 등에 병설되어 위의 서비스 외에도 생활 지도·건강 체크·가족 간호 교실 등을 열고 있다. 이 재택 노

---

[3] 가정 도우미 수의 부족과 수요에 대해 공급이 따라가지 못하므로, 지역에 따라 이용 가능한 대상을 한정지어 좁혀서 실시하고 있는 경우도 있다. 그 때문에 이용 대상에서 제외된 경우나 공적 서비스를 받을 수 없는 날에는 가정 도우미나 지역 주민의 자원 봉사자들에게 재택 복지 서비스를 받는 것이 좋다.

인 주간 보호 센터에는 다섯 종류가 있는데, 이에는 중증(重症)을 대상으로 하는 A형, 생의 보람과 대책을 중심으로 한 경증(輕症)을 대상으로 하는 C형, A와 C형의 중간인 B형, 규모가 작은 D형, 어느 일정 지역 노인을 대상으로 하는 E형이 있다.

노인 의료 수혜자[4)*3)]로 집에서 요양을 하고 있는 경우에 노인 보건 시설(230쪽 참조)의 입소 기준에 해당하는 사람은 그 시설을 이용하면 된다. 시설을 통해서 몸의 상태에 따른 필요한 기능 훈련 등을 한다든가, 레크리에이션·식사·목욕 서비스 등을 받을 수 있다. 이것을 "노인 보건 시설 주간 보호 day care service"라고 하며, 비용은 시설에 따라 다르다(우리나라 : 주간 보호 센터).

단기 보호(Short Stay)

집에서 거동을 못하는 노인(대개 65세 이상)을 간호하는 가족이 병이 나거나, 집안의 관혼상제·휴양·여행·출장 등으로 간호를 할 수 없는 경우, 노인들을 일시적으로 특별 양호 노인 홈과 양호 노인 홈(236쪽 참조)과 같은 노인 보건 시설에 단기적으로 입원시키는 서비스이다. 정식 명칭은 "재택 노인 단기 보호 사업"이라고 한다.

특별 양호 노인 홈이나 양호 노인 홈에 입원할 수 있는 기간은 원칙적으로 7일 이내이고, 노인 보건 시설은 14일 이내이다.

각 노인의 집에는 보통 1~10개의 침상이 있어 필요할 때 쉽게 이용할 수 있다.

---

4) 건강 보험, 공제 조합, 시·구·군·면(동) 등의 의료보험 피보험자와 피부양자로 70세 이상, 또는 65세 이상 70세 미만으로 거동이 불편하고 일정 기간 거동에 장애가 있는 사람으로 시·구·군·면(동)장의 승인을 받은 자이다.

*3) 우리나라 : 65세 이상 노인의 복지 시설 입소, 경로 우대증, 노인 교통 수단 이용 혜택, 3개월마다 25,800원, 생활보호 대상자인 경우 80세 이상은 노령 수당 5만 원, 65세 이상은 노령 수당 4만 원, 목욕비 및 이발비 1만 원을 보조하고 있으나, 자치구마다 약간씩 차이가 있음.

이런 서비스를 이용하고자 할 때 비용은 시설마다 약간씩 차이가 있으며, 각 연도마다 새로 정한다(우리나라 : 단기 보호 센터).

> ■ **식사 · 목욕 서비스**(우리나라 : 일부 노인 종합 사회 복지관에서 실시중)
>
> 시 · 구 · 군 · 면(동)과 사회복지협회에서 실시하는 식사 서비스에는 주간 보호 센터(Day-Service Center)와 노인의 자택에 가서 하는 서비스 두 가지가 있다.
>
> 횟수와 요금은 지역에 따라 다르다. 예를 들어 어느 시의 경우 주간 보호 센터를 이용해서 일주일에 1~3회 실시하는 "○○시 노인 급식 서비스"(실시 주체는 ○시) 외에 ○시 사회복지협회가 실시하는 "점심 급식 서비스 사업"과 특별 요양 노인 홈에서 실시하는 "주간 보호 센터 급식 사업"이 있으며, 어느 경우이든 한 끼의 개인 부담은 2천 원 정도이다.
>
> 와상(臥牀) 노인에 대한 목욕 서비스는 이동 목욕차로 집에까지 가서 목욕을 시켜준다.
>
> 이밖에도 각 시 · 구에서는 독자적으로 여러 가지 가정 복지 서비스를 실시하고 있기 때문에, 보건 · 복지 담당 창구와 보건소 또는 재택 간호 지원 센터에 재택 간호를 할 때 필요한 서비스에 대해 상담해 볼 것도 권한다.
>
> 예를 들면 어느 시에서는 '와상 노인 치과보건 추진사업'이라고 해서 40세 이상의 와상 상태에서 치과 의원으로 통원이 곤란한 사람에게 그 시의 치과의사회가 집에까지 가서 치과 검진과 치료를 해주고 있다.

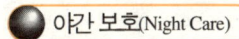

야간 보호(Night Care) 주간 보호 센터와 같은 일을 하는데, 저녁부터 아침까지 입원하여 서비스를 받는 곳이다. 대상은 65세 이상 노인이다. 거동이 불편하거나 야간의 배회[5] 등 여러 가지를 돌봐야 할 때 간호할 가족들의 부

---

5) 목적도 없이 주위를 돌아다니는 상태를 말한다. 본인은 무엇인가 목적이 있을지 모르지만 객관적으로는 의미있는 행동이라고 생각되지 않는 현상이다. 치매성 노인의 경우에 볼 수 있는 방랑벽이나 외출벽과는 다른 자신이 현재 있는 장소 · 방향 · 일시 · 주변 인물 등을 알지 못하고 상황 판단을 할 수 없어 떠돌아다니는 경우가 많다. 늦은 밤, 주변 사람들이 조용히 잠들어 있을 때 시작하는 경우가 많고, 자신의 방 출입구를 찾지 못하고 벽장을 열기도 하고 문밖으로 나가기도 한다.

담을 줄이고 가족의 수면 보호 및 피로 회복을 위해 필요한 곳이다 (우리나라 : 없음).

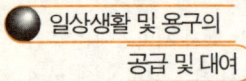
일상생활 및 용구의 공급 및 대여

대개 65세 이상 거동이 불편한 노인과 혼자 사는 노인을 대상으로 일상생활을 편하게 하고 간호하는 가족의 부담을 최소로 경감시킬 수 있는 서비스이다.

■ 공급 및 대여가 가능한 일상생활 용구 품목

공 급	
특수 침대	침대 머리·다리 부분을 경사지게 할 수도 있고, 높이를 조절할 수도 있다
매트리스	침대에 깔 수도 있으며, 장기간 사용이 가능할 만큼의 견고성이 있다
공기 침대	욕창 방지용으로 환풍 장치도 되어 있다
변기(의자식)	걸상으로도 사용할 수 있는 양식 변기
특수 소변기	소변이 자동적으로 흡인되도록 고안한 소변기
체위 변환기	보호자가 환자의 체위 변경을 쉽게 할 수 있도록 만든 장치
긴급 통보 장치	긴급 사태시 간단한 조작만으로도 자동으로 수신 센터에 통보되도록 만든 장치
치매 노인의 배회 감지 기구	치매 노인들이 밖으로 나갈 때 출입구에서 가족들에게 알릴 수 있는 장치
보행 지원 기구	난간·슬로프·보행기 등
전자 조리기	불꽃이 없는 조리기
화재 경보기	실내에서 발생되는 열과 연기를 감지하여 소리나 빛을 발하면서 경보기를 울림
자동 소화기	실내 온도의 비정상적 상승과 불의 접촉시 자동으로 소화기가 분무됨
목욕 보조 용구	목욕시 앉은 자세를 유지시켜 주고 욕조에 들어가기 쉽도록 만든 용구
대 여	
노인용 전화	수화기의 음량을 최대로 크게 만든 전화기
렌 트	
휠체어	전동 휠체어 포함
이동용 리프트	환자를 침대에서 휠체어로 내리거나 휠체어로 옮길 때와 같이 이동시 편리한 용구

2. 가벼운 마음으로 상담 창구를 이용하자
집에서 돌보는 서비스를 받으려고 할 때 어떤 창구에 문의하면 좋을까

어디에 상담하면 좋을지 알아보자(219쪽 참조).

집에서 요양을 하고 있는 환자의 주변에는 상담 창구가 있다. 각각의 창구에서 어떤 서비스를 받을 수 있는지 대개 알려져 있지만, 창구별로 조금 더 상세하게 설명하면 다음과 같다.

각 창구의 구체적인 설치 장소 등에 대해서는 각 지방자치단체에 문의하기 바란다.

● 재택 간호 지원 센터

이것은 일본의 국가적 시책인 '고령자 보건복지 추진 10개년 전략(Gold Plan)'의(223~224쪽 참조) 일환으로 1990년에 창설된 제도인데, 집에 있는 와상 노인들을 대상으로 여러 가지 간호·상담 등에 응하는 창구이다. 이곳에는 간호사·중재 복지사[1](일상생활에 의한 목욕·배설·식사 등을 중재 및 지도하는 전문직)·의료 사회 치료 전문가(환자의 상태에 따라 치료 방향을 정하는 전문직)·보건간호사 등의 전문가가 24시간 전화 상담을 받는 시스템으로 되어 있다.

10년 계획의 최종 목표는 전국에 1만여 곳을 설치할 예정이며, 미

---
[1] 중재에 관한 지식과 기술을 배워 자격을 취득한 중재 전문가이다. 와상 노인 등과 같이 일상생활에 지장이 있는 사람에게 목욕·배설·식사 등을 돕거나, 환자를 돕는 가족에게 중재에 대한 지도를 한다(우리나라 : 없음). 일상생활을 하는 데 지장이 있는 사람의 복지에 관한 상담·조언·지도 등의 지원을 하는 사회복지사도 있다.

래에는 각종 가정 간호를 조정하는 거점이 될 것이다(우리나라 : 없음).

● **시·구 관공서, 동·읍 사무소의 복지 상담 창구**

지역 주민에게 가장 가깝게 다가가 일상생활에 밀착한 복지 서비스를 제공하는 상담 창구이다. 이 창구는 고령자 복지에 관한 여러 가지 서비스(가정 도우미 파견)를 제공한다(우리나라 : 없음).

● **고령자 종합 상담 센터**

각 시·군·구에 한 곳씩 있으며, 노인과 그 가족을 책임지고 보건·의료·복지·가정 문제 등 여러 가지 걱정(재택 간호에 관한 병원, 주택의 개조, 연금, 법률에 이르기까지)에 대해 상담하고, 의사·의료사회사업가·간호사·변호사 등에게 적절하게 연계하여 대응해 준다. 상담 내용으로는 취직에 관한 것, 유산 상속 등 법률 관계, 의료와 연금의 상담 등이다.

상담 비용은 무료이고, 직접 상담 센터에 나가는 것 외에 전화 상담도 가능하며, 이밖에도 복지 기구 및 간호용품의 전시, 정보지도 발행하고 있다(우리나라 : 한국 노인의 전화, 치매 상담 전화, 원로방).

● **복지사무소**

사회복지사업법에 의거하여 대략 인구 10만 명에 한 곳의 비율로 설치되어 있는 복지에 관한 사무소이다. 시·군·구·동(면)에서는 조례로써 복지 지구를 정하고, 그 지역마다 복지사무소를 설치하고 있다.

사회 복지 및 행정 보호 등 전반에 걸친 행정 기관에서 일하는 직원 중에는 면접 상담원·사회복지사·케이스 워커 등이 있다. 이곳에서는 경제적으로 곤란한 사람을 위한 생활 보호 상담, 장애가 있는 사람을 위한 신체장애자 수첩 교부, 보조 기구의 제공 등 재택 간호를 위한 일반 상담을 하고 있다(우리 나라 : 현재 관악구 내 보건복지사무소가 시범적으로 운영되고 있으며, 역할은 위 내용과 동일).

■ 재택 간호 상담 창구

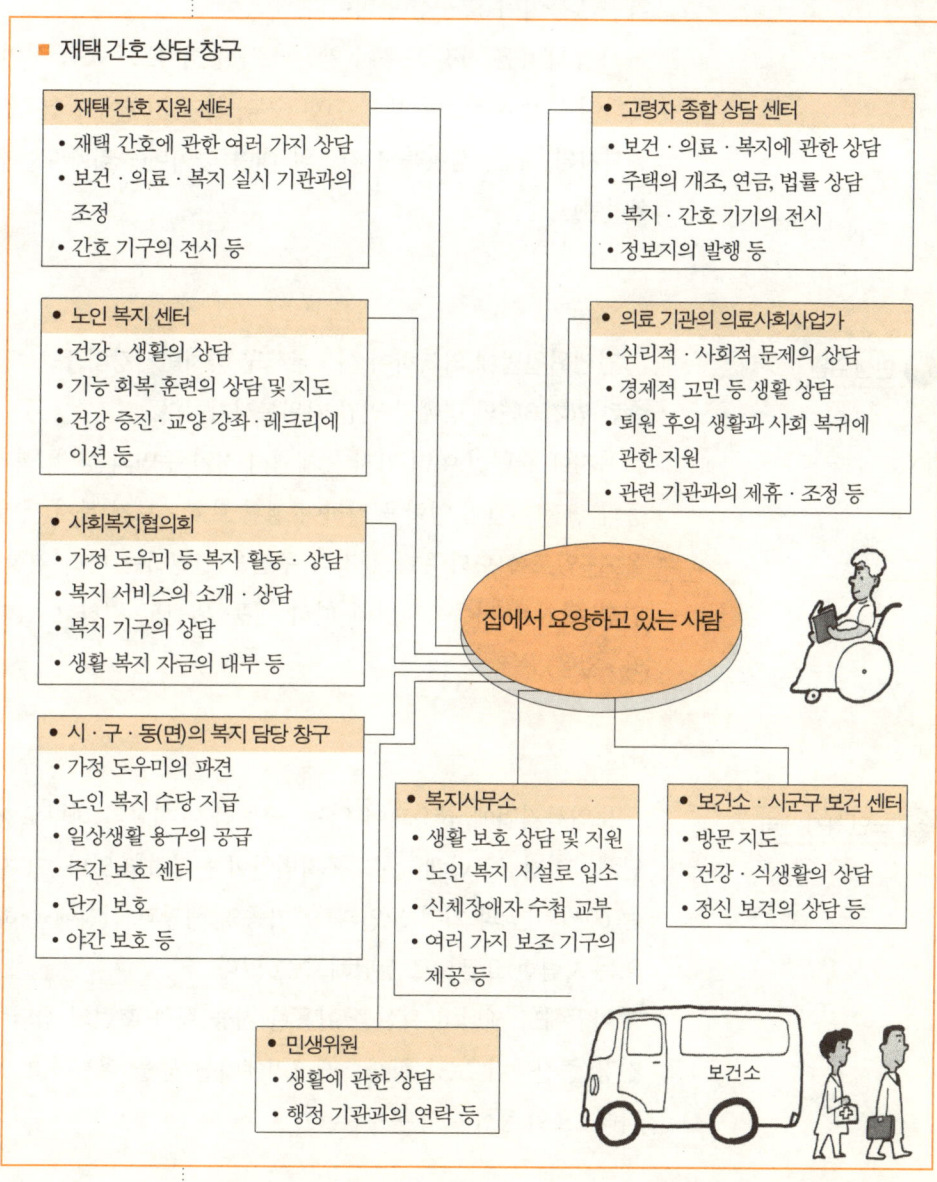

사회복지협의회

사회복지사업의 규정에 의해 시·군·구에 도시 단위로 설치되어 있다. 지역 사회복지를 종합적으로 추진하는 민간 조직인데, 사회복지에 관련이 있는 행정 단체의 복지담당자·자원봉사자·단체 지역주민 등이 주요 구성 멤버이다.

사업 내용은 가정 도우미 활동과 식사 서비스·목욕 서비스를 비롯하여 공적 서비스를 받기 위한 수속, 복지 기구에 관한 상담, 자원봉사자의 파견, 생활복지 자금의 대여 등이다(우리나라 : 종합 사회복지관).

민생 위원

민생위원법에 의거하여 시·군·구 자치단체장의 유치에 따라 위촉된 임기 3년의 명예직 민간 자원봉사자이다.

복지에 관련된 여러 가지 문제에서 지역 주민의 상담, 복지사무소 등의 행정 기관과 연락을 취하여 생활 보호·보건 복지 서비스를 받을 수 있도록 도와주고, 행정과 주민을 연결하는 다리 역할을 한다. 민생 위원은 아동복지법에 따라 아동 위원도 겸하고 있다(우리나라 : 없음).

노인 복지 센터

노인복지법에 규정되어 있는 노인 복지 시설의 하나로 지방자치단체·지방공공단체·사회복지법인이 운영하고 있다. 그 지역에 사는 60세 이상의 가정 노인과 그 가족의 생활과 건강에 대하여 무료 또는 저렴한 요금으로 상담해 주고 있다.

이밖에도 센터의 시설을 이용한 기능 회복 훈련의 상담·지도·건강 증진이나 교양 향상·레크리에이션 등을 실시하고 있다(우리나라 : 노인 종합 사회 복지관).

■ **재택 의료 시스템**(우리나라에 없음. 가정 간호 제도와 유사)

지금까지는 장기간 입원해서 치료를 받아야만 했던 중병 중에서 다음 세 가지 치료로 입원 치료를 받고 있는 환자가 집에서 의사의 지도 아래 스스로 할 수 있게 한 시스템이다.
① 복막 투석법(CAPD)—신장기능부전 환자에 대한 투석법 가운데 하나
② 산소흡입요법—천식·폐기종 등이나 호흡기 장애가 있는 환자에 대한 산소 농축 장치에 의한 치료법
③ 중심정맥 영양법(IVH)—소화기 질환에 의해 입으로는 영양을 취하지 못하는 환자에 대한 영양 보급법이다. 케이블 텔레비전을 설치해 주치의와 환자가 서로 얼굴을 보면서 치료 지도 및 상담에 임하는 새로운 시도이다.

● 보건소

보건소법에 기초하여 지역의 공중위생 향상 및 증진을 목적으로 시·군·구·동(면)에 설치하고 있으며, 지역 주민에게는 건강에 관한 가장 가까운 관공서라고 할 수 있다.

보건 간호사나 사회사업가가 건강이나 병에 대한 것뿐만 아니라 그밖의 여러 가지를 상담해 주고 있다. 또한 보건 간호사가 가정 간호나 재활 훈련 방법 등을 지도해 주고 있다. 보건소라는 이름은 상당히 친숙하지만, 하는 일의 내용은 매우 복잡하다. 같은 보건소라도 여러 가지 형태가 있다는 것을 염두에 두어야 한다.

● 시·군·구 보건 센터

지역 주민의 생활에 밀착하여 대인 보건 서비스 제공을 목적으로 하는 것을 원칙으로 한다. 앞에서 설명한 보건소는 공중위생 활동을 짊어진 지역의 기관으로서 지극히 중요한 역할을 하고 있으나, 그 저변에는 이런 보건 센터의 역할도 포함되어 있다.

도·시·군에 설치되어 있는 보건소 수준과 다른 점은 지역 주민과 더욱 밀착된 수준에서 설치되어 있다는 것이다. 여기에서는 집에

있는 와상 노인을 대상으로 간호사나 보건 간호사에 의한 재활 훈련 및 방문 간호에 대한 상담을 하고 있다(우리나라 : 현재 시범 운영중이며 앞으로 확대 실시될 예정).

● 신체장애자 재활 상담소

신체장애자 복지법[2]의 규정에 기초하여 각 도·시에 설치되어 있는 상담소이다. 18세 이상의 신체장애자를 대상으로 상담원이 신체장애자의 의료나 직업·결혼·주택을 비롯한 생활상의 모든 문제에 대해 상담해 주고 있다.

또한 장애의 정도를 판정하고 사회 복귀를 위한 방침을 세워서 지도하고 원조한다. 보조 기구의 처방이나 적합성 여부의 판정도 해준다(우리나라 : 없음).

---

2) 신체장애자 복지의 기본이 되는 법률로 신체장애자의 보호·재활·생활 안정에 기여하며, 복지 증진을 목적으로 하고 있다. 대상은 18세 이상의 신체장애자로 이 법률에 의해 신체장애자 수첩 교부, 검사·재활 상담, 재활의료 제공, 보조 기구의 교부 및 시설에의 수용 등이 행해지고 있다. 도·시에 설치하는 복지사무소에 '신체장애 복지사(신체장애자 복지 관계의 전문직)'을 두고 상담 지도와 재활 간호를 하도록 의무화하고 있다. 특히 의학적·심리학적·직능적 장애 정도의 판정을 필요로 하는 경우에는 '신체장애자 재활 상담소'에 판정을 의뢰해야 한다.

3. 새로 발족하는 재택 간호 지원 센터를 적극적으로 이용하자

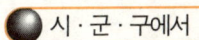
시 · 군 · 구에서
시설에 위탁
24시간 전화 상담에 응한다

재택 간호 지원 센터는 일본의 국가적 시책인 '고령자 보건복지 추진 10개년 전략(Gold Plan)'의 일환으로 시작한 제도이다. 가정에서 서비스를 필요로 하는 사람들의 상담에 따라 적극적으로 서비스를 이용할 수 있도록 여러 가지 조정을 한다.

상담 내용은 시설의 입소 상담, 단기 보호 · 주간 보호의 상담, 가정 도우미 파견 수속 절차, 치매 노인의 간호에 관한 것 등 여러 가지이다.

야간에 긴급 상황이 발생했을 때 언제라도 대응할 수 있는 체제가 필요하기 때문에, 24시간 전화 상담을 받고 있다. 센터에 전화가 오면 상담원이 집으로 방문하여 필요한 사항에 대해 적극적으로 상담해 주는 것도 매우 특이한 구상이라고 할 수 있다.

전국 각 시 · 군 · 구의 특별 양호 노인 홈이나 노인 보건 시설 등에 위탁해서 시행하는 제도이기 때문에 서로의 협력이 문제가 될 수 있으나, 가정에서의 간호에 대해 국가가 내놓은 구상이기 때문에 이 센터를 충분히 활용하고 점차 충실한 제도가 될 수 있도록 육성해 나가야 한다.

일본의 고령자 보건복지 추진 10개년 전략(Gold Plan)

이 전략은 고령화 사회를 대비하기 위하여 고령자의 보건 · 복지 분야에서의 공동 서비스의 기초를 정비한다는 목표를 내건 국가적 시책이다. 기간은 10년 간이고, 주요 시책은 재택 복지 대책의 긴급 정비, 와상 노인 제로(zero) 작전, 고령자 삶의 보람에 대한 대책, 장수과학 연구의 추진 등이다.

이 가운데 재택 복지의 3대 사업 목표는 ① 가정 도우미의 증원, ② 단기 보호의 증가, ③ 주간 보호 센터의 증설이다(우리나라 : ①②③ 프로그램은 지역 내 사회 복지관에서 실시중임). 어느 항목이나 모두 10년 동안 5~10배로 늘리겠다는 장기적 목표를 세운 정부의 의지가 느껴지지만, 실제로 이를 실시하는 시·군·구에는 도우미(helper)의 채용난과 지역에서의 기능 훈련이나 간호 지도의 어려움 등 여러 가지 문제가 산적해 있다.

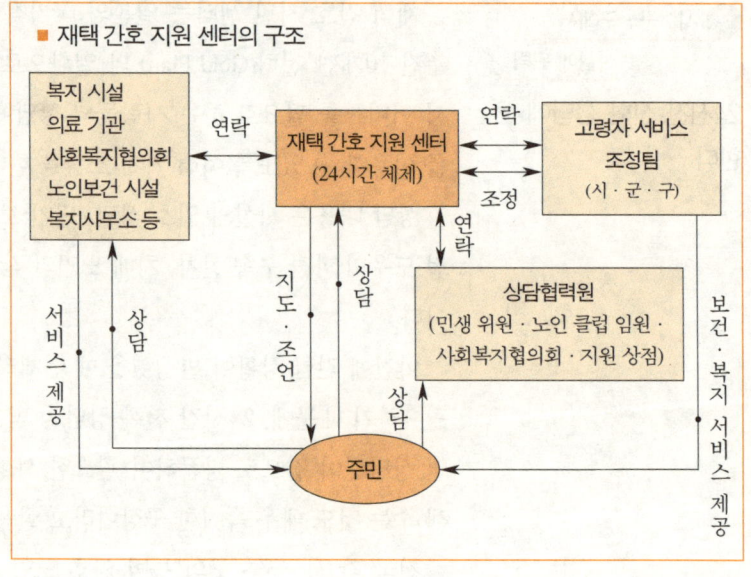

■ 재택 간호 지원 센터의 구조

● 창구의 통일

일련화된 보건·의료·복지 서비스를 받을 수 있다

현재 가정 간호를 추진하기 위해 보건·의료·복지 서비스의 양적 증대가 이루어지고 있으나, 그와 동시에 이제부터의 과제는 가정에서 서비스를 어떻게 쉽게 이용하게 하느냐는 것이다. 또한 보건·의료·복지라는 세 분야의 서비스를 유효하게 이용하기 위해서 원만한 조정1)도 과제이다.

---

1) 노인에 대한 여러 가지 수요를 파악하여 보건·의료·복지 등 각종 서비스를 종합

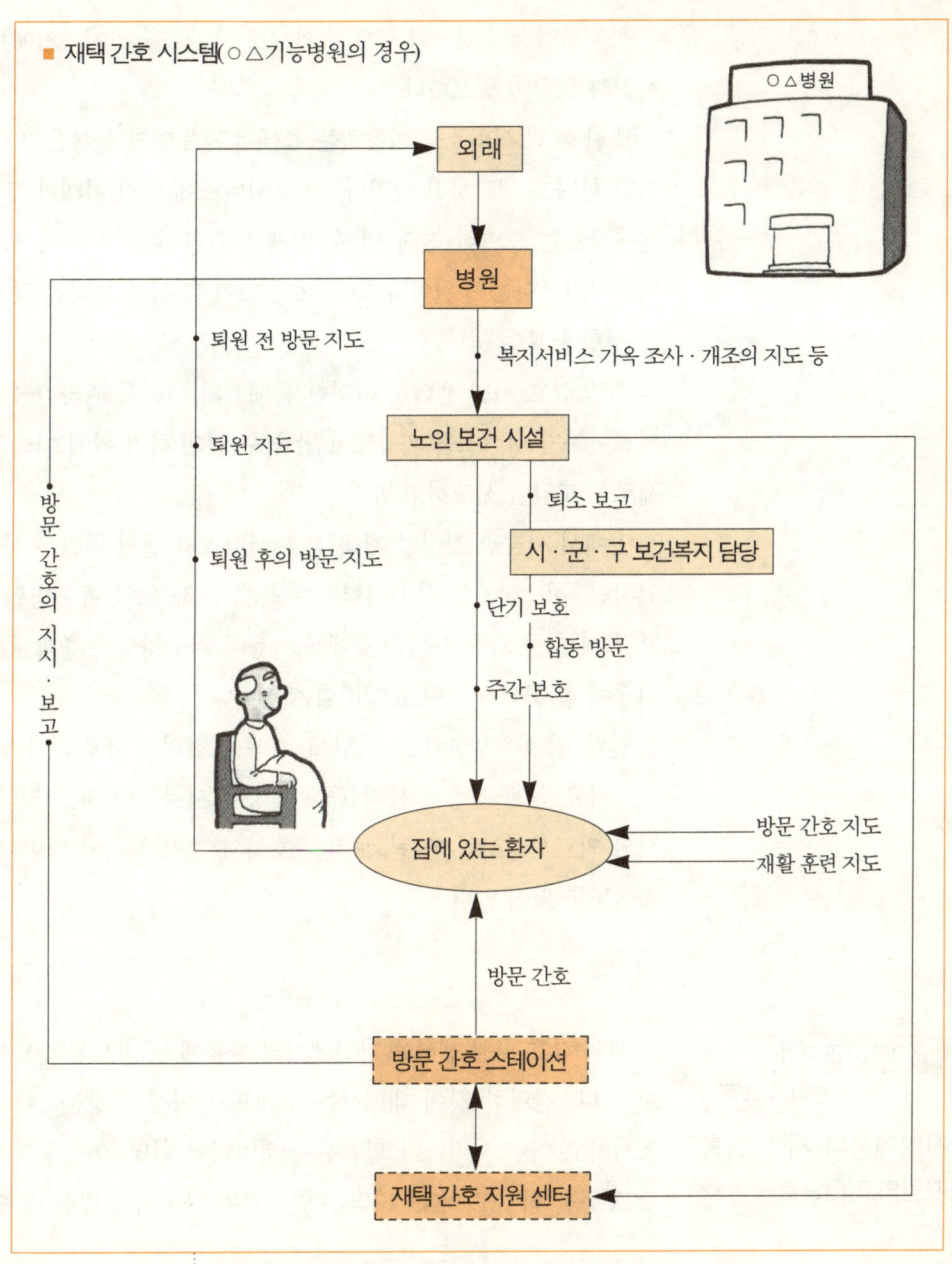

적으로 조정하여 보다 쉽게 이용할 수 있게 하는 것을 목적으로 시·군·구에 '고령자 서비스 조정팀'을 설치하여 운영하고 있다.

복지사업소의 창구가 붐벼서 실제로 서비스를 받기까지에는 많은 시간과 노력이 필요하다.

또한 재택 서비스를 이용하는 측에서도 노인의 돌봄은 가족이 해야만 한다고 생각하고 있거나, 재택 서비스에 대한 이해가 부족하여 가족으로는 도저히 견뎌 낼 수 없게 되었을 때조차 재택 서비스를 이용하기보다는 병원이나 특별 요양 노인 홈 등에 환자를 맡겨 버리는 경향을 보여 왔다.

재택 간호 지원 센터는 이러한 문제점의 해결을 꾀하면서 보건·의료·복지 서비스를 계속해서 받을 수 있게 하기 위해 여러 면으로 새로운 도입을 시도하고 있다.

앞에서 서술한 것처럼 재택 간호 서비스의 실제 기관은 시·군에 있지만, 시·군으로부터 위탁받은 특별 요양 노인 홈·병원·노인 보건 시설 등 가장 가까운 곳에서 이용이 가능하도록 중학교가 있는 지구에 한 곳씩을 목표로 정비할 예정이다.

전임 직원은 2명이고, 상담에 따라 적절하게 조언하기 위해 보건·의료 관계 직종과 복지 관계 직종이 서로 협력하고 있다. 간호사와 의료사회사업가[2] 팀, 보건 간호사와 간호 복지사 팀이 상호 협조하도록 되어 있다.

관계 기관과의 연락 및 조정

지역에서의 재택 간호 지원의 거점으로

재택 간호 지원 센터는 가정에서의 돌봄에 관한 모든 상담에 응하고 있다. 간단한 것에 대해서는 스태프가 가정을 방문하여 실태를 조사하고 어떤 서비스가 필요한지 파악하여 담당 창구와 직접 연락 및 조정을 하기도 하고, 지역 주민에게는 가정에서 받을 수 있는 서

---

[2] 병원 등 의료 기관에 소속되어 입원중에 발생하는 치료에 대한 불안과 정신적·경제적 고충을 상담하거나, 환자에게 보다 좋은 환경을 만들어 주기 위한 퇴원 후의 보건, 복지 서비스에 대한 상담 및 수속을 하고 있다.

비스의 종류를 알게 하여 스스로가 적극적으로 이용하게 하는 활동을 하고 있다.

이밖에도 간호용 침대와 휠체어·의자·보조 기구 등 각종 실물(實物)을 전시하여 환자와 가족들이 실제로 사용할 수 있게 하고 있으며, 주택 개조 등에 대한 상담 및 조언도 하고 있다.

■ 재택 간호 지원 시스템

병상 안정이나 가정에서의 요양 또는 재활을 계속할 경우, 가장 필요한 것은 재택 간호를 지원하는 시스템이다. 이 지원 시스템은 다음처럼 두 가지 서비스로 크게 나뉜다.

① 보건·의료 서비스 : 가정에서 의사에 의한 진단과 치료, 방문 간호, 보건 간호사의 방문 지도 등을 받는 전문적 서비스

② 복지 서비스 : 의료사회사업가에 의한 상담, 가정 도우미에 의한 간호와 집안일의 원조, 주간 보호, 단기 보호, 일상생활 용구 공급 등과 같은 서비스이다.

4. 노인 방문 간호 제도와 방문 간호 스테이션
나이가 특히 많은 노인의 경우

● **노인 방문 간호 제도**
재택 간호를 원활히 진행시키기 위한 제도이다

　간호나 돌봄이 필요한 노인에게 생활의 질을 보장하면서 일상생활에서의 동작 능력을 유지·회복시키고 재택 간호를 부드럽게 진행시키는 것이 중요한데, 이를 뒷받침하는 것이 노인 방문 간호 제도이다.
　이 서비스의 대상은 병환으로 인해 집에 누워만 있다든가, 또는 그에 준하는 상태에 있다든가, 담당 의사의 방문 간호가 필요하다고 인정되는 노인 의료 수급자이다. 또한 뇌졸중의 후유증으로 재활이 필요한 노인이나 치매 노인 등도 서비스의 대상이 된다.

● **방문 간호 서비스의 내용**
병상 관찰에서 가족의 돌봄 지도까지

　방문 간호 서비스의 구체적 내용은 병상 관찰, 병상 처치, 체위 변경, 카테터 등 의료 기구의 관리, 식사와 대소변 돕기, 청결(목욕할 때 따뜻한 타올로 몸을 닦아 주는 것), 머리감기, 재활 훈련과 지도, 가족의 돌봄 지도 등이다.
　이들 방문 간호 서비스는 '방문 간호 스테이션'의 스태프—보건 간호사와 간호사, 간호조무사, 물리치료사, 작업치료사 등—가 의사의 지시에 따라 실시한다. 방문 간호 스테이션은 의료법인과 지방 공공단체·의사협회·간호협회·사회복지법인 등에 설치되어 있다.

■ 노인 방문 간호 서비스의 흐름

```
┌─ 담당 의사에게 방문 신청 ─┐
           ↓
    담당 의사의 방문 심사
           ↓
 담당 의사에 의한 방문 간호의 필요 여부 판단
           ↓
  환자 및 가족의 방문 간호 스테이션 서비스 신청
           ↓
 담당 의사에 의한 방문 간호 지시서 작성 및 교부

     ※ 방문 간호 스테이션에 직접 신청하는 것도 가능

┌─ 스테이션에의한 첫번째 방문 ─┐
           ↓
 방문 간호 서비스의 방법·내용·비용 등에 대한 설명
           ↓
    방문 간호의 계획 및 기록 작성
           ↓
┌─ 두번째부터 방문 간호 및 진료를 계속 ─┐
           ↓
       담당 의사에게 보고
           ↓
 담당 의사, 스테이션, 시·군 등 타 시설과 연락 및 조정
           ↓
          종료
   타 보건·복지 서비스에 인계
```

(우리나라 : 없음)

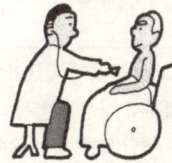

5. 병원에서 가정으로의 교량 역할을 하는 노인 보건 시설을 이용하자
나이가 특히 많은 경우

재활 간호 중심의 돌봄을 필요로 하는 와상(臥牀) 및 치매 노인에 대해서 가정으로의 복귀를 목적으로 생활 서비스를 제공하는 것이 노인 보건 시설[1]이다. 노인 보건 시설은 병원에서 가정으로 복귀하는 교량 역할을 하는 중간 시설로서 1986년 노인 보건법 개정으로 제도화하였다. 대상자는 병상에서 안정하거나 입원하는 등 적극적인 치료를 할 필요 없이 재활 간호를 중심으로 한 돌봄을 필요로 하는 와상 노인 등이다.

시설에서는 의료적인 돌봄 외에 주간 보호와 단기 보호 등 가정에서의 요양을 유지하는 서비스도 제공하고 있다. 이 시설에는 입소자 100명당 의사 1명, 간호사 8명, 물리치료사나 작업치료사 1명, 간호 보조 요원 20명, 기타 상담 지도원 등이 있다. 의료 직원은 특별 양호 노인 홈보다 많고, 간호 보조 요원도 병원보다 많다. 이들은 주로 재활을 취급하며, 식당과 욕실을 설치하는 등 생활 시설에서도 충실하다.

요양소는 4인실 이하로 할 수 있어서 생활 장소로서의 넓이를 확보하기 위해서 각각의 침상 사이 공간을 여유롭게 하도록 하고 있으며, 가족과의 단란한 시간을 보낼 수 있는 상담실도 설치되어 있다.

---

[1] 병원에서의 기본적인 치료와 훈련이 끝났더라도 바로 집으로 돌아가는 것이 곤란한 노인에 대해서 일상생활 동작을 중심으로 한 훈련을 제공하는 시설이다. 일반적으로 병원과 특별 양호 노인 홈에 병설된 노인 보건 시설을 말한다(우리나라 : 없음).

또한 기능 훈련실이 있어서 일어나 걷는 시기의 재활과 가정 복귀 이후의 일상생활을 위하여 남아 있는 기능의 동작 훈련을 하고 있다. 물론 병의 치유와 간호도 받을 수 있으며, 식비와 기저귀대 등 일상생활비, 교양 및 오락비 등 그밖의 개인적인 비용은 이용자 부담으로 되어 있다. 시설에 따라 비용의 차이가 있다.

　노인 보건 시설에 대한 문의는 직접 노인 보건 시설이나 관공서 사무실의 보건복지 담당 창구·고령자 종합 상담 센터·재택 간호 지원 센터 등에 하면 된다.

6. 나는 이렇게 재택 간호를 잘 활용하고 있다

나는 현재 88세. 뇌경색과 좌대퇴골 경부 골절로 인해 휠체어 생활을 하고 있다. 초창기의 입원 외에는 거의 대부분 집에서의 간호로써 가정 도우미의 파견, 병원에서의 방문 간호, 노인 보건 시설의 주간 보호, 단기 요양 시설의 이용 등 현행의 재택 간호 서비스를 잘 활용하여 변화있는 생활을 활기있게 보내고 있다.

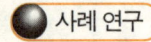 사례 연구

보다 질 높은 재택 간호를

- 이용했던 재택 간호의 일람
  ① 가정 도우미의 파견
  ② 병원으로부터의 방문 간호
  ③ 주간 보호의 이용
  ④ 노인 보건 시설의 단기 요양
  ⑤ 재택 간호 지원 센터의 방문
  ⑥ 방문 간호 스테이션의 이용
- 환자의 현황
  88세의 여성. 뇌경색과 좌대퇴골 경부 골절
- 경과
  93년 2월 : 좌대퇴골 경부의 골절로 A병원에 입원. 재활 치료를 받음.
  94년 6월 : A병원 병설 노인 보건 시설을 경유해 자택에 돌아와 ① 가정 도우미를 요청해 주 2회 이용. ② 병원으

　　　　　　로부터의 방문 간호를 받음.
　　11월 : 집에만 있는 경향으로 자극이 필요하다고 생각해
　　　　　재택 간호 지원 센터에 상담. 집에서 가까운 노인
　　　　　보건 시설의 주간 보호를 소개받음. ①가정 도우미
　　　　　의 이용. ②병원에서 오는 방문 간호. ③주 1회 주간
　　　　　보호 이용.
　　12월 : 가족이 밖에 나가 없을 때 ④ 노인 보건 시설의 단
　　　　　기 요양 시설을 이용. ①가정 도우미와 ②병원에서
　　　　　오는 방문 간호의 이용
95년 2월 : 날씨가 추워지고 움직임이 둔해져 혼자서 생활이 곤
　　　　　란하여 재활을 목적으로 노인 보건 시설에 입소.
　　 4월 : 휠체어 조작을 할 수 있게 되어 자택으로 돌아옴.
　　　　　①가정 도우미와 ③주 1회 주간 보호 이용.
　　 7월 : 가족이 연수 등으로 없을 때와 재활을 목적으로 노
　　　　　인 보건 시설에 입소.
　 8월 말 : 노인 보건 시설을 퇴소. 퇴소 전후의 방문 지도. 전
　　　　　신 상태와 재활 상황을 확인할 목적으로 주치의를
　　　　　변경. 휠체어를 타고 혼자서도 이동할 수 있는 것과
　　　　　손이 닿는 곳을 정리하는 지도를 받음. ⑥ 방문 간
　　　　　호 스테이션의 주 2회 이용 시작. ③ 주간 보호를 주
　　　　　1회에서 2회로 증가시킴.
　　10월 : ①가정 도우미의 재요청, 주 1회 이용 시작.

■ 주간 계획표

	월	화	수	목	금	토	일
종류	방문 간호 스테이션	지역주민 자원 봉사	주간 보호	가정 도우미	방문 간호 스테이션	주간 보호	
내용	목욕, 활력 측정, 식사 보조	이야기 상대	목욕, 재활 (오락)	실내 청소, 식사·목욕 보조, 이야기 상대	재활(이동, 보행), 오락	목욕, 재활 (오락)	

7. 재택 간호가 어려울 때에는 이런 시설을 이용하자

여러 가지 이유로 재택 간호가 제공되지 못할 때에는 재입원을 생각하지 않을 수 없다. 그러나 고령자의 경우에는 다음과 같은 여러 가지 시설에 들어갈 수 있다.

● 노인 병원
치료나 검사보다도 돌봄에 중점을 둔다

뇌졸중과 심장병 등 만성 질환의 노인이 입원하는 병원이다. 노인 병원의 대부분은 '특례 허가 노인 병원'이라고 하며, 여기서는 65세 이상의 노인성 만성 질환자가 70% 이상을 차지한다.

이런 종류의 병원은 의사와 간호사 등의 배치 기준[1]을 조금 느슨하게 할 수 있는 특례가 인정되는 대신, 돌보는 직원을 배치[2]하고 있다. 비교적 병의 상태가 안정되어 있는 만성 질환자의 경우 적극적인 치료와 필요 이상의 검사 및 주사보다도 자가 간호에 중점을 두는 돌봄이 필요하기 때문이다.

자가 간호에 더 중점을 두는 노인 병원을 '돌봄을 강화한 병원'이라고 하며, 이런 종류의 병원에는 환자 4~6명에 1명의 간호 보조

---

[1] 일반 병원에서는 입원 환자 100명당 의사 6명, 간호사 25명씩 배치하도록 되어 있지만, 특례 허가 노인 병원의 경우에는 입원 환자 100명당 의사 3명, 간호사 17명을 배치하도록 완화되어 있다.
[2] 특례 허가 노인 병원에서는 의사와 간호사의 수가 완화되어 있는 대신에 간호 보조 직원을 입원 환자 100명당 13명을 배치하도록 되어 있다.

직원이 배치되어 각각에 맞는 간호와 재활에 중점을 둔 의료가 제공되고 있다.

노인 홈
병원과 집 사이의 중간 시설이므로 명랑한 생활이 가능하다

• 특별 양호 노인 홈

와상과 치매 등 65세 이상의 노인으로서 상시 간호가 필요하나 가정에서 간호를 받을 수 없는 사람이 대상이다. 단 입원 치료를 할 필요가 없고, 전염성 질환을 가지고 있지 않아야 한다는 조건이 있다.

특별 양호(養護) 노인 홈에서는 입소하고 있는 노인의 '생활의 장', 즉 자립적 인간으로서 살아가게 하기 위해 어느 정도는 나름의 행동 방식을 수용하여 자립을 도우면서 간호를 계속하고 있다. 이것은 입소자가 소외되고 고립되어 고통받지 않게 하기 위함이다.

비용은 본인 또는 부양자의 소득에 따라 부담하게 된다. 시청·구청의 복지사무소 복지 담당 창구나 재택 간호 지원 센터 등에서 상담할 수 있다(우리나라 : 노인요양원).

• 양호 노인 홈

65세 이상의 노인으로 다음과 같은 사람이 대상이다.

건강 상태가 일상생활을 하기에는 어려움이 있으나 돌봐줄 사람이 없는 경우, 집이 없거나 주위 환경이 불결한 경우, 생활 보호를 받고 있는 등 경제적으로 어려운 경우에 이용할 수 있다.

비용은 본인 또는 부양 의무자의 소득에 따라 결정된다. 문의는 시청·구청의 사회복지 창구 복지사무소나 재택 간호 지원 센터 등으로 하면 된다(우리 나라 : 특별 양로 노인 홈 등과 분리되어 있지 않고 같은 개념임).

• 저렴한 비용의 노인 홈

일정 수입이 있어도 가정 환경과 주택 사정 등의 이유로 집에서의 생활이 곤란한 사람이 저렴한 비용으로 이용할 수 있는 노인 홈이다. 이곳에 입소하기 위해서는 자기 주변의 일과 취사가 가능한 정도의 건강이 필요하다. 입소자는 양호 노인 홈과 특별 양호 노인 홈에 들어갈 만큼 경제적 · 신체적으로 곤란한 사정은 아니지만, 유료 노인 홈[1]에 들어갈 만큼의 경제적 여력은 없는 사람이 중심이다.

저렴한 비용의 노인 홈은 A형과 B형 두 종류가 있으며, A형은 급식 서비스의 제공이 있고 B형은 자취를 원칙으로 하고 있다. 이 두 가지의 중간 형을 희망하는 사람이 많기 때문에, 그 요망에 의하여 만들어진 것이 '간호의 집(care house)'이다. 이곳은 세 번의 식사, 목욕 보조, 생활 상담을 받을 수 있는 집합적 노인 주택인데, 정부의 보조로 민간이 설립하고 운영하는 새로운 형태의 노인 홈이다.

문의는 직접 또는 시청 · 구청의 사회복지 담당 창구나 복지사무소 또는 재택 간호 지원 센터 등에 하면 된다(우리나라 : 실비, 유료 양로 시설).

---

[1] 민간 기업이 설립하여 운영하는 노인을 위한 생활 시설로 최근 대기업에 의해 레저와 건강을 위한 시설을 겸비한 별장풍의 노인 홈이 세워지고 있다. 노인 홈이라고 하면 도시와 떨어진 불편한 곳에 세워지는 경우가 많았지만, 최근에는 가족이나 가까운 사람들과의 교제가 편리하도록 도시에 세우는 경우도 있다.

색인

ㄱ

가사 분만　144
가정 간호　166, 213, 218, 221, 224
가정 간호 지원 센터　213
가정 도우미　212, 213, 218, 220, 223, 224, 227, 232, 233
간호 기기　165, 166, 168, 219
간호사　31, 32, 57, 64, 76, 163, 193, 195, 211, 217, 218, 221, 222, 226, 228, 230, 235
간호의 집　237
감각성 실어　101
강직성 척추염　133
개인 보조 기구　15
건강 보험　211, 214
건망 실어　101
견갑골　77, 78
견관절　67, 77, 78, 81
경련　169
경막　51, 52
경사·병렬 방식　94, 95, 96
경추 손상　25, 168
고관절　36, 75, 78, 82, 133, 147, 152, 153, 155
고령자 보건복지 추진 10개년 전략(Gold Plan)　217, 223
고령자 종합 상담 센터　218, 219, 231

골다공증　18, 37
공제 조합　214
관상동맥　15, 19, 113, 114, 115, 117, 121
관절 가동 범위　15
관절가동역 훈련　76, 77, 79
관절염　121
구음 장애　100, 101
구축　13, 15, 31, 32, 33, 36, 55, 75, 76, 77, 78, 108, 134, 152, 155, 169, 188
균형잡기　60, 61, 64, 66, 94, 95, 96, 148, 173
근섬유　60
급식 사업　215
기능 회복 훈련　23, 24, 194, 219, 220
기립성 저혈압　38, 58, 59, 60, 65

ㄴ

노년기 치매　127, 128, 129
노망　127
노인 방문 간호 제도　228
노인 보건법　211, 212, 230
노인 보건 사업　211
노인 보건 시설　162, 214, 223, 225, 226, 230, 231, 232, 233
노인 보건 시설 주간 보호　214
노인복지법　211, 220
노인 복지 센터　213, 219, 220
노인 의료 수혜자　214
노인 종합 사회 복지관　213, 215

뇌 49, 51, 55, 59, 98, 100, 103, 123, 127, 138, 140, 145
뇌경색 48, 49, 50, 51, 52, 53, 126, 127, 232
뇌동맥류 52
뇌빈혈 58, 59
뇌색전 49, 50
뇌성마비 144, 145, 147, 148
뇌졸중 15, 18, 25, 32, 33, 34, 35, 39, 43, 49, 50, 51, 52, 53, 54, 55, 57, 59, 74, 94, 97, 98, 100, 103, 109, 114, 127, 159, 161, 166, 168, 189, 196, 228, 234
뇌졸중의 3대 병형 49, 50
뇌졸중의 재활 53, 54, 56, 74, 94, 158
뇌졸중 편마비 94
뇌출혈 49, 50, 51, 52
뇌혈관성 치매 126, 127, 128
뇌혈전 49, 50, 53

단기 보조 센터 215
단기보호 214, 219, 223, 224, 225, 227, 230
단기 요양 시설 232
당뇨병 53, 121, 122, 150
도파민 123, 124
동맥경화 19, 49, 53, 113, 121, 150
동맥경화의 자기 테스트법 121
동정맥 기형 52

레크리에이션 213, 214, 220
류머티즘 132, 133, 134, 169, 185
류머티즘 열 133
리프트 201, 206, 213, 216
리프트 버스 213

만성 관절 류머티즘 132, 133, 134
말초 순환 장애 150
맹장염 17, 39
목욕 서비스 205, 214, 215, 220
물리치료사 16, 23, 30, 31, 32, 57, 76, 104, 138, 200, 211, 228, 230
미숙아 출산 144
민생위원 219, 220
민생위원법 220

방광염 139, 141
방문 간호 서비스 228, 229
방문 간호 스테이션 225, 228, 229, 232
배회 215, 216
변형성 관절증 133
변형성 척추증 138, 139
보건간호사 212, 217, 228
보건복지 사무소 219

보건소 35, 212, 215, 219, 221
보건소법 221
보조 기구 11, 15, 136, 137, 160, 163, 164, 165, 166, 167, 168, 181, 206, 219, 222, 227
복막 투석법 221
복지 기구 218, 219, 220
복지사무소 218, 219, 220, 222, 224, 236, 237
복지 지구 218
부하심전도 16

ㅅ

사회 복귀 17, 28, 29, 31, 40, 41, 107, 108, 109, 113, 114, 117, 118, 119, 155, 195, 219, 222
사회복지협의회 219, 220, 224
사회사업가 16, 31, 45, 200, 221
사회적 재활 160, 163, 165
산소흡입요법 221
삼각건 60, 67
3동작 지팡이 보행 70
소켓 151, 152
수막 51, 140
CCU 114, 115
식사 서비스 215, 220
신부전 141
신생아 황달 144
신체장애자 222
신체장애자 복지법 222
신체장애자 수첩 219
실어증 25, 100, 101, 102, 129

실용 보행 72, 95
실인(失認) 104, 106
실행(失行) 104, 193, 194, 199
심근경색 15, 16, 19, 113, 114, 115, 121, 122
심전도 16, 114, 116, 122

ㅇ

아동복지법 220
ICU 114
알쯔하이머 127, 128, 129, 130
야간 보호 215, 219
양다리 마비 17, 138
양호 노인 홈 214, 236, 237
어깨-손 증후군 67, 78
언어 장애 50, 51, 100, 103, 129, 193
언어치료사 30, 101, 130
얼룩 치매 128
A형 성격 122
올바른 자세 유지 75, 74
외래 재활 56, 107, 109
외박 훈련 109
요로감염증 140, 141
욕창 17, 18, 31, 36, 37, 38, 75, 140, 141, 142, 143, 180, 193, 194, 195, 196, 212, 216,
운동부하시험 16, 116, 118, 119
운동성 실어 101
운동 장애 57, 144, 172
유료 노인 홈 237
의료보험 214

의료사회사업가 218, 219, 226, 227
의식 장애 50, 51, 57, 197, 199
의족 150, 151, 152, 153, 155
2동작 지팡이 보행 70
일과성 뇌허혈 발작 50, 52, 53,
일상생활 동작 15, 16, 31, 84, 87, 97, 212, 213, 230
일상생활 용구 160, 201, 216, 219, 227,

ㅈ

자기면역 132
자립 보행 33, 35
자세혈압조정기구 59
자율신경 59
작업치료사 16, 30, 31, 104, 200, 211, 228, 230
장애의 회복 107, 109
재택 간호 45, 203, 211, 212, 215, 217, 218, 219, 223, 224, 225, 226, 228, 231, 232, 233, 235, 236, 237
재택 간호 서비스 226, 232
재택 간호 시스템 225
재택 간호 지원 센터 45, 212, 215, 217, 219, 223, 224, 225, 226, 231, 232, 233, 236, 237
재택 노인 단기 보호 사업 214
재택 노인 주간 보호 센터 213
재택 의료 시스템 221
재택 재활 159, 163, 188, 191

재택 케어 211
재활 상담소 222
재활 전문의 23, 30, 57, 96
재활 훈련 33, 34, 35, 54, 57, 75, 133, 161, 188, 191, 192, 196, 199, 200, 203, 205, 212, 220, 222, 225, 228
전실어 101
전인적 회복 24, 25, 26, 30
절단 150, 151, 152, 153, 155
조기이상 17, 39
조기 재활 32, 33, 34, 57
종합 사회 복지관 220
좌반측 공간 실인 104, 106
좌위 균형
주간 보호 165, 213, 214, 223, 225, 227, 230, 232, 233, 234
주간 보호 센터 213, 214, 215, 219, 224
주산기(周産期) 144
중심정맥 영양법 221
중재 복지사 217
지주막하 출혈 49, 50, 51, 52
지팡이 25, 70, 71, 72, 73, 155, 160, 165, 166, 184, 192, 207
직렬 방식 94, 95, 96
직업 복귀 108, 109
진료소 57

##

척수 17, 25, 38, 51, 52, 138, 139, 140, 143

척수 손상 15, 25, 38, 138, 139, 140, 143
척수염 139
척추 38, 133, 138, 139, 140
천명 142
첨족 36, 75, 76, 81
체위 변경 17, 74, 75, 194, 212, 216, 228
최종 자립도 33, 34
추간판 탈출증 138
치매 101, 126, 127, 128, 129, 131, 196, 197, 199, 215, 216, 218, 223, 228, 230, 236

ㅋ

케어(care) 18, 214, 215, 237
큐어(cure) 18, 211
키 보드 스틱 181

ㅌ

통풍 121
특별 양호 노인 홈 214, 223, 230, 236, 237
특수 학교 149
팀워크 의료 30

ㅍ

파킨슨씨병 123, 124, 125

편마비 15, 18, 25, 29, 63, 94
편수편족 25
평행봉 내 보행 69, 70
폐용성 근위축 37, 59, 60, 62
폐용성 위축 18
폐용증후군 18, 31, 36, 38, 39, 67, 72, 96, 124, 129, 159
피보험자 214
피부양자 214

ㅎ

허리 올리기 141
허혈성 심질환 16, 19, 113, 114, 121
현기증 38, 52, 58, 59, 119
혈액형 부적합 144
협심증 15, 16, 19, 113, 114, 121, 122
회전식 이동 기구 186, 187
훈련 보행 72, 95
휠체어 16, 25, 38, 60, 62, 63, 64, 84, 85, 141, 142, 143, 153, 160, 165, 166, 175, 176, 177, 183, 184, 185, 186, 187, 192, 194. 195. 200, 201, 203, 204, 206, 207, 216, 227, 232, 233
휴대용 변기 90, 115, 175